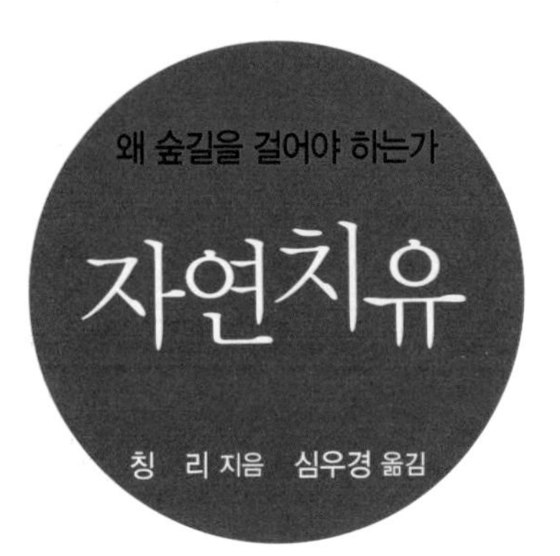
왜 숲길을 걸어야 하는가
자연치유
칭 리 지음 심우경 옮김

# 자연치유 왜 숲길을 걸어야 하는가

초판 1쇄 인쇄 · 2019년 3월 30일
초판 1쇄 발행 · 2019년 4월 5일

지은이 · 칭 리
옮긴이 · 심우경
펴낸이 · 한봉숙
펴낸곳 · 푸른사상사

주간 · 맹문재 | 편집 · 지순이 | 교정 · 김수란
등록 · 1999년 7월 8일 제2-2876호
주소 · 경기도 파주시 회동길 337-16 푸른사상사
대표전화 · 031) 955-9111(2) | 팩시밀리 · 031) 955-9114
이메일 · prun21c@hanmail.net / prunsasang@naver.com
홈페이지 · http://www.prun21c.com



ISBN 979-11-308-1417-9 03510

값 19,000원


이 도서의 국립중앙도서관 출판예정도서목록(CIP)은 서지정보유통지원시스템 홈페이지(http://seoji.nl.go.kr)와 국가자료공동목록시스템(http://www.nl.go.kr/kolisnet)에서 이용하실 수 있습니다. (CIP제어번호 : CIP2019011193)

왜 숲길을 걸어야 하는가

# 자연치유

칭 리 지음 심우경 옮김

FOREST BATHING

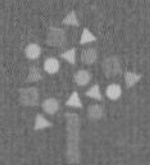

# 차례

# 일본의 삼림치유 기지

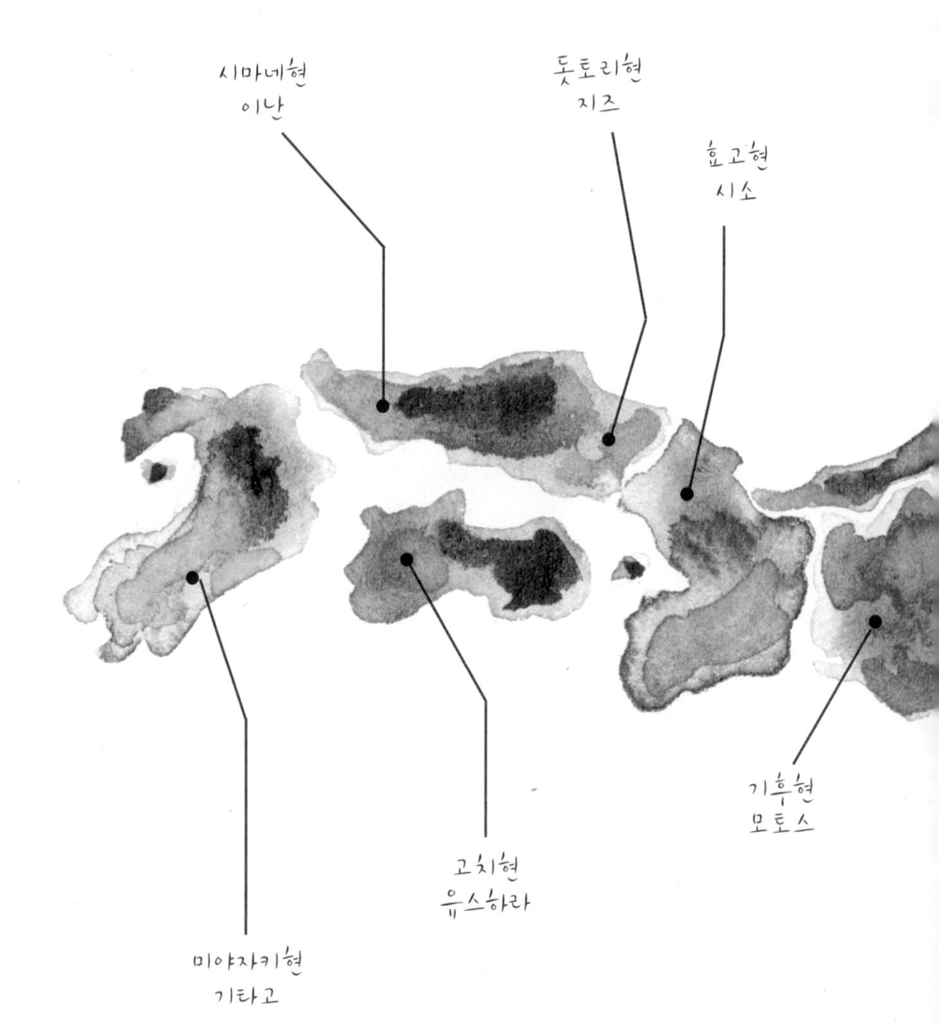

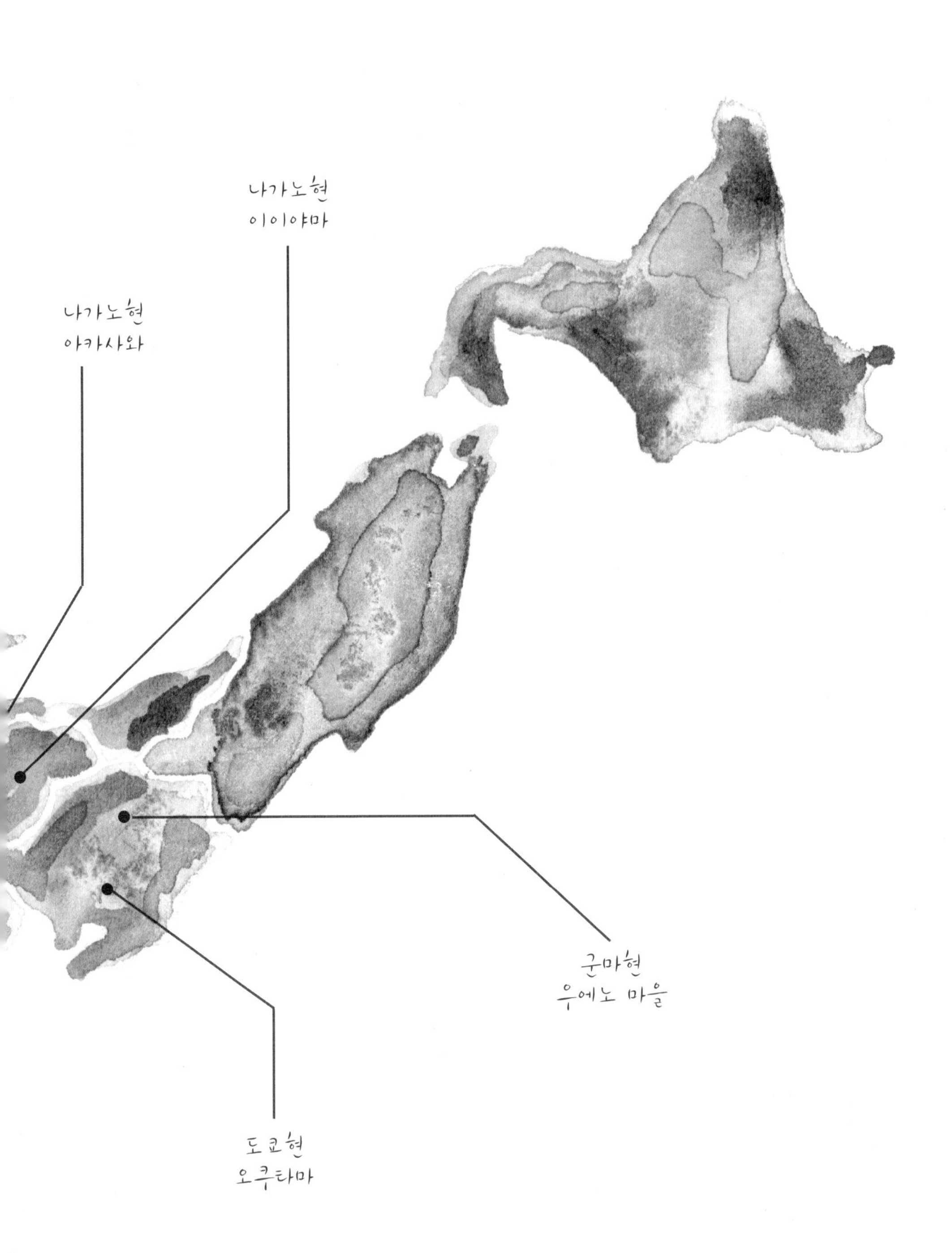
나가노현
이이야마
나가노현
아카사와
군마현
우에노 마을
도쿄현
오쿠타마

딸 루루 리와 아내 지우 왕,

그리고 부모님 유싱 리, 진화 위안 님께

# 인간과 숲의 관계

우리는 모두 자연 속에서 선량해지는 기분을 느낀다. 이러한 사실을 우리는 수천 년 동안 알고 있다. 숲의 소리, 숲의 냄새, 잎새 사이로 쏟아지는 햇빛, 신선하고 깨끗한 공기—이러한 것들이 우리를 편안하게 한다. 숲은 스트레스나 걱정을 덜어주고, 편안하게 해주며, 생각을 또렷하게 해준다. 자연 속에 머무르면 기분이 좋아지고 에너지가 충전되며 상쾌해지고 젊어진다.

우리는 이러한 것들을 뼛속 깊이에서 알고 있다. 이러한 느낌은 직관적이거나 본능적이어서 가끔은 언어로 표현하기 힘들다.

일본어에는 이러한 느낌을 아주 잘 표현한 단어가 있다. 유겐(幽玄)이라는 단어다. 우주의 아름다움과 신비함을 아주 심오한 감정으로 전해주는 말이다. 이 세상에 관한 단어이지만 그 이상의 무엇인가를 표현하고 있다.

극작가 제아미 모토키요는 이것을 '대나무 위에 비치는 미묘한 대나무 그림자'나 '꽃들로 뒤덮인 언덕으로 지는 석양을 보는' 감정, 또는 '돌아갈 생각 없이 광대한 숲을 거닐 때' 얻는 기분이라 묘사하고 있다.

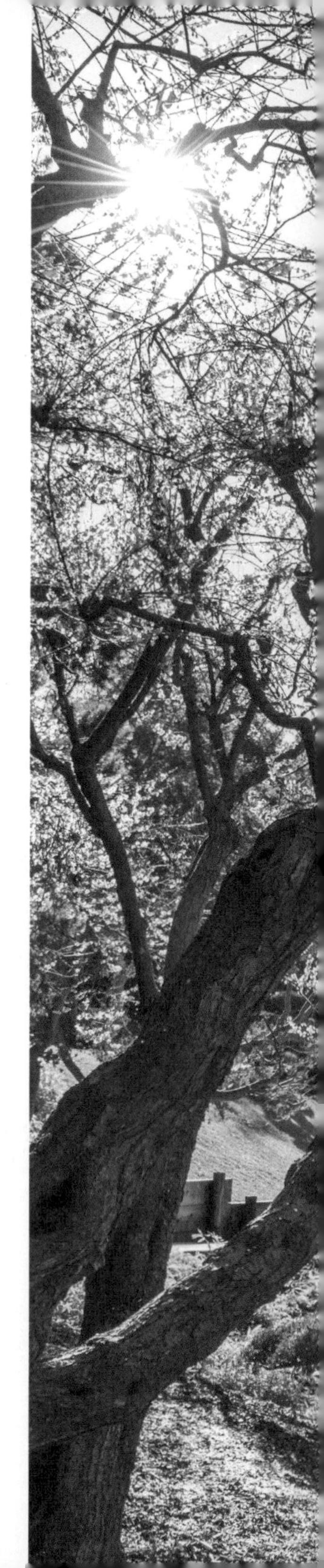

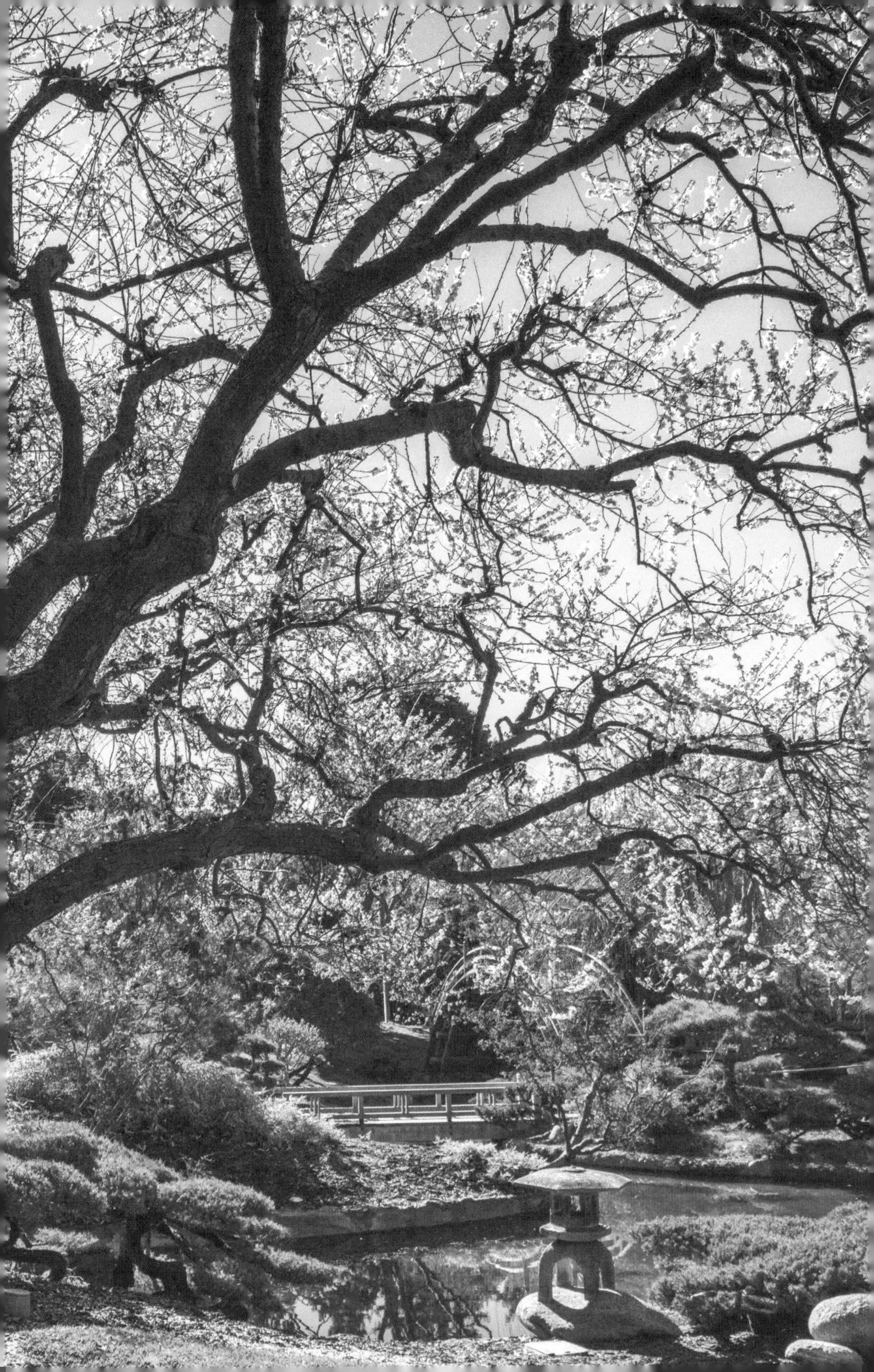

나는 자연 속에 있을 때 그런 느낌을 받는다. 어렸을 때 내가 자란 작은 마을이 떠오른다. 봄의 녹색 포플러 숲과 가을의 노란 잎을 기억한다. 친구들과 하던 술래잡기 놀이가 떠오르고, 마주친 토끼, 여우, 차이니스 햄스터, 다람쥐 같은 동물들을 회상한다. 우리 동네에는 4월 내내 분홍 꽃을 피우는 아름다운 살구나무 숲이 있었다. 나는 아직도 가을에 수확한 살구 맛을 기억할 수 있다.

그러나 이러한 감정을 정확한 말로는 표현하기 힘들다. 그 뒤에는 무엇이 있을까? 무엇이 우리에게 이러한 느낌을 갖게 할까?

나는 과학자이지 시인은 아니다. 그리고 나는 수 년 동안 이러한 감정 뒤에 무엇이 있는지를 과학적으로 연구하고 있다. 나는 우리가 자연 속에 있을 때 왜 이렇게 좋은지 알고 싶다. 무엇이 우리를 더욱 건강하고 행복하게 할까? 나무는 무슨 비밀을 숨기고 있는 걸까? 왜 우리는 숲속을 걷기만 해도 스트레스가 줄어들고 에너지가 충만해질까?

숲을 연구하는 사람들도 있고 의학을 연구하고 있는 사람들도 있다. 나는 숲속을 거니는 것이 우리의 복지를 향상시킬 수 있다는 것을 여러 측면에서 연구하기 위해 삼림의학을 공부하고 있다.

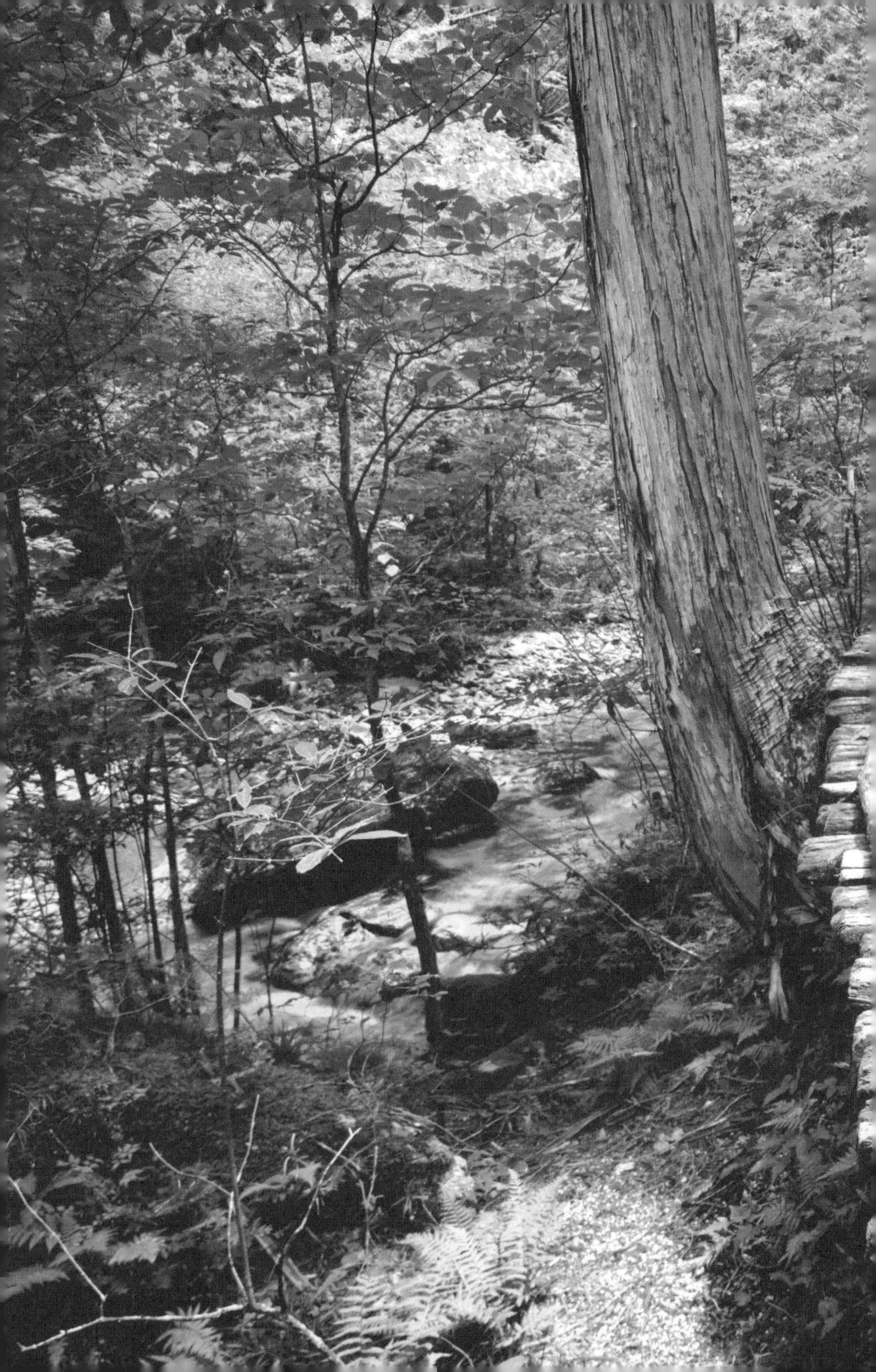

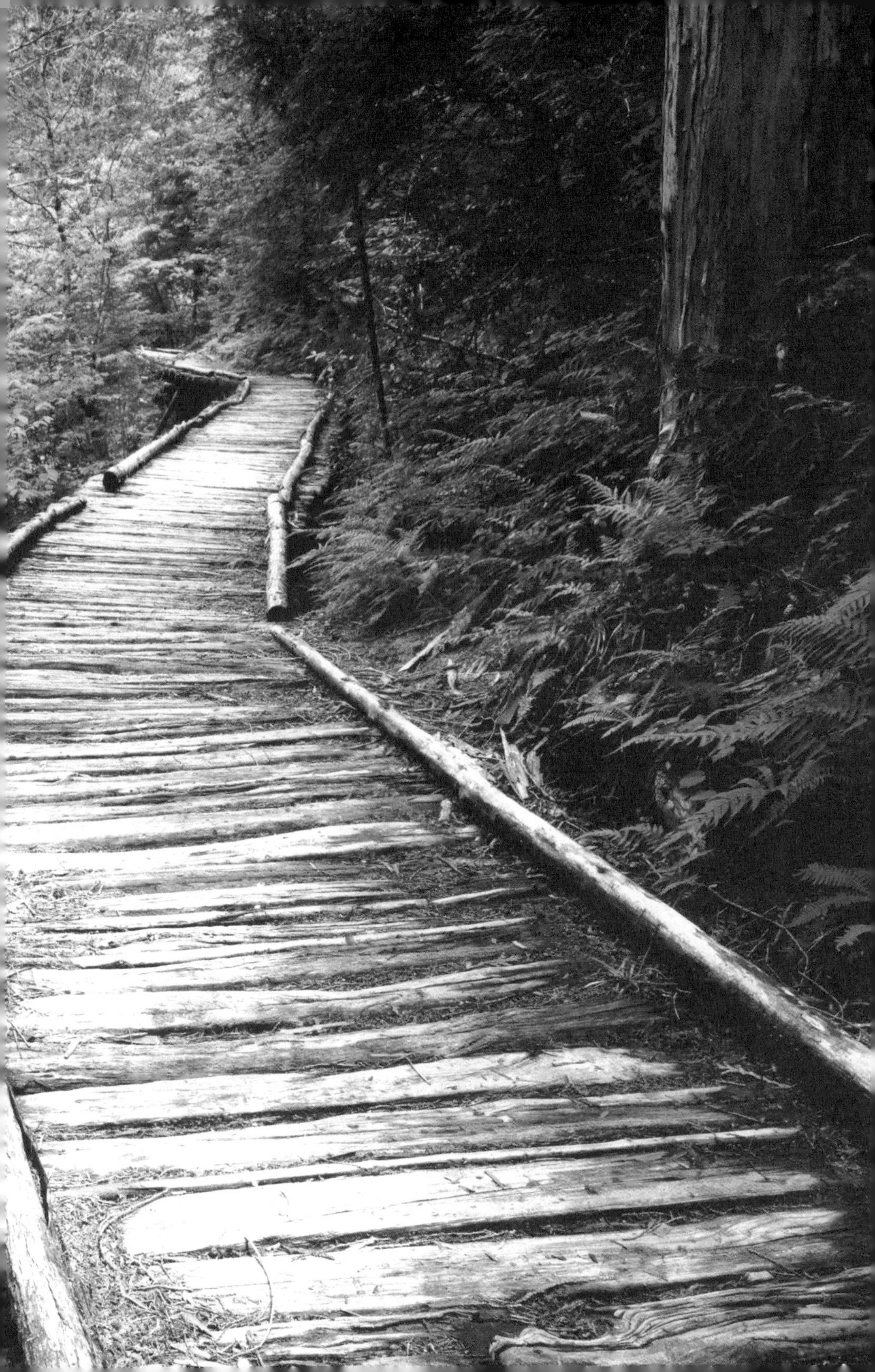

당신이 숲을 거닐다 그 아름다움에 감탄하여 발걸음을 멈춘 것은 언제인가? 당신이 마지막으로 봄에 돋아난 새싹이나 겨울나무 마른 잎 위에서 얼음 결정을 본 것은 언제인가? 그보다는, 얼마나 많은 시간 동안 핸드폰을 보았는지, 얼마나 많이 전화를 체크했는지 묻고 싶다. 냉난방이 완비된 사무실에서 당신은 날씨에 무관심했을지도 모르겠다. 당신은 계절의 변화도 놓쳤을 수 있다. 당신은 밖에 봄이 왔는지 알았는가? 가을이 되었는지는 알았는가?

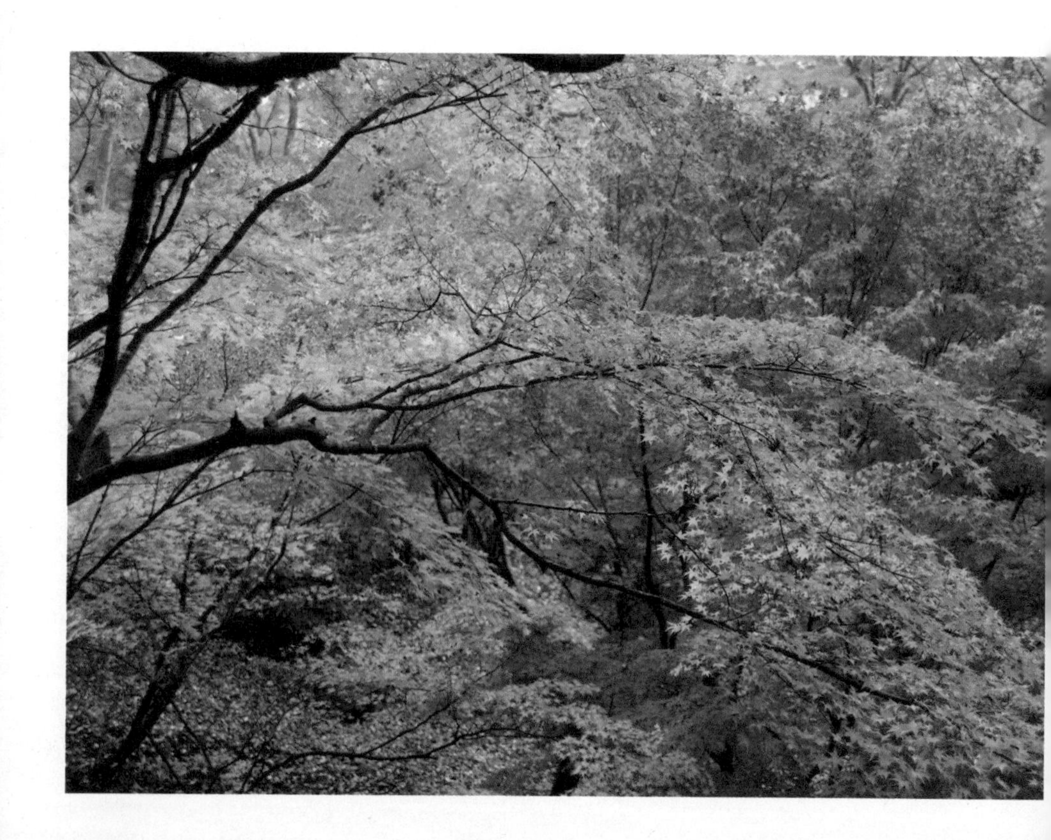

나는 더 이상 시골에서 살지 않는다. 나는 지금 세계에서 가장 큰 도시 도쿄에서 그곳 시민들과 어우러져 살고 있다. 이곳은 과거에는 무사시현의 조그만 어촌이었지만 현재 인구 1,350만 명의 세계에서 가장 붐비는 도시로 성장했다. 이 숫자는 일본 인구의 약 11% 정도다. 그 숫자의 사람들이 일본 국토의 0.06%인 2,191평방킬로미터의 땅에 모여 살고 있다. 다른 말로 바꿔보면 도쿄에는 1평방킬로미터당 6,158명이 살고 있다. 다른 도시와 비교하면 런던은 1평방킬로미터당 1,510명, 파리 2,844명, 뉴욕은 1,800명이다.

그러나 나는 행운아다. 나는 나무가 울창한 유명한 신사 바로 옆에서 일하고 있다. 사무실 창문 너머 아름다운 경관을 볼 수 있고 매일 점심시간에 신사 경내를 걷는다.

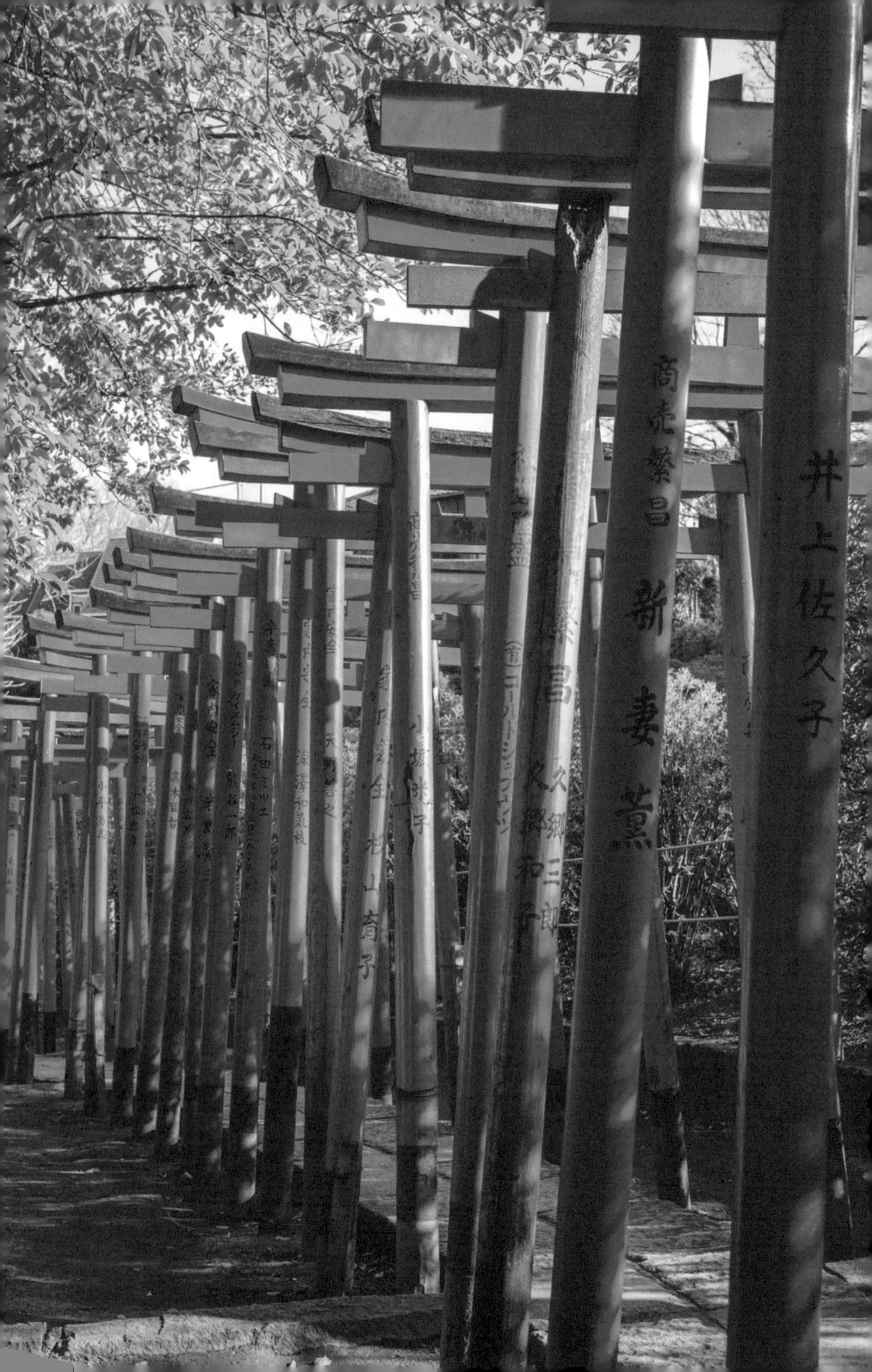

井上佐久子
商売繁昌
新妻薫
久郷三郎
石田ミツエ
熊谷一郎
家内安全

그곳에는 거대한 은행나무, 벚나무, 조그만 꽃이 피는 후지철쭉부터 수레바퀴만큼 큰 꽃이 피는 하나구루마철쭉까지 철쭉 수천 종이 자라는 300년 된 정원이 있다. 4, 5월에는 붉은색, 분홍색, 흰색 꽃이 핀다. 봄이면 벚꽃을 즐기고 여름에는 다채로운 녹음도 즐긴다. 가을에는 은행잎이 샛노랗게 변하는 것을 본다. 점심시간에 산책을 나가니 상쾌한 산들바람이 부는데 은행나무가 아름다운 가을빛으로 물드는 중이다. 주말에는 도쿄의 녹색 공원을 찾아 몇 시간을 보냈다. 그리고 매주 월요일 오후에는 학생들을 데리고 산책을 하고 있다.

일본에서 가장 오래된 신사 중 한 곳인 도쿄 네즈 신사

실제로 이것은 단순히 걷는 것 이상이다. 우리는 일본에서 삼림욕이라고 하는 것을 실천하고 있다. 삼림욕이란 숲속에서 목욕을 하는 것이 아니라, 오감을 통해 숲에 잠겨드는 것이다. 이것은 운동이 아니고 산책도 아니며 조깅도 아니다. 단지 우리의 오감을 자연과 연결시켜 자연 속에 머무는 것이다. 실내에서는 단지 눈과 귀 두 개의 감각만 사용하는 경향이 있다. 밖에서는 꽃향기를 맡고, 신선한 공기를 맛보고, 나무의 변화하는 색깔을 보며, 새 소리를 듣고, 피부로 산들바람을 느낀다. 그리고 오감을 열면 자연계와 연결된다.

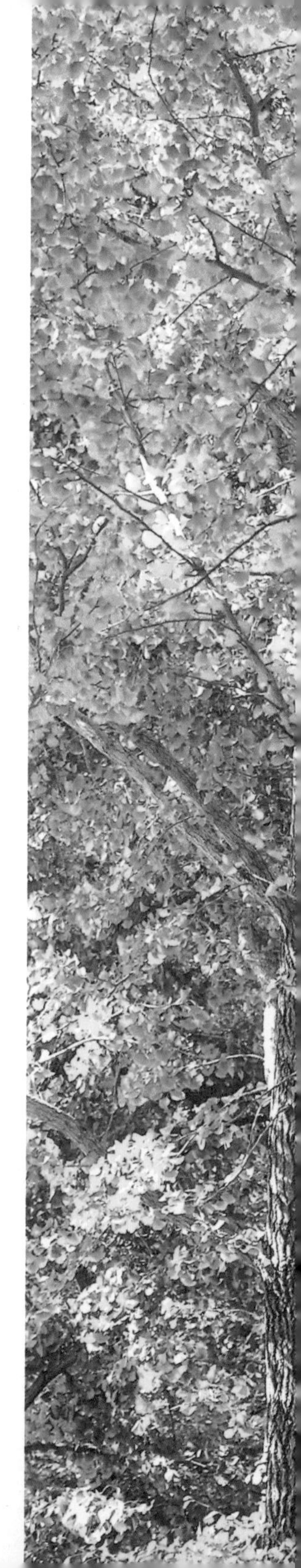

가을이 되면 은행잎이 샛노랗게 물든다.

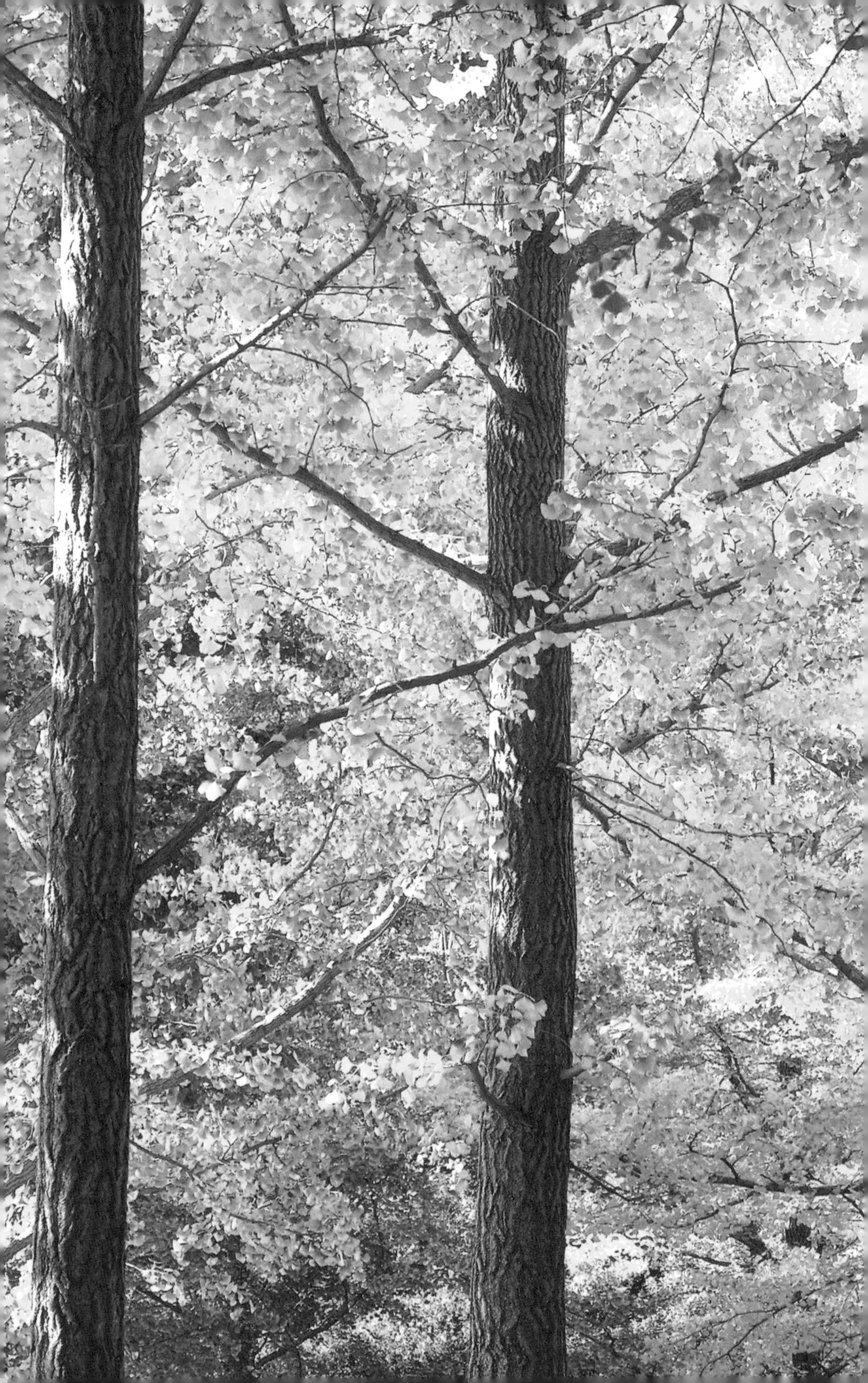

## 바이오필리아 가설

인간은 자연과의 연계를 생리적으로 필요로 하고 있다는 개념을 바이오필리아(biophilia)라고 한다. 그리스어로 '삶, 그리고 살아 있는 세상에 대한 사랑'을 뜻한다. 이 개념은 1984년 미국 생물학자 윌슨(E.O. Wilson)에 의해 유명해졌다. 그는 우리는 자연에서 진화되었기 때문에 자연과 생리적 연계를 필요로 하고 있다고 믿었다. 우리가 자연을 사랑하는 건 우리가 살아남을 수 있도록 도와주는 존재를 사랑하도록 배웠기 때문이다. 우리는 자연 속에서 편안함을 느낀다. 자연 속에서 일생을 살아왔기 때문이다. 우리는 유전적으로 자연계를 사랑하도록 결정된 것이다. 이는 인간의 DNA 속에 들어 있는 본능이다.

그리고 이러한 자연에 대한 긍정은 건강의 기본이다. 자연과의 접촉은 규칙적인 운동이나 건강한 식이요법만큼 복지를 위해 절대적이다. 윌슨은 "우리의 존재는 이러한 경향에 달려 있고, 우리의 혼은 자연에 얽혀 있으며, 희망은 그 전류 위에서 일어난다"고 말했다. 우리는 자연계에 '강하게 묶여 있는' 존재이고, 자연 속에 있을 때 건강이 증진되며, 따라서 자연으로부터 멀어지면 고전을 하게 된다.

우리는 자연의 일부이다. 우리 몸의 율동은 자연의 율동이다. 천천히 숲속을 거닐며 보고, 듣고, 냄새를 맡고, 맛보고, 접촉하면 우리는 율동을 자연과 함께하게 된다. 삼림욕은 다리와 같아서 오감을 열어줌으로써 인간과 자연계 사이를 연결한다. 그리고 우리와 자연계가 조화를 이룰 때 우리는 치유를 시작할 수 있다. 우리의 신경계는 스스로 원상회복되고 몸과 마음은 어떻게 되어야 할지를 알고 따라간다. 자연과 정상관계가 아니면 다시 제 위치를 찾게 되며, 우리는 상쾌해지고 회복된다. 멀리 있는 숲을 찾아가지 않아도 자연과의 접속을 통해 삼림욕은 우리를 우리 자신의 집으로 안내한다.

삼림욕은 다리와 같아서 오감을 열어줌으로써 인간과 자연계 사이를 연결한다.

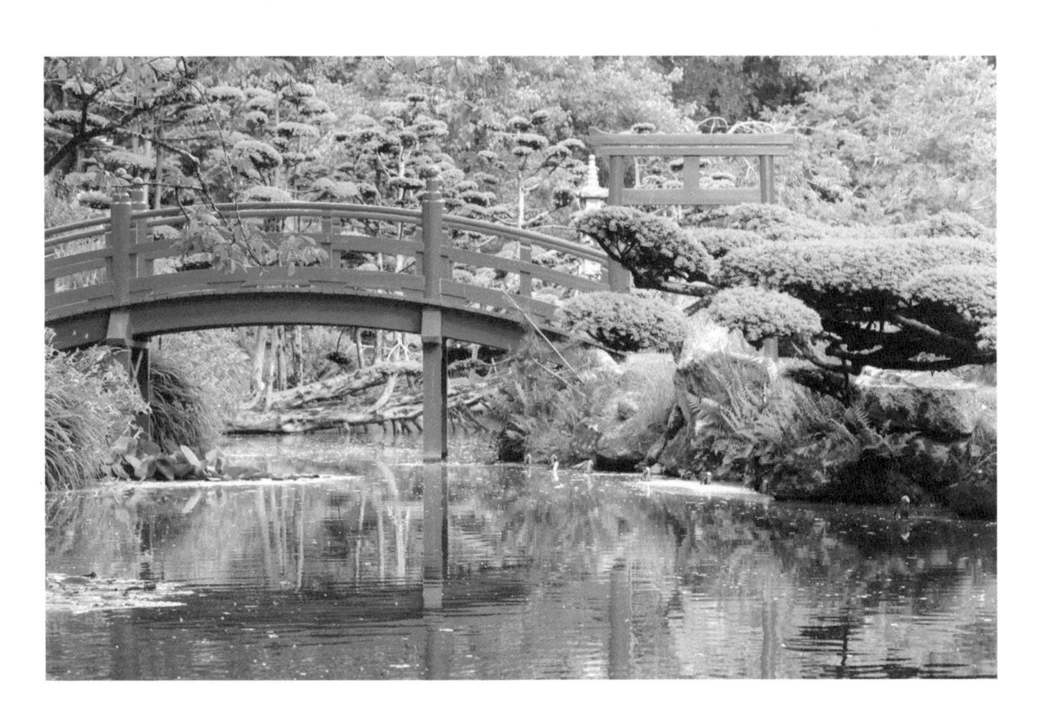

## 왜 일본에서 삼림욕이 시작됐을까?

일본에서 삼림욕이 개발된 것은 놀라운 일이 아니다. 일본의 문명은 숲의 문명이다. 집이나 신사에서부터 지팡이, 수저에 이르기까지, 일본을 뒤덮은 숲으로부터 이 나라의 문화, 철학, 종교가 태어났다.

국토의 2/3이 숲으로 덮여 있다. 세계에서 인구밀도가 가장 높은 나라이지만 엄청나게 다양한 수종으로 이루어진 녹색의 나라이기도 하다. 일본 하늘을 날아보면 그 녹색에 경탄할 것이다. 북쪽으로는 아북극 홋카이도부터 남쪽의 아열대 오키나와까지, 그리고 섬의 지붕으로 알려진 중앙의 원추형 일본 알프스까지 3,000마일에 걸쳐 녹색의 땅이 펼쳐져 있다. 녹색 군도라고도 불린다. 비슷한 규모의 숲을 가진 나라는 핀란드와 스웨덴이다. 이 나라들은 인구 밀도가 높지 않다.

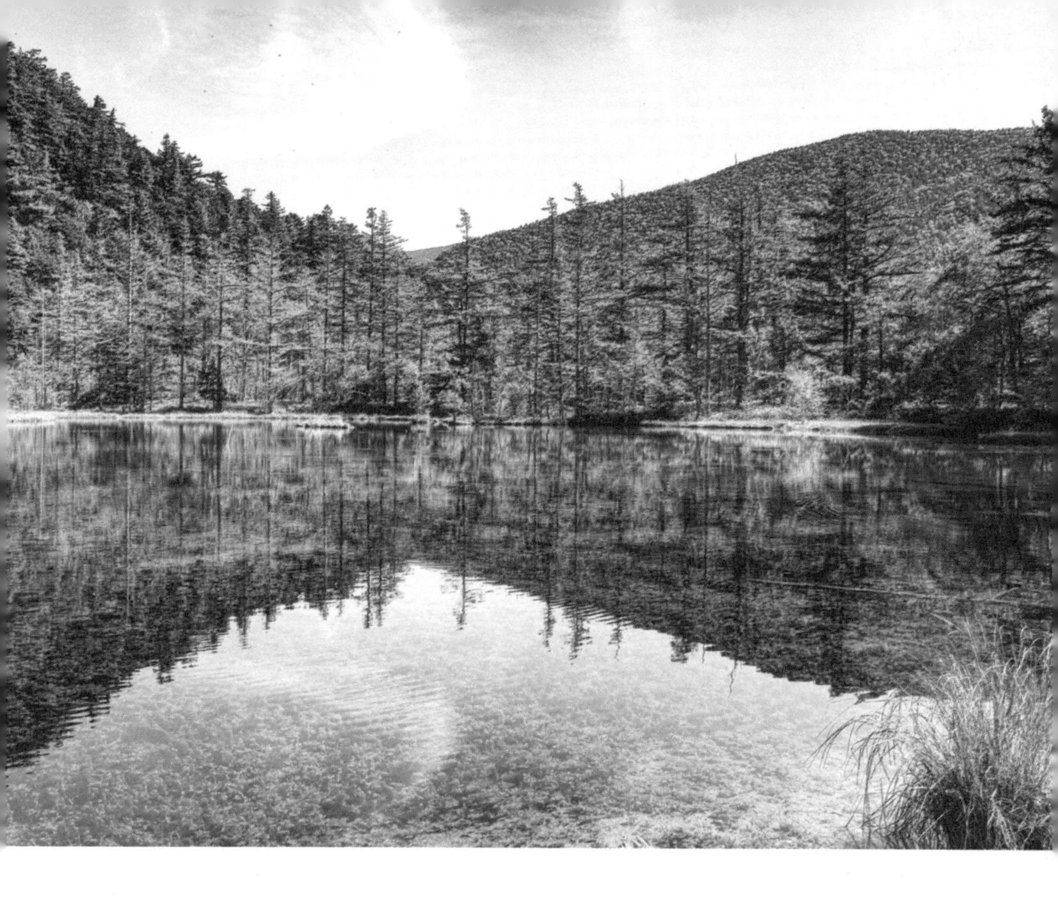

아마 일본에서 가장 인기 있는 나무는 캘리포니아의 레드우드나 거대하게 자라는 세쿼이아 비슷한 삼나무(杉, 스기)일 것이다. 이 나무들은 천 년 넘게 자라며 둘레가 10미터가 넘고 높이는 50미터까지 자란다. 이 나무들은 수직으로 자라며, '스기'라는 이름은 '곧게 자란 나무'를 뜻하는 '마루구키'라는 말에서 왔다고 추정된다.

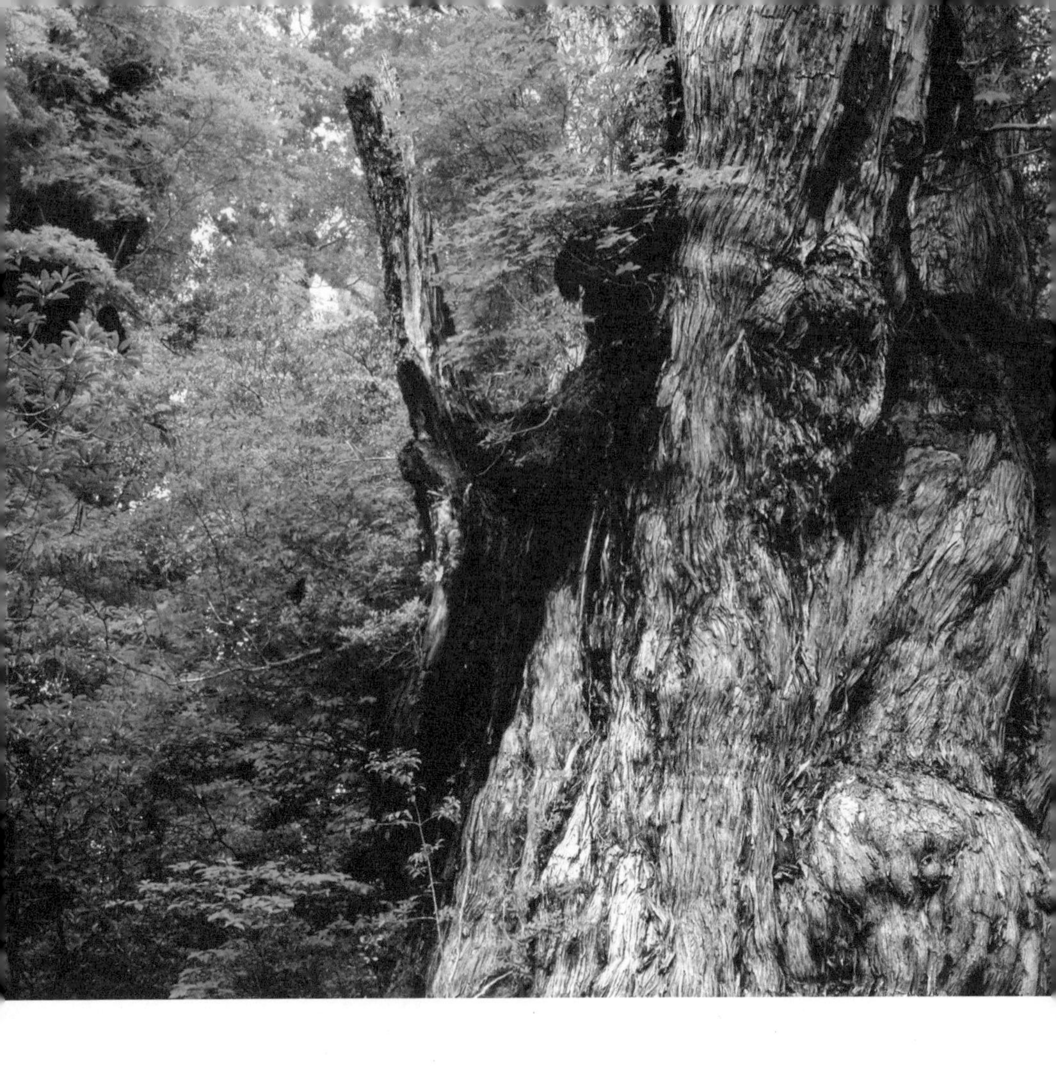

조몬삼나무는 야쿠시마섬에서 자라고 있다.

세계에서 가장 오래된 나무는 일본에서 잘 보존된 온대우림의 본고장인 야쿠시마섬에서 자라는 조몬삼나무이다. 2천 살에서 5천 살 나이를 먹은 것으로 추정되며 7천 살일 수도 있다고 보는 전문가도 있다.

일본의 국교인 신도나 불교에서는 숲은 신의 영역이라고 믿고 있다. 선종 승려들의 불경은 경관 속에 쓰여 있다. 자연계 자체가 부처의 온전한 책이다. 신도에서는 영성이 자연으로부터 분리될 수 없고 자연 안에 있다고 믿는다.

나무, 바위, 미풍, 물길, 폭포 안에 깃든 영성을 신도에서는 신(神, 가미)라고 부른다. 수백만의 신이 존재한다. 그 신들은 자연 속 어디에나 있다. 신들이 깃들어 있는 곳은 그 자체가 숭배의 장소가 된다. 숲속에서 기도하는 일본인들을 도처에서 볼 수 있다.

선종 승려들의
불경은
경관 속에
쓰여 있다.
자연계 자체가
부처의
온전한 책이다.

왜 일본에 나무가 울창한지에 대해 일본에서 두 번째로 오래된 책인 『일본서기』 속 한 이야기가 설명해준다. 어느 날 폭풍의 신 스사누노미코토는 자기 턱수염에서 털을 하나 뽑아 그것을 삼나무로 만들었다. 가슴에서 뽑은 털은 편백나무가, 엉덩이에서 뽑은 털은 곰솔이 되었고, 눈썹에서 뽑은 털은 월계수가 되었다.

그런 다음 자신의 자녀인 이타케루노미키토와 오야쓰히메에게 이 나무들을 온 땅에 뿌리내리게 했다. 그로써 일본이 녹색 땅이 된 것이다.

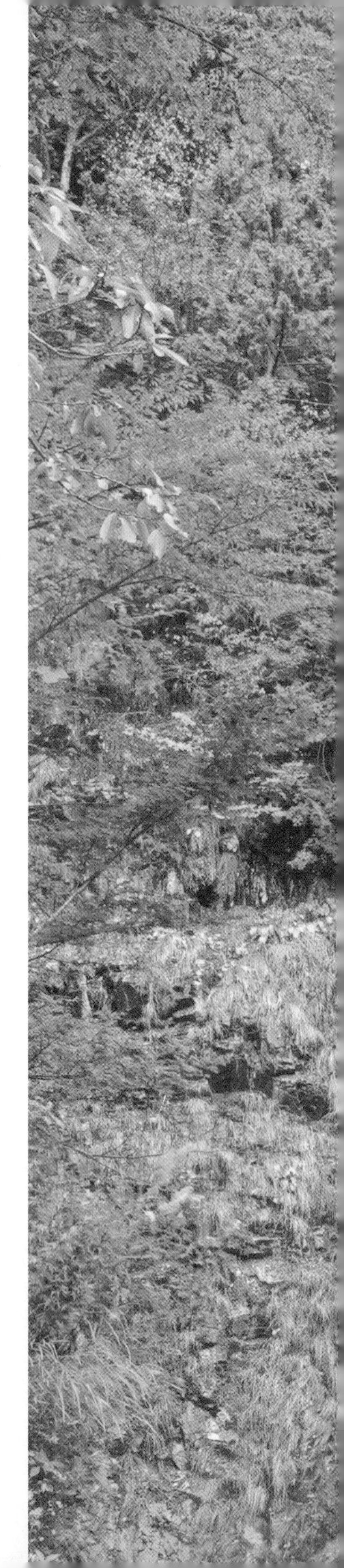

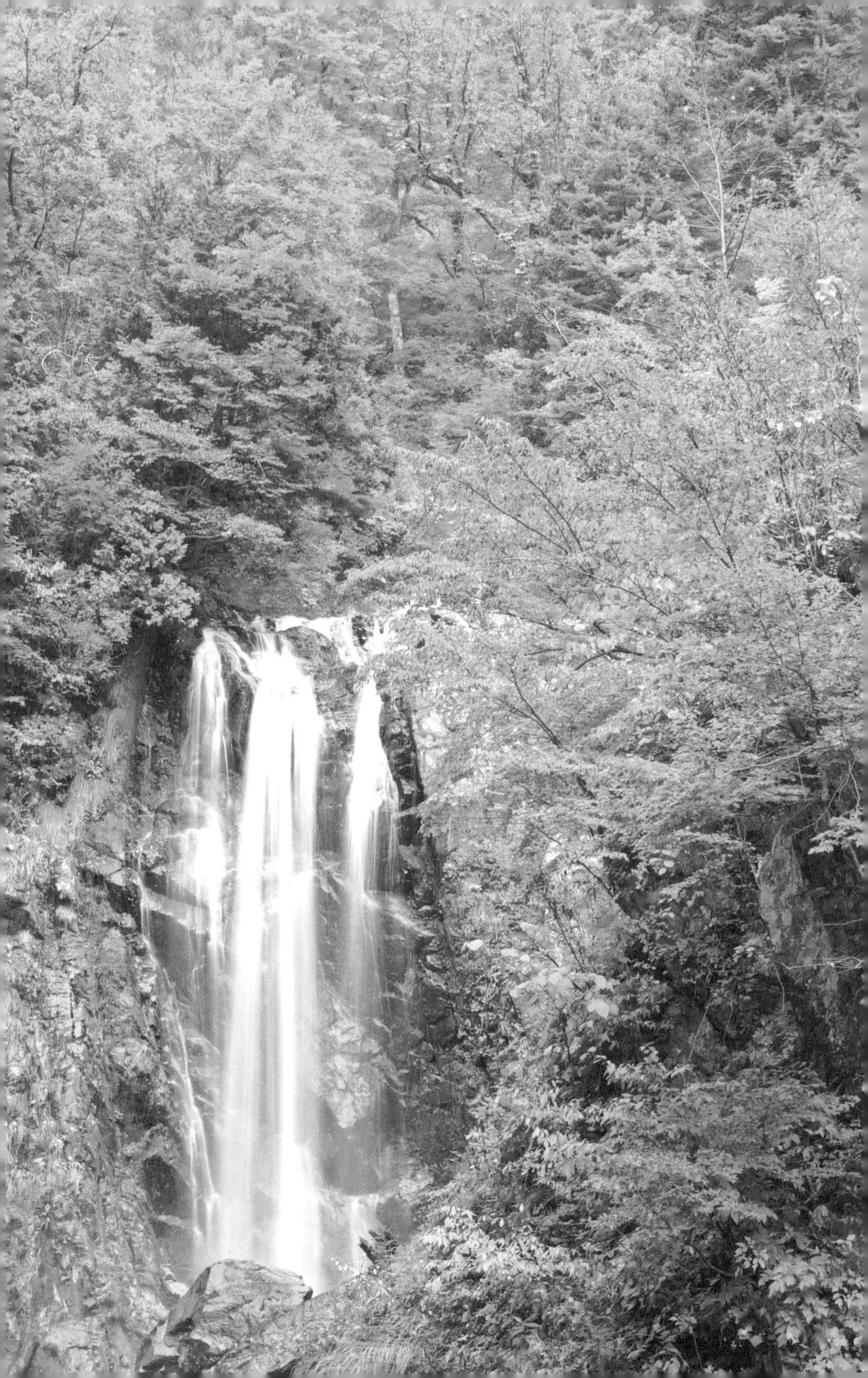

일본 속담에는 그리스 신화의 드리아드 비슷하게 나무에 사는 일종의 자연신인 고다마(木靈)가 많이 등장한다. 많은 일본인들이 고다마가 이 나무 저 나무 옮겨 다니며 숲속을 여행한다고 믿고 있다. 고다마가 특별한 나무에만 산다고 믿는 이들도 있다. 고다마가 산다는 나무에 대한 지식은 여러 세대를 통해 전해지고 있으며, 그 나무들은 보호받고 있다. 고다마가 사는 나무를 베면 저주를 받는다고 한다.

가장 유명한 고다마는 인류와 자연의 투쟁 서사를 담은 애니메이션 〈모노노케히메〉에 나오는, 큰 머리와 둥글고 검은 눈과 입을 가진 하얀 생명체다. 숲이 죽어가면 고다마는 나무에서 떨어져 사라진다. 그리고 마침내 숲이 복원될 때 고다마 하나가 머리를 꿈틀거리며 하부로부터 올라온다.

일본 속담에는 그리스 신화의 드리아드 비슷하게 나무에 사는 일종의 자연신인 고다마가 많이 등장한다.

일본 문화에서 자연은 인류와 분리되지 않는다. 자연은 우리의 일부다. 그래서 인간과 자연이 조화를 유지하기 위한 장치는 정원 설계부터 반투명 창호지를 통해 실내외가 통하게 하는 주택 설계까지 모든 삶의 현장에서 찾아볼 수 있다. 일본 전통가옥에서는 문을 닫아도 새소리나 산들바람 소리를 들을 수 있다.

'자연' 이나 '자연스러움' 으로 번역되는 일본어 시젠(自然)은 선(禪)의 미학 7원칙 중의 하나다. 시젠이라는 단어에는 인간이 정서적으로, 영성적으로 그리고 육체적으로 자연과 연계되어 있어서 자연에 가까이 가면 수저나 가구나 집이 어떻게 장식되든지 더욱 우리를 기쁘게 한다는 생각이 숨어 있다. 기모노의 문양은 자연 세계를 표현해서 모란꽃이나 등꽃, 벚꽃이나 국화, 심지어는 강, 수목, 산 전체로 옷을 뒤덮는다.

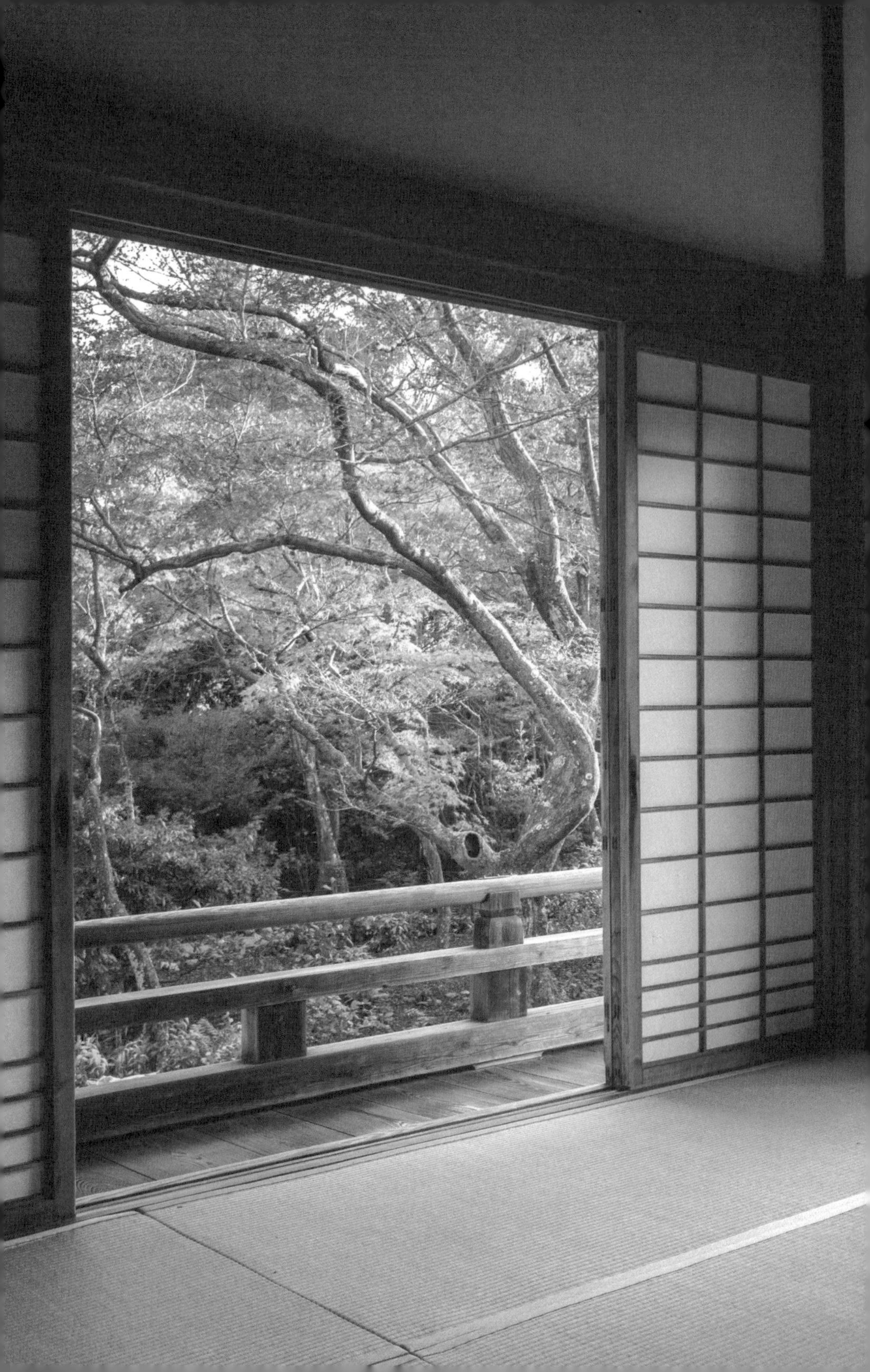

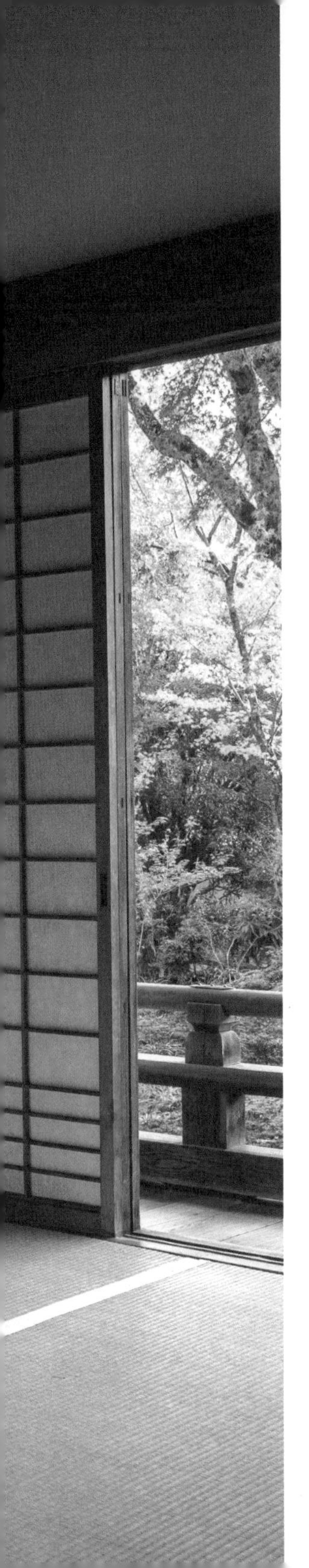

## 일본식 꽃꽂이, 이케바나

일본식 꽃꽂이를 이케바나라고 한다. 또는 화도(花道), 꽃의 도라고도 한다. 화도는 향도(香道), 다도(茶道)와 함께 3대 고상한 취미에 꼽힌다. 이케바나는 꽃을 수반에 꽂는 단순한 것 이상이다. 그것은 자연과 인문학을 함께 불러오고 실외를 실내로 혼합하는 숙련된 기예다. 꽃꽂이의 영성적인 측면 역시 매우 중요하다. 이케바나는 우리가 일상생활에서 너무 바빠 주목하지 못하는 자연 속의 무언가를 감상하는 데 공간감과 침묵을 주는 명상의 한 방법이다. 가능한 한 자연스런 분위기를 연출하기 위하여 꽃뿐만 아니라 잎이나 가지도 함께 꽂는다. 낮고 열린 수반은 수면을 노출시켜 식물이 자연환경 속에 있는 효과를 창조한다. 한 송이 꽃이라도 계절감을 고려해야 하고 자연계의 끊임없는 변화를 감안해야 한다.

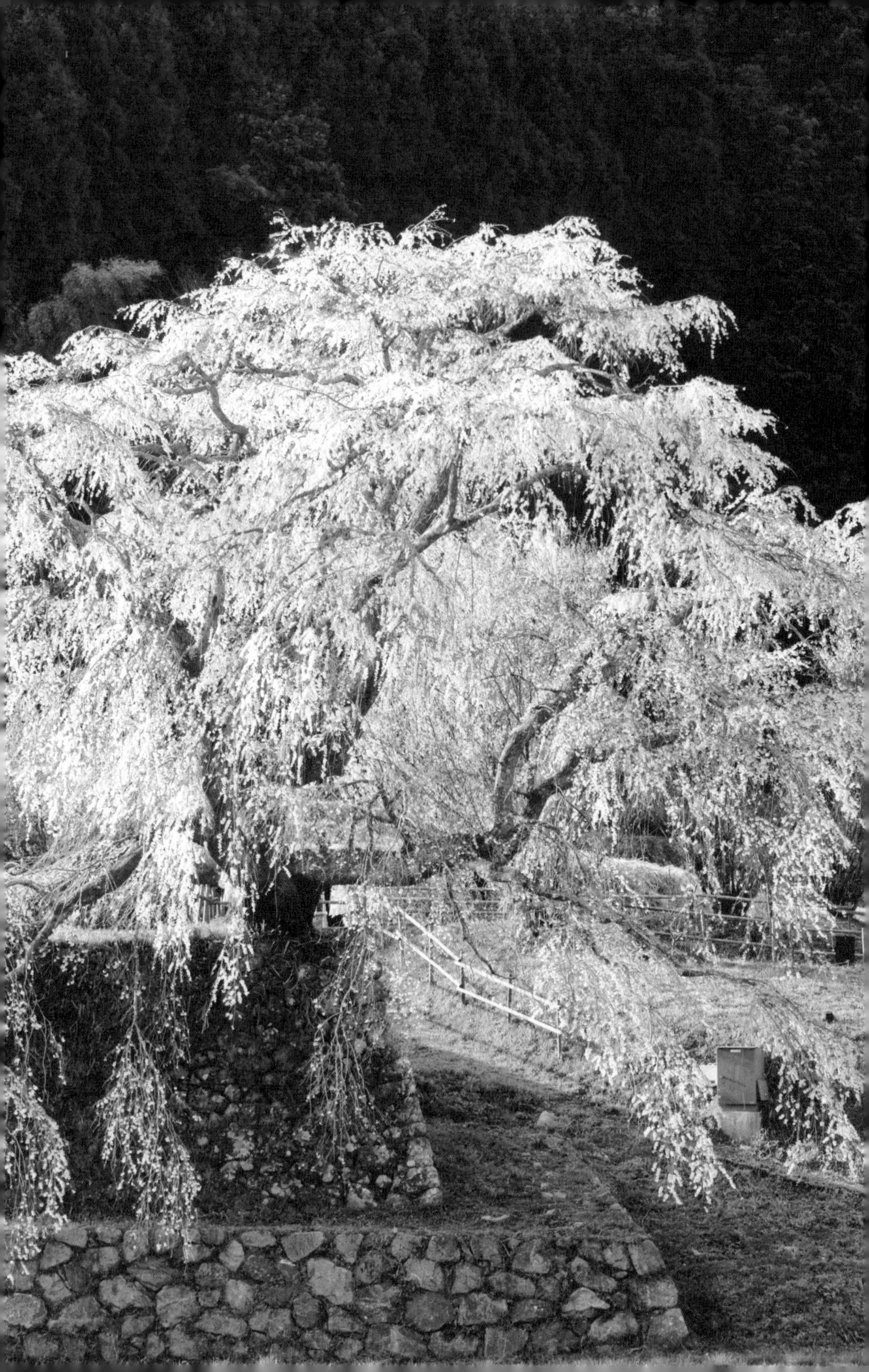

일본의 전통과 축제는 대부분 자연에 근원을 두고 있다. 봄에 벚꽃이 피는 짧은 기간 동안 벚꽃 아래에서 연회를 베풀며 꽃구경을 한다.

이렇게 하면서 나무도 알고 사람들도 알게 된다. 오쿠키소 호수로 가는 길목에 있는 다노우에 관음당 마당에는 수백 살로 추측되는 유명한 수양벚나무가 있다. 그리고 커다란 가지가 마을 도로와 사찰 위에 펼쳐지는 스게(菅)의 시왕당(十王堂) 벚꽃이 있다. 스게의 시왕당 벚나무는 가장 먼저 꽃이 피는 벚나무이고 분홍 꽃이 하늘을 뒤덮는 장관을 연출한다.

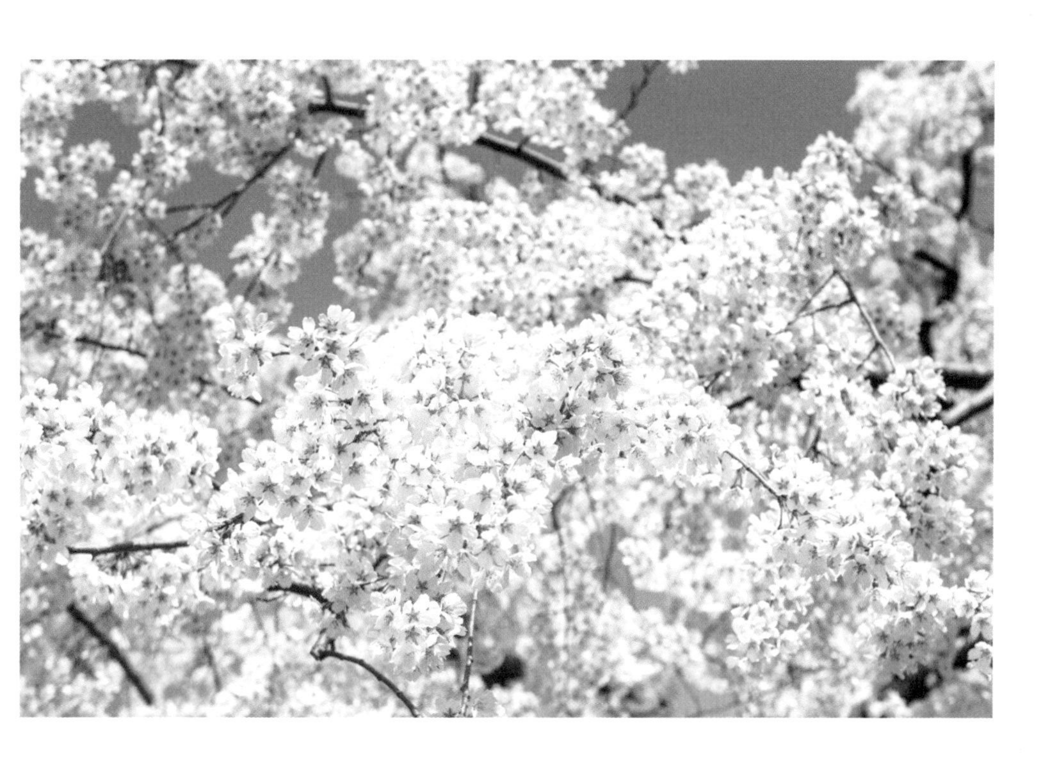

가을이면 가을 보름달을 함께 기리기 위해 모여서 달맞이를 한다. 이 행사는 달이 가장 밝고 아름다울 때인 음력 8월 보름에, 물에 비치는 달을 감상하기 위해 배를 타고 시를 읊던 상류층들로부터 시작되었다고 전해진다.

달을 보기 위해 성곽에 특별한 전망대를 설계해 놓았다. 일 년 중 가을에 가장 크게 자라는 꽃과 억새풀로 달맞이 장소를 장식하고 달을 확실히 볼 수 있는 곳에서 친구들과 가족들이 모여 달맞이를 하는 전통이 있다.

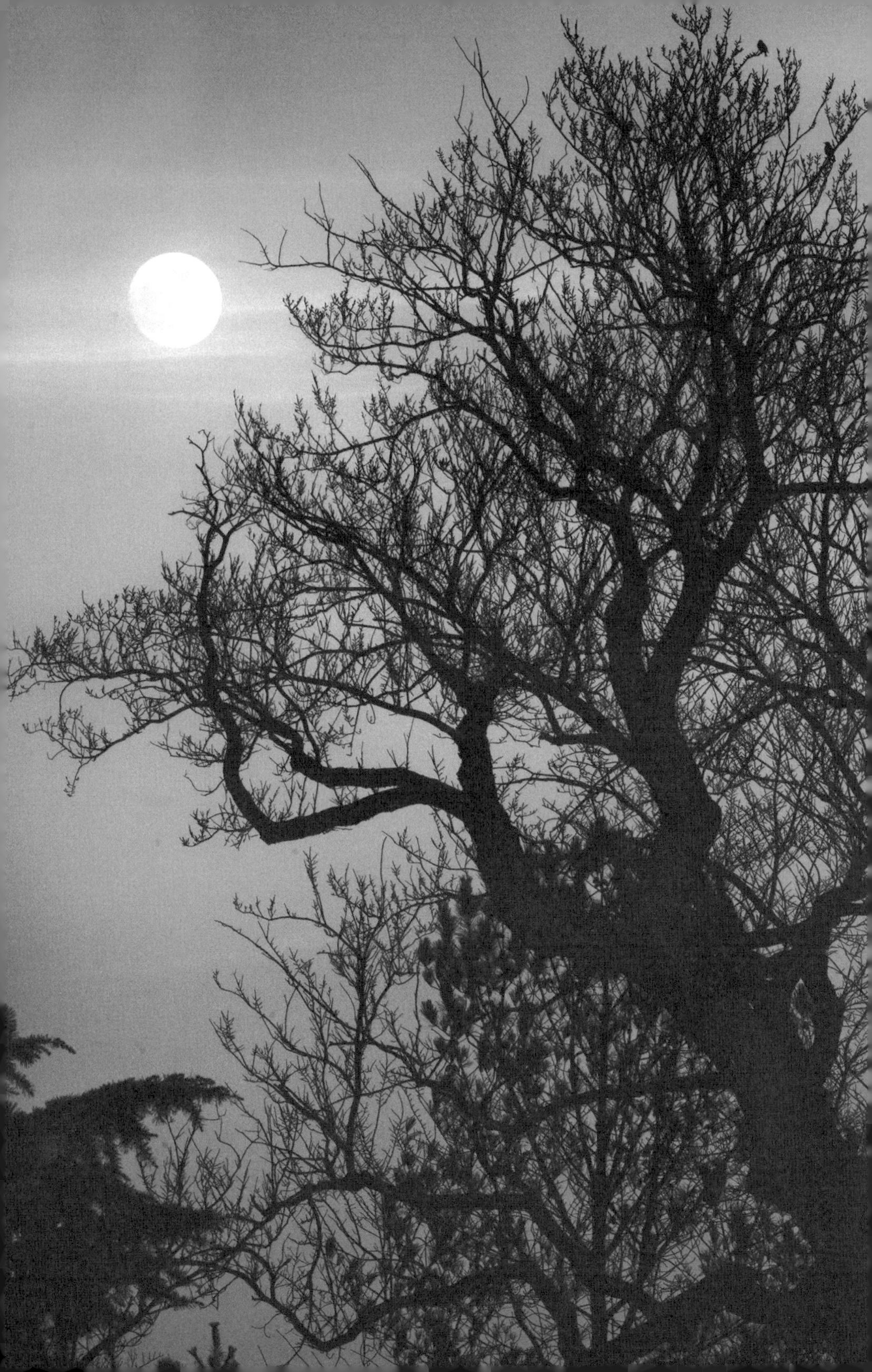

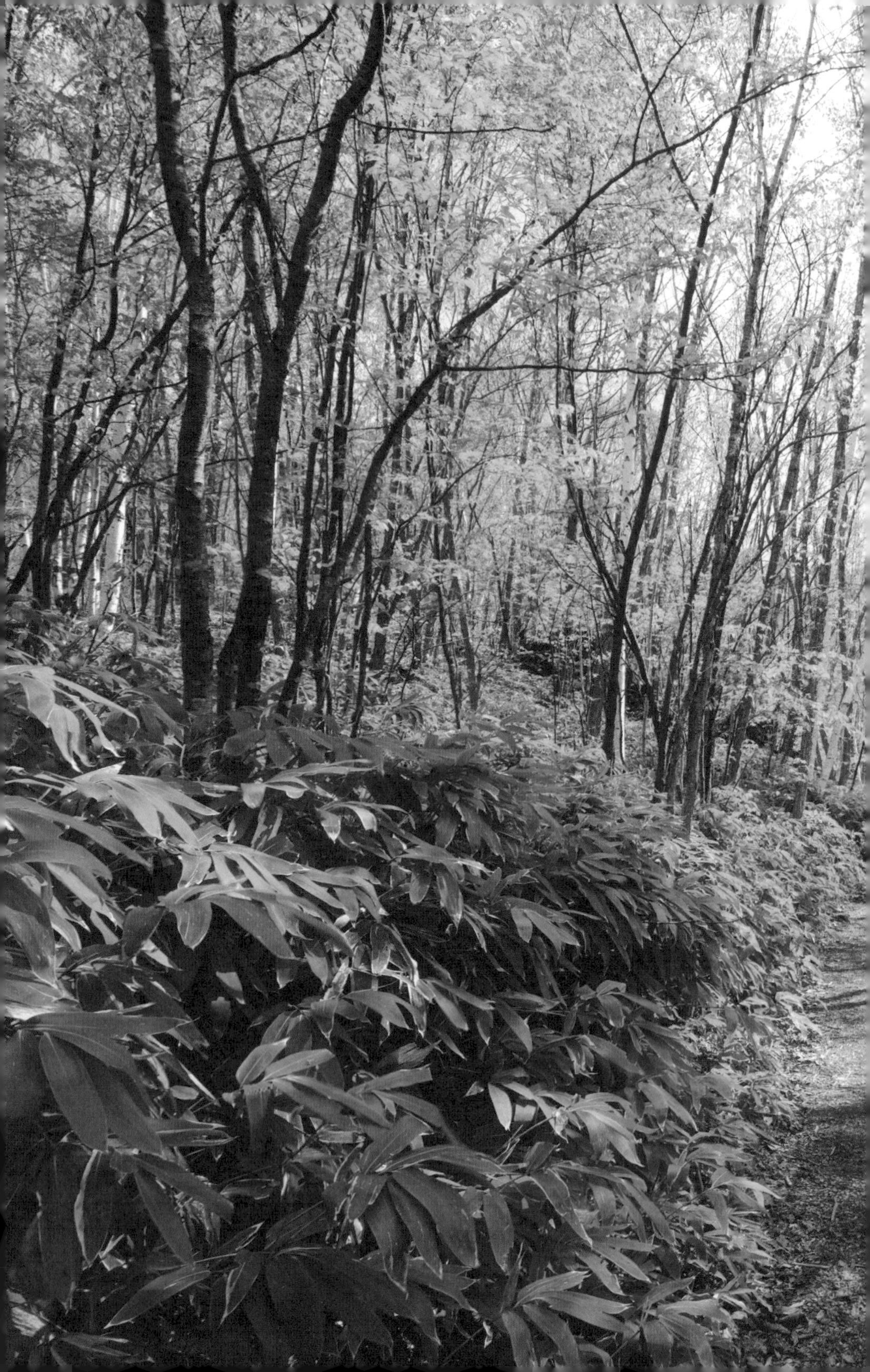

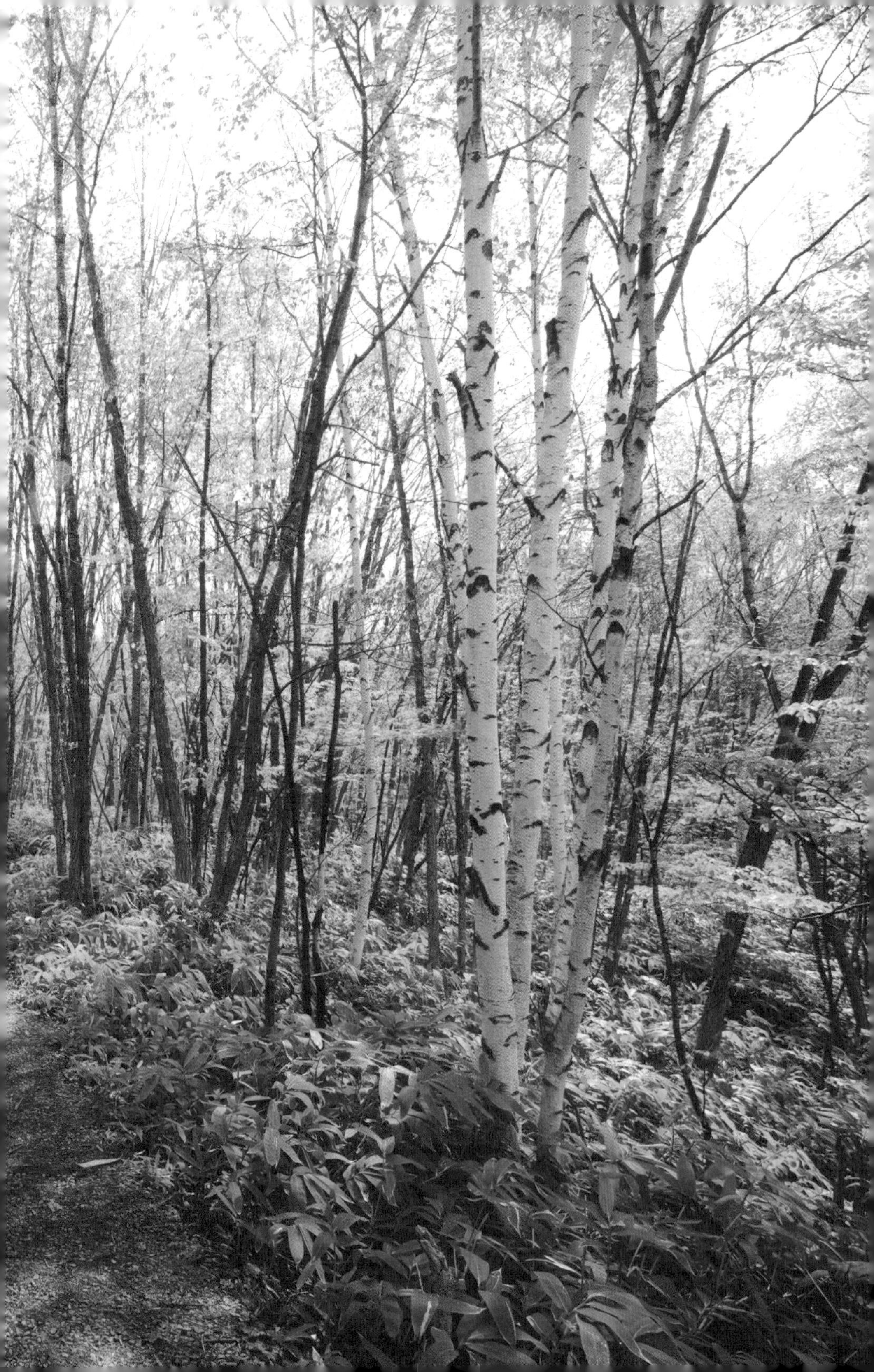

현재의 우리는 자연 속에 섞이지 못하고 자연과 떨어져 살고 있다. 78%의 일본인들이 도쿄, 오사카, 나고야 등 도시에 살고 있다. 일본은 세계에서 인구밀도가 가장 높은 나라이고, 일상생활을 가장 붐비는 도시에서 영위한다. 거리는 행인들과 자전거로 꽉 차 있고 서로가 질서를 지키며 살아가야 한다.

1,100만의 도쿄 시민들이 첫 새벽부터 늦은 아침까지 지하철을 타고 움직인다. 이것을 '출근지옥' 이라고 부른다. 하얀 장갑을 낀 푸시맨들이 정원의 두 배나 되는 승객들을 지하철로 밀어 넣는다. 승객들은 기술적으로 지하철에 쑤셔 넣어져서 누구와도 눈을 마주치지 않은 채 도쿄 피루엣(pirouette, 한쪽 발로 서서 빠르게 도는 춤 동작)을 능숙하게 춘다. 평균적으로 출퇴근자들은 책을 읽을 공간도 없는 지하철에서 평생에 걸쳐 3년 반을 보낸다.

그리고 집으로 가는 지하철을 놓치면 한 사람이 간신히 누워 TV나 볼 수 있는 깡통 같은 캡슐호텔에서 하룻밤을 보내야 한다. 어떤 캡슐호텔은 캡슐이 700개나 되기도 한다.

출근지옥, 퇴근지옥뿐만 아니라 과로사 현상도 벌어지고 있다. 2016년 일본의 건강노동복지부에서는 노동시간 연장에 관한 백서를 발표했다. 거의 23%의 회사들은 직원들이 한 달에 8시간 추가근무를 한다고 밝혔다. 그 응답자 중 11.9%는 다른 회사에서는 직원들이 한 달에 100시간 넘게 시간 외 근무를 한다고 말했다.

2014년에 과로사 방지를 위한 법률이 발효되었고, 몇몇 회사들은 6개월마다 휴가를 제공하며, 밤 10시가 되면 불을 끄고 퇴근하도록 하고 있다. 그러나 정부 발표에 의하면 약 200명가량이 매년 심장병, 협심증, 또 다른 과로로 인해 사망한다고 한다.

## 왜 삼림욕이 필요한가?

물론 일본에만 도시화 현상이 벌어지는 것은 아니다. 전 세계적으로 농촌보다 도시에 더 많은 사람들이 살고 있다. 2000년부터 우리 인간은 도시종(urban species)이 되었다. UN 인구국에서 발표한 자료를 보면 도시 인구가 전 세계적으로 1950년 7억 4,600만 명에서 2014년 39억 명으로 증가했다고 한다. 2050년에는 세계 인구의 75%가 도시에 살게 될 것이다.

또한 실내족(indoor species)이 늘고 있다. 미국 환경청에 의하면 미국인들은 하루 시간의 93%를 실내에서, 6%는 차 속에서 보내고 있다. 이것은 일주일 동안 하루에 한 시간 반만 야외 활동을 한다는 뜻이다. 유럽 사람들도 더 나을 게 없다. 그들은 90%의 시간을 실내에서 보내고 있다.

2050년에는
세계 인구의
75%가
도시에 살게
될 것이다.

그러면 우리는 실내에서 무엇을 하고 지내는가? 그렇다, 우리는 핸드폰, 컴퓨터, TV 등의 화면을 보며 지내고 있다. 최근 연구에 의하면 미국인들은 하루에 10시간 39분 동안 각종 미디어를 보면서 시간을 보낸다. 영국 언론기관 Ofcom(영국 방송통신통합규제기구) 발표에 의하면 일반인들이 잠자는 시간보다 많은 8시간 41분을 화면을 보면서 지내고 있다고 한다.

그리고 우리가 새로운 기술에 시간을 들일수록 그로 인해 더 고생을 하게 된다. 1984년, 새로운 기술에서 얻어진 건강하지 못한 행동을 뜻하는 '테크노스트레스(technostress)'라는 합성어가 새로 만들어졌다. 테크노스트레스는 여러 방면에서 일어난다. 핸드폰을 자주 체크한다든지, 지속적으로 연결되도록 최신화시키는 일을 거의 의무적으로 하면서, 이에 따라 분노, 두통, 우울증, 정신적 피로감, 눈과 고개의 긴장, 불면증, 좌절, 성냄, 조바심 등의 증상이 나타난다.

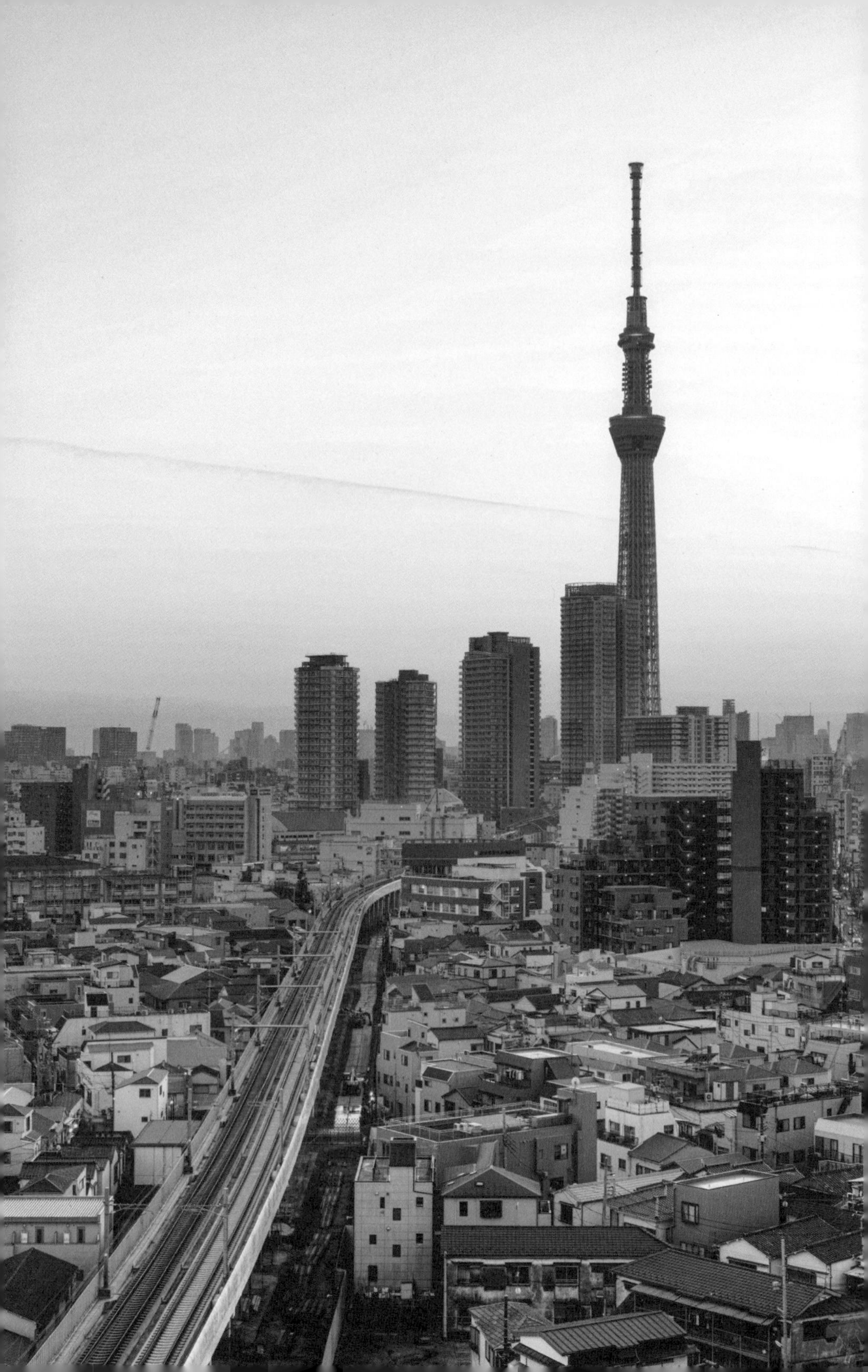

도시는 멋진 곳이다. 나는 도쿄에서 사는 것을 좋아한다. 도시는 흥분, 혁신, 에너지로 가득 차 있다. 그러나 도시의 삶은 스트레스를 준다. 도시에서 살수록 스트레스는 더욱 쌓이며 스트레스는 질병을 일으킨다.

우리는 심장병, 협심증, 암을 점점 더 많이 앓고 있다. 그리고 더 많은 정신병, 중독증, 고독, 우울, 공황장애에 시달리고 있다. 그리고 물론 스트레스가 쌓일수록 건강 관리 비용이 많이 든다. EU에서는 분노와 우울증 치료비가 일 년에 1,700억 달러에 이르고 있다.

세계보건기구(WHO)에서는 스트레스를 21세기 유행병이라고 부르고 있다. 그리고 개인의 건강뿐만 아니라 사회의 건강을 위해 스트레스를 해소하는 문제는 집에서나 직장에서나 미래에 해결해야 할 가장 시급한 건강 문제가 되고 있다.

반가운 소식은 자연 속에서 약간의 시간만 보내도 우리 건강에 긍정적인 영향을 미친다는 것이다. 두 시간의 삼림욕이 당신을 기계로부터 해방시키고 여유를 가지게 해줄 것이다. 삼림욕은 당신을 행복하게 하고 스트레스로부터 해방시키며, 편안하게 해줄 것이다. 오감을 통하여 자연에 연결될 때 우리는 자연계가 베풀어주는 엄청난 혜택을 얻게 된다. 삼림욕이 줄 수 있는 풍부한 혜택은 다음과 같다.

- 혈압을 낮춰준다.
- 스트레스를 줄여준다.
- 순환계를 활성화시켜준다.
- 혈당치를 낮춰준다.
- 집중력과 기억력을 증진시켜준다.
- 우울증을 없애준다.
- 통증을 없애준다.
- 에너지를 증강시켜준다.
- 신체의 NK(natural killer) 세포를 증가시켜 면역력을 활성화시켜준다(89쪽 참조).
- 항암 단백질 생산을 증가시켜준다.
- 무게를 줄여준다.

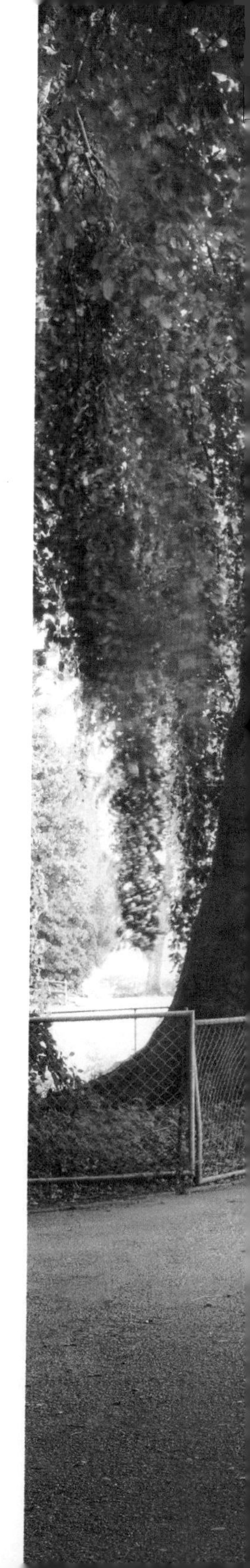

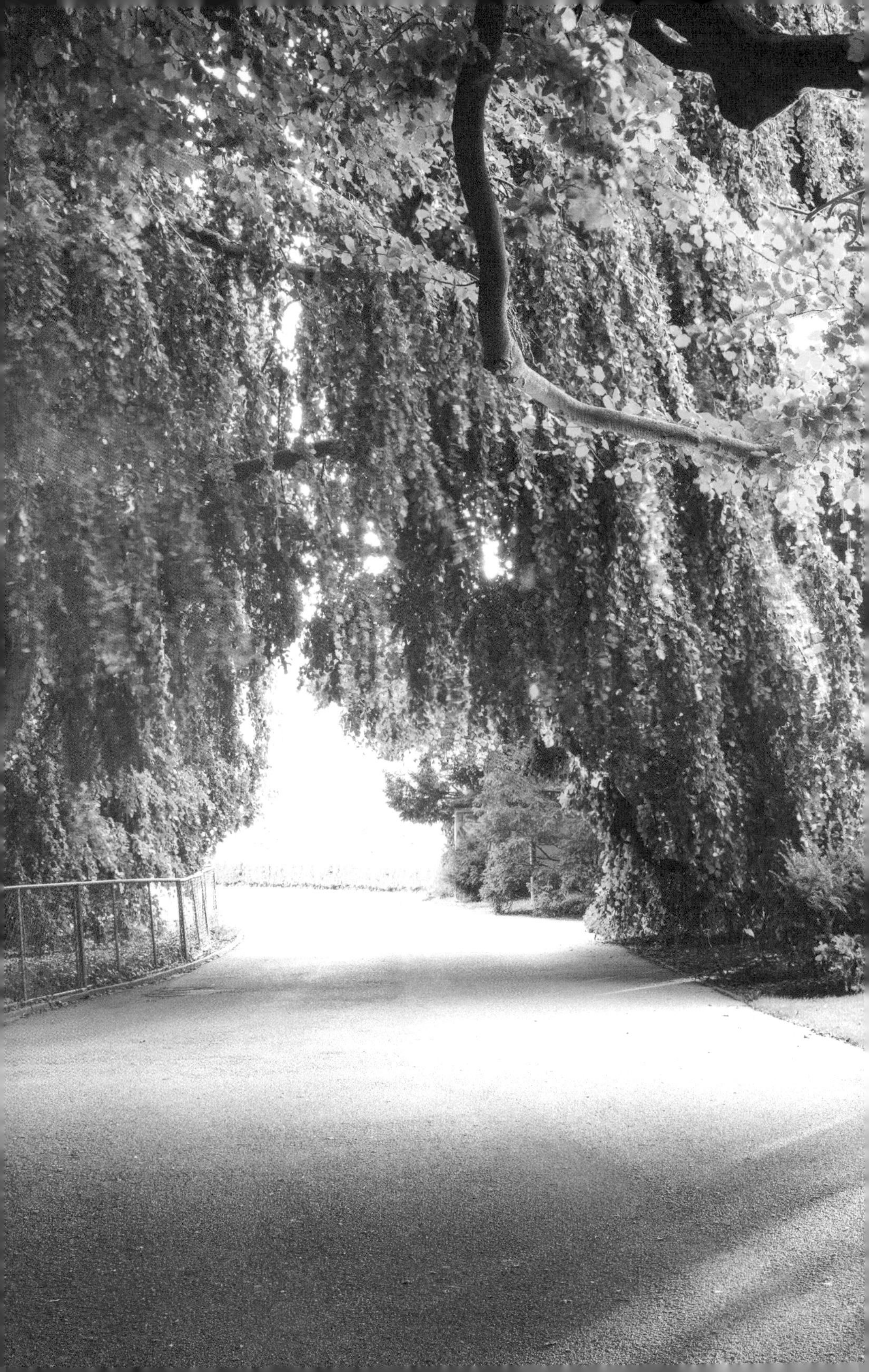

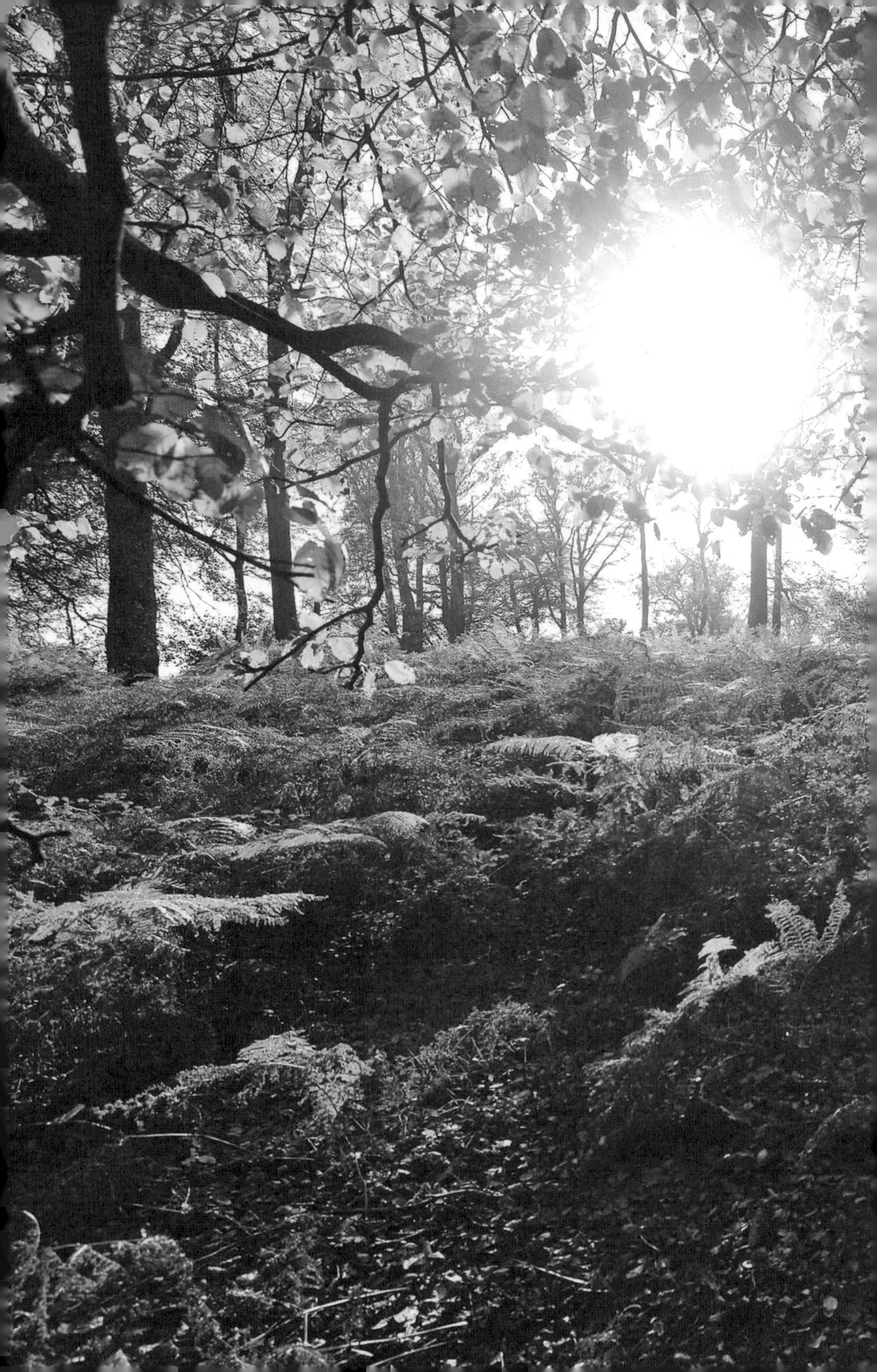

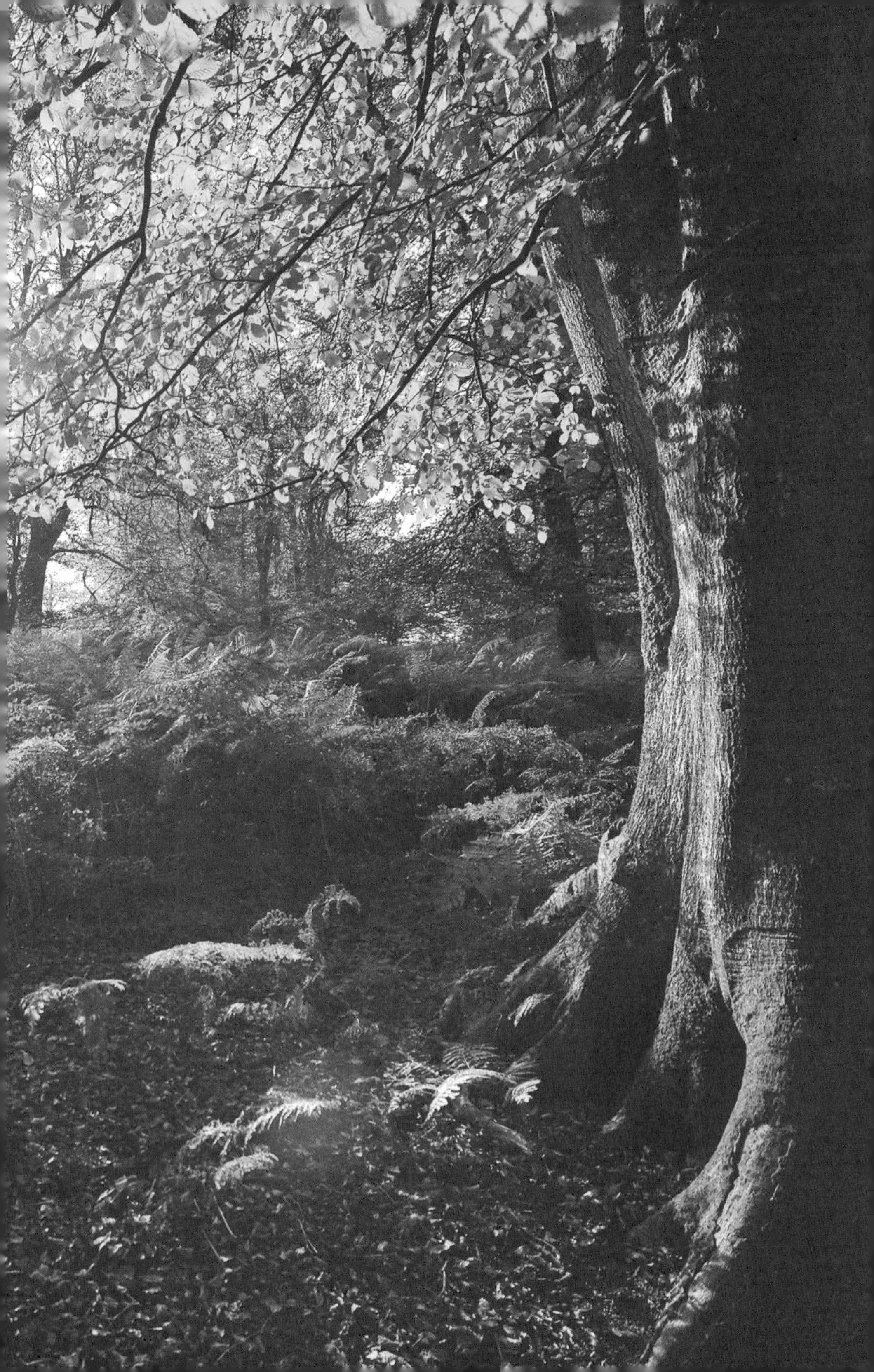

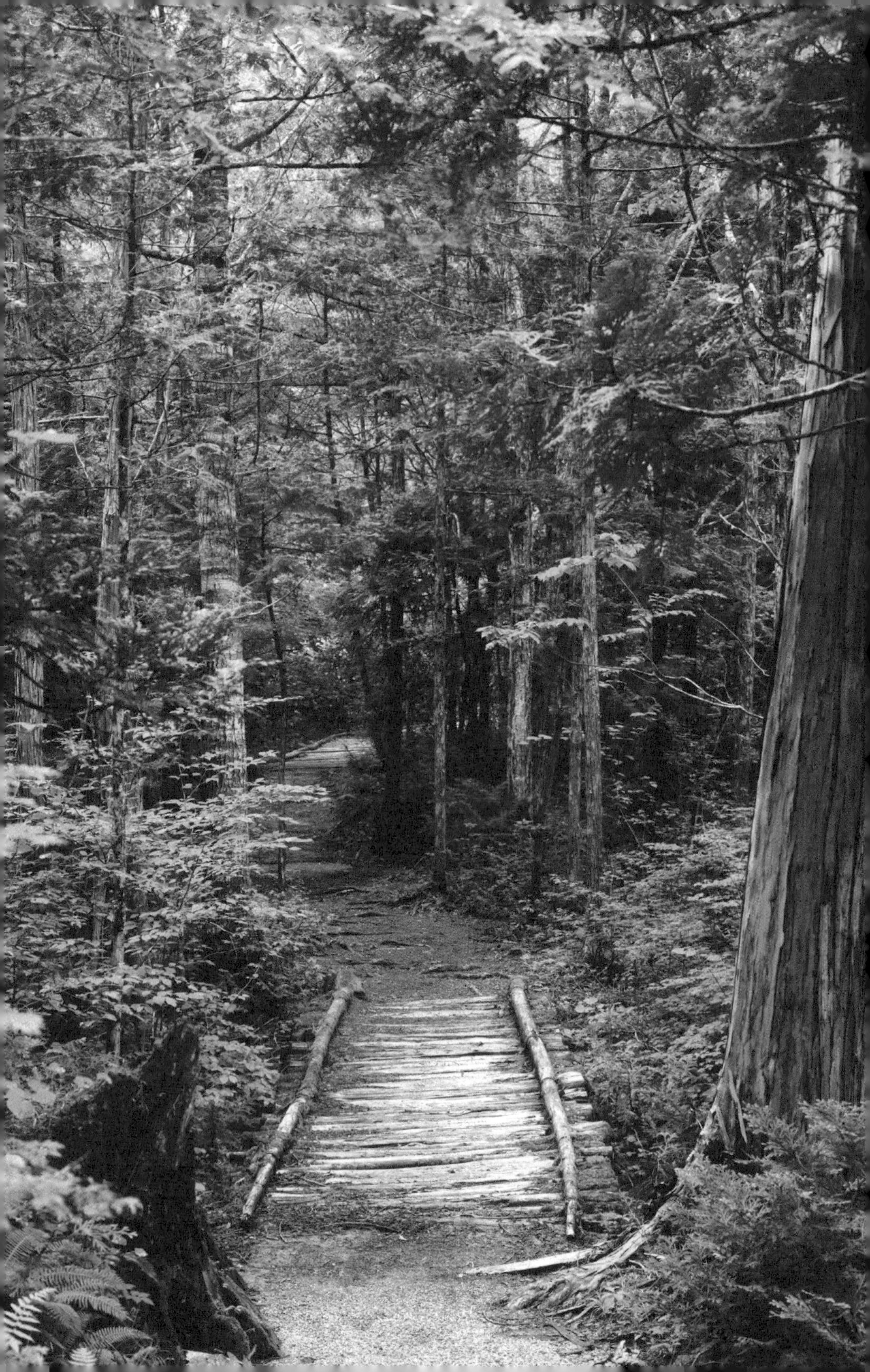

## 삼림욕은 어떻게 시작했을까?

일본에서는 삼림욕을 위한 국민 건강 프로그램이 1982년에 도입되었다. 초기의 실험 장소는 '무사의 길'이라고도 알려진 나카세노 옛길이 있는 나가노현의 아카사와 숲이었다.

아카사와는 중앙알프스의 동쪽 가장 높은 봉우리 기소코마가타케산으로부터 서쪽의 온타케산까지 눈이 녹아 흘러내리는 푸른 강물이 흐르는, 일본에서 가장 아름다운 3대 산 중 한 곳으로 꼽힌다.

숲에는 하늘을 찌르는 편백나무가 높이 35미터까지 자라고 있다. 편백나무는 검붉은 나무껍질과 우아한 가지에 짙은 녹색을 띤 침엽이 아름다운 나무이다.

아카사와 숲이 첫 번째 삼림욕장으로 지정됐다.

편백나무 목재는 아름다운 황금색이고 레몬 향기와 연기 냄새가 난다. 추운 날씨 때문에 더디게 자라는 이 편백나무는 다른 나무보다 단단하다.

편백나무는 8세기부터 목조 불상을 만들거나 무사들의 집을 짓는 데 사용되었다. 아카사와 목재로 지은 가장 고귀한 건물은 일본의 가장 중요한 신사인 이세 신사이다. 그 건물의 65채 구조물은 수천 그루의 목재를 활용하여 20년마다 다시 짓는다. 이는 종교적 갱생의 상징이기도 하다.

편백나무는 검붉은 나무껍질이 특징이다.

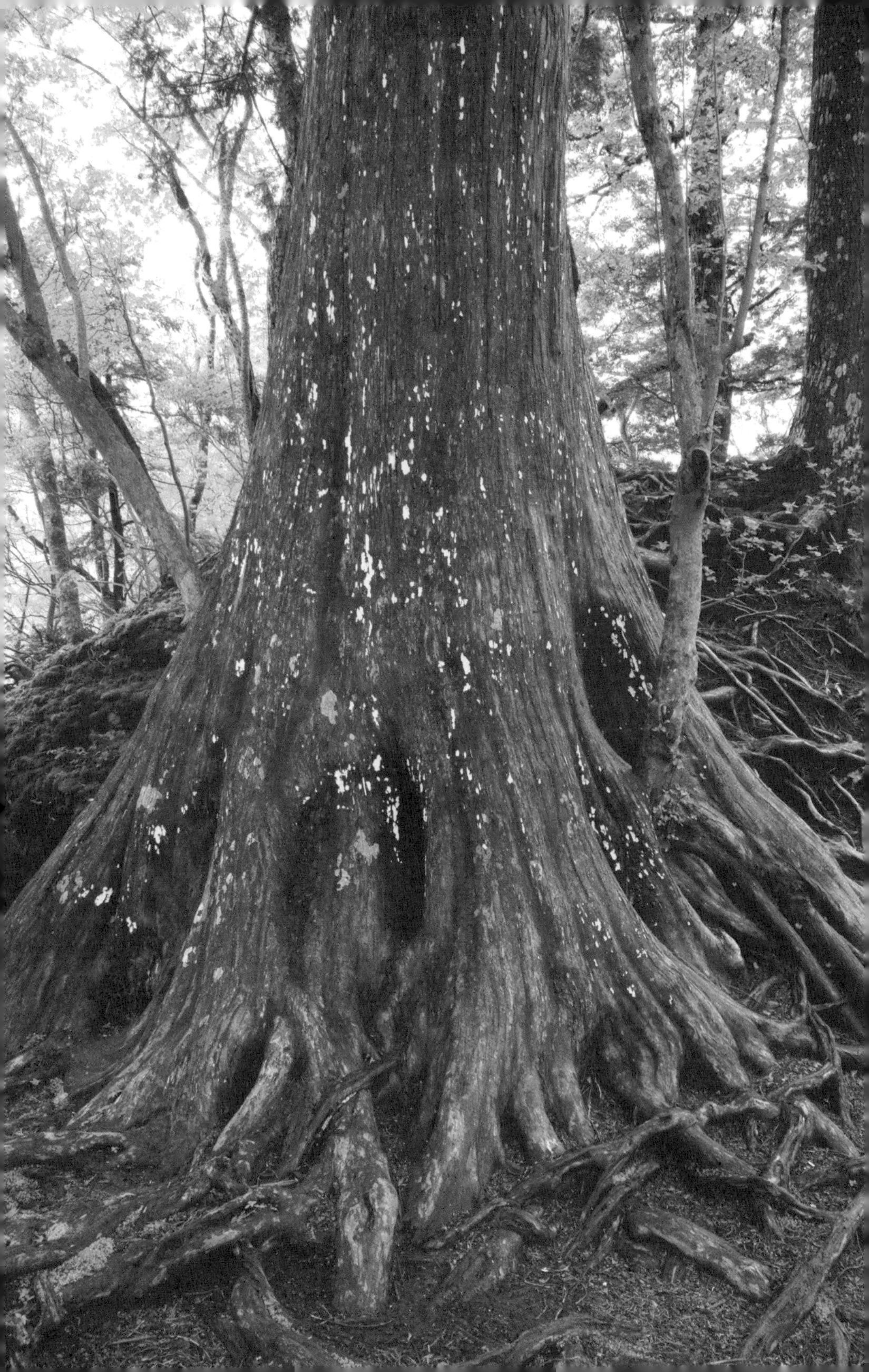

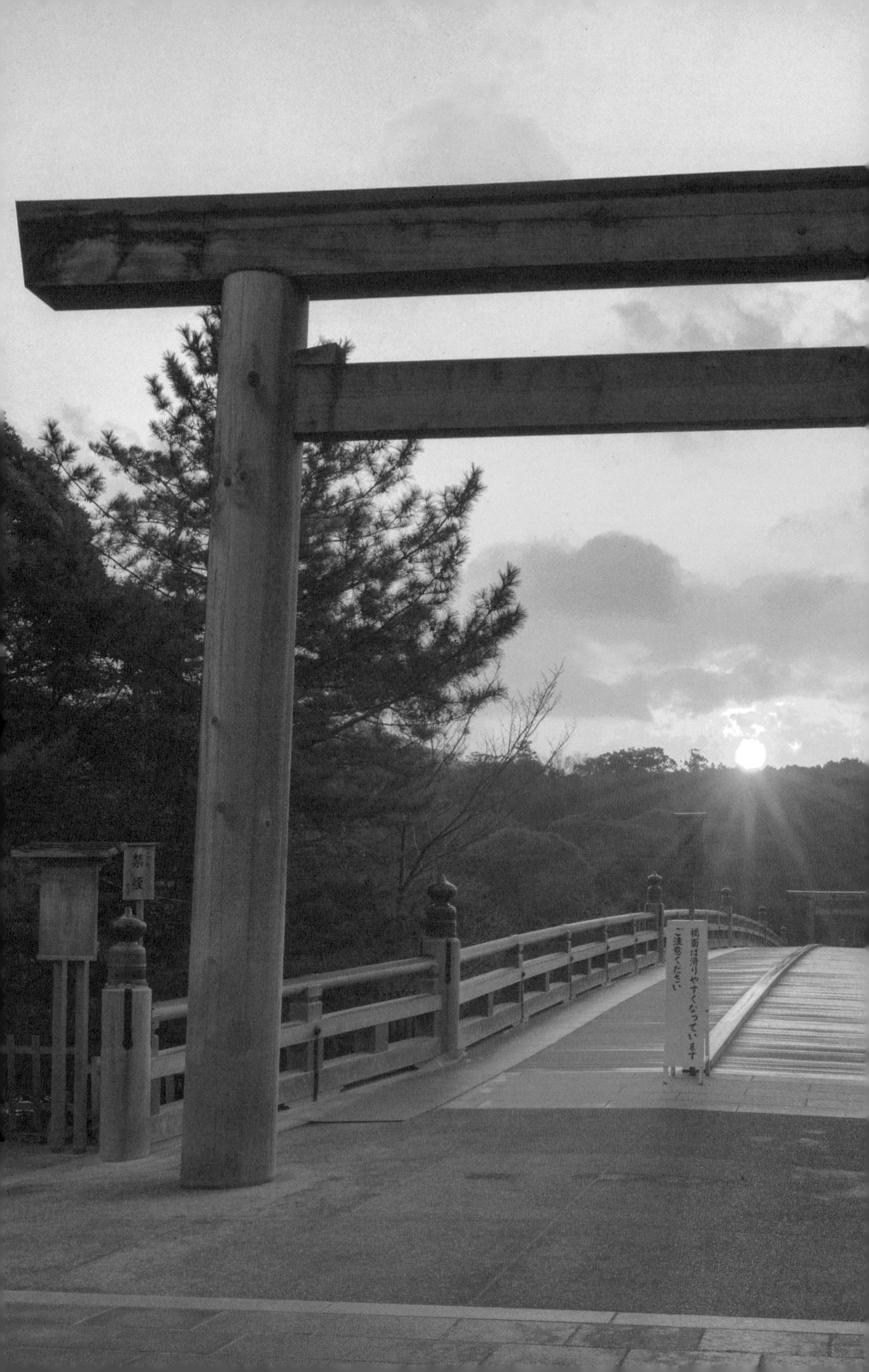
禁煙
橋面は滑りやすくなっています
ご注意ください

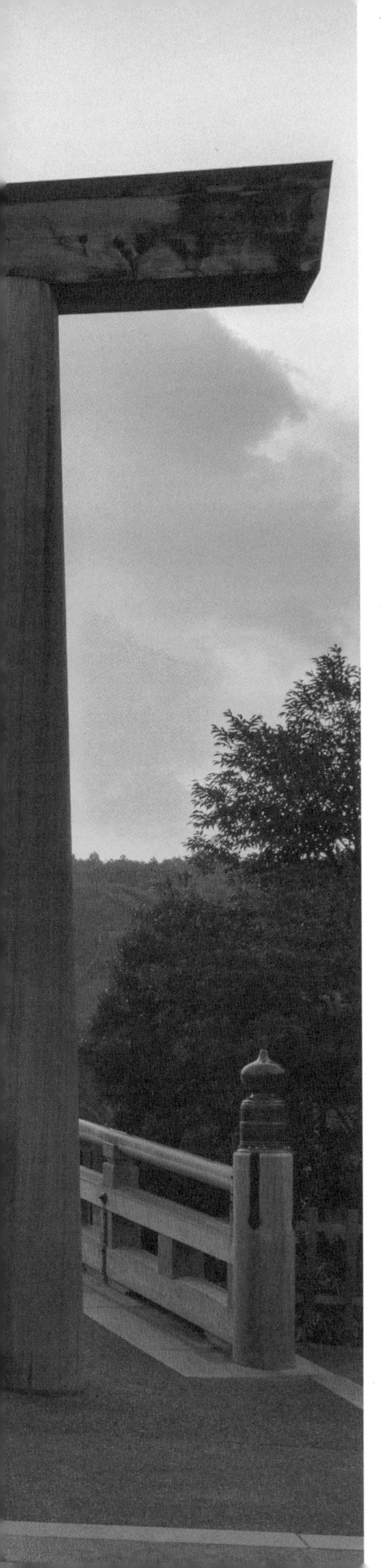

에도 시대 무사 지도층은 기소 골짜기에서 자란 나무들을 보호했으며 실력자 가문의 집이나 절을 지을 때만 나무를 베었다. 한 나무당 한 사람이라는 규칙이 있어 나무 한 그루를 베면 머리가 잘렸다. 보호됐던 다섯 종류의 수종은 '기소의 다섯 그루 신성한 나무'로 알려졌다.

기소의 다섯 그루 신성한 나무는 다음과 같다.

- 편백나무(*Chamaecyparis obtusa*)
- 화백나무(*Chamaecyparis pisifera*)
- 일본측백나무(*Thuja standishii*)
- 나한백(*Thujopsis dolabrata*)
- 금송(*Sciadopitys verticillata*)

이세 신사는 태양 여신인 아마테라스를 모신다.

아카사와는 일본 사람들이 가장 좋아하는 전설 중 하나인 우라시마 다로(浦島太郎)라는 일본판 립 밴 윙클 이야기의 고향이기도 하다. 그 이야기는 이렇다.

옛날에 우라시마 다로라는 어부가 바다에 고기를 잡으러 갔다. 파도가 거칠어 들어가지 못하고 있는데 해변으로 밀려온 세 마리 수거북을 봤다. 우라시마 다로는 이 거북들을 구해서 바다로 보내주었다. 얼마 후 낚시를 가는데 거북이 그에게 다가왔다. 우아하게 생긴 거북은 그를 등에 태우고 바다 밑 용궁으로 데리고 가고자 했다. 거북은 용궁의 왕자였던 것이다. 모험이긴 했지만, 그는 따라갔다.

그러나 며칠이 지나자 부모님이 그리워져 집에 돌아가고 싶었다. 그러자 왕자는 이별의 선물로 신비스러운 옥수(玉手) 상자를 주면서 절대 열지 말라고 하였다.

그가 집에 돌아왔을 때는 모든 것이 변해 있었고 부모님도 안 계셨다. 그래서 우라시마 다로는 여행을 떠났다. 일본 전역을 헤메다가 바위틈으로 기소강의 푸른 물이 흐르는 아카사와 숲이 자리잡은 네자메노토코 협곡에 도달했다. 그는 여기에 머물기로 결정했다.

하루는 신비로운 보물상자가 궁금하여 열어보지 말라던 상자를 열어보았다. 그때 열린 상자에서 보라색 구름 같은 연기가 솟아오르고 다로는 백발의 노인이 되어버렸다. 그는 바닷속 용궁에서 겨우 며칠 있었던 것으로 생각되었으나 사실은 수백 년 동안 용궁에 있었고, 보물상자를 열자 그가 용궁에 가 있었던 오랜 시간이 풀려버린 것이다.

'네자메노토코'는 '각성의 침대'를 의미하는데 이것은 우라시마 다로가 300년의 잠에서 깨어난 곳이기 때문이다.

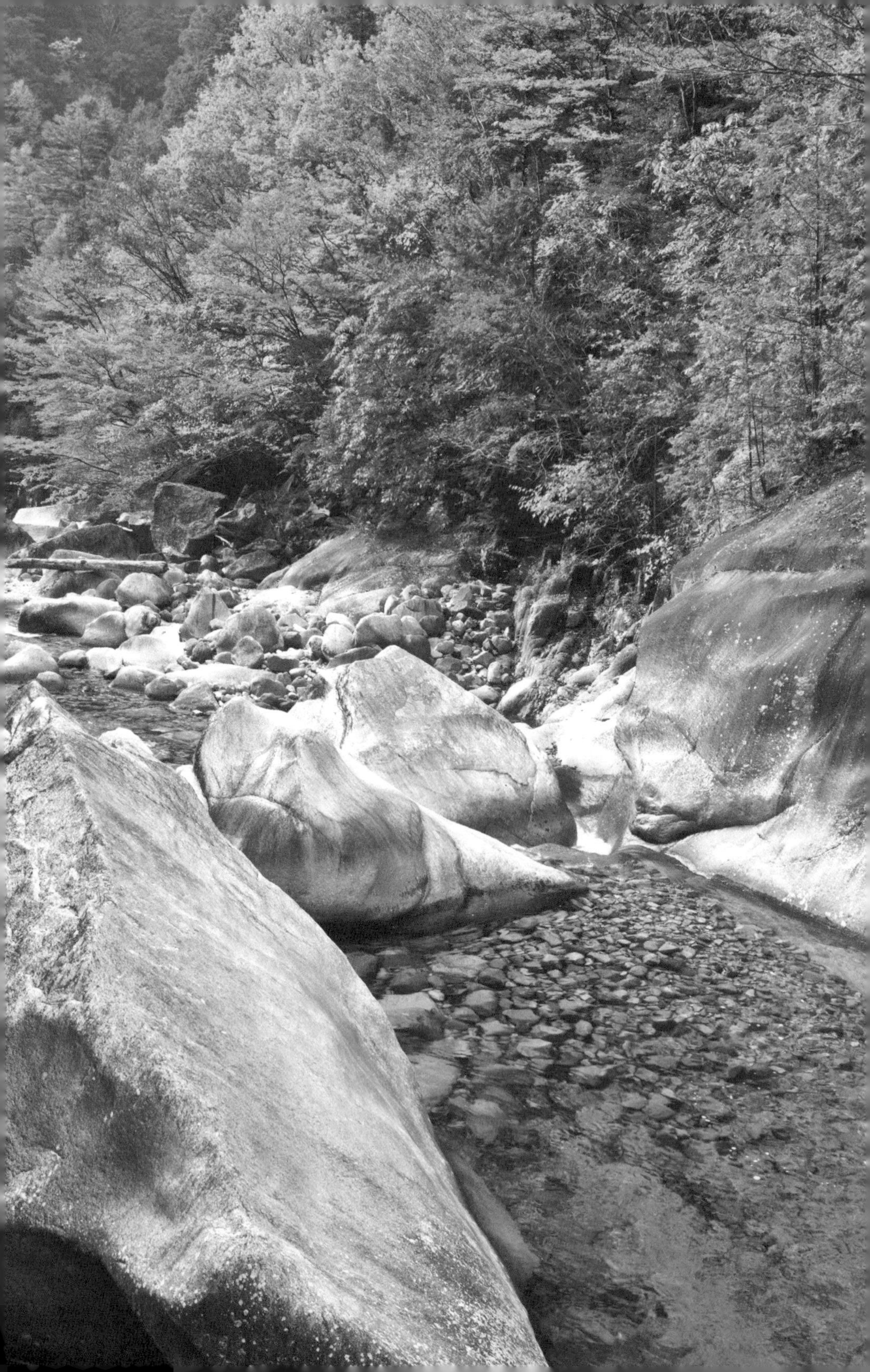

이 숲은 오늘날 국립 아카사와 휴양림이나 아카사와 자연휴양림으로 알려져 있다.

2001년에 이곳은 일본에서 가장 향기로운 100대 숲 중 한 곳으로 선정되었다. 이곳은 사계절이 분명하다. 봄은 벚꽃이 피고 온타케산과 기소코마가타케 산의 빙하가 녹아내리는 강으로부터 이른 4월에 시작된다. 여름에는 강변 바위로부터 상쾌한 산들바람이 불어오며 덥다. 10월에는 찬바람이 불기 시작하고 가을 단풍이 아름답다. 겨울이 오면 산은 눈으로 하얗게 덮인다.

온타케산으로부터 아테라 골짜기로 흐르는 강은 깨끗하고 아름다운 폭포들로 유명하다.

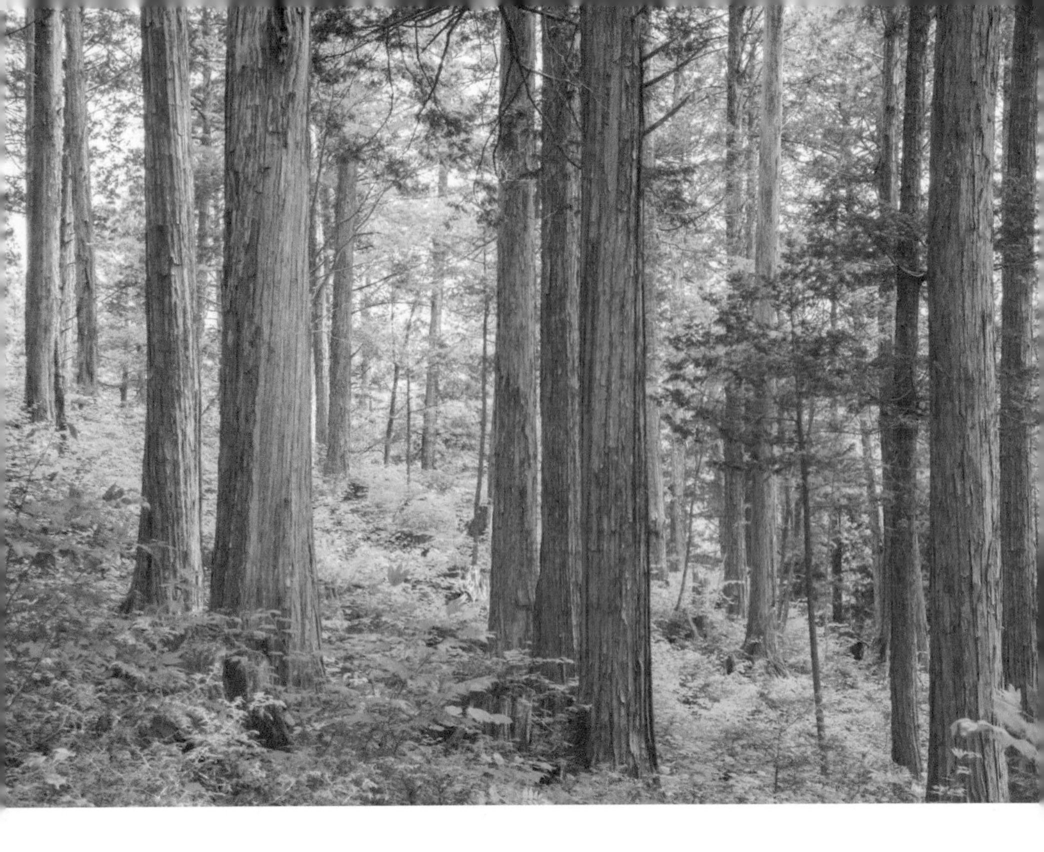

아카사와 숲은 처음으로 삼림욕장으로 지정되었다.

그래서 아카사와는 오랫동안 매우 아름답고 신비한 곳으로 알려졌다. 그러나 1982년에 그곳에 대한 연구를 시작했을 때 그곳 수목들의 유용한 혜택을 많이 찾아낼 수 있었다. 이미 진작부터 수많은 실험과 연구가 진행됐어야 했다. 이 책은 여러분을 여행에 동반할 것이며 우리가 나무로부터 배운 것들, 그것을 건강에 활용하는 법을 발견하게 될 것이다. 이 세상에 나무가 있는 한 우리는 더욱 행복하고 건강해질 것이다.

## 아카사와 숲의 보행로 8선

아카사와 자연 휴양림은 2006년 일본삼림 치유연구센터에 의해 삼림치유 기지로 지정됐다. 이 숲에는 여덟 개의 삼림욕 길이 있어서 각자의 수준에 적합한 코스를 택할 수 있다.

1. **우정길**(2.8km 왕복) 나무 다리가 있고 포장이 된 길이어서 휠체어 이용자와 다리 힘이 부족한 사람에게도 적합하다. 개울을 따라 서서히 올라갔다가 같은 길을 되돌아오면 된다.

2. **개똥지빠귀 둘레길**(2.7km) 이세 보호수가 쓰러진 자리와 개울을 지나가는 길로 야유회 온 사람들에게 인기가 좋다. 거대한 편백나무와 화백나무를 지나가게 되어 있는데 이 두 나무는 숲에서 가장 크다. 이 길을 빠져나가 다른 숲길로 갈 수도 있다.

3. **무카이야마 둘레길**(2km) 편백나무 뿌리가 얽혀 펼쳐진 길과 후박나무를 따라가는 길이다. 6월 중순에 후박나무 꽃이 피면 향기를 즐길 수 있다. 이 길로부터 기소코마가타케산과 노리쿠라산이 멀리 보인다.

4. **나카다치 둘레길**(2.1km) 나카다치 전망 포인트를 올라가 편백나무 숲을 통해 볼 수 있고, 희귀한 화백나무와 히바삼나무 숲을 지나간다.

5. **쓰메타자와 둘레길**(3.3km) 다른 길보다 깊은 산속으로 들어간다. 가장 높은 곳에 숲에서 가장 큰 나무인 편백나무가 있다. 4월 말에 숲 아랫자락에서 꽃이 피면 발밑에 별을 뿌려놓은 것 같다.

6. **가미-아카사와 둘레길**(2.2km) 이 길을 따라 다양한 경관이 연출되는데 자연 숲과 농장이 보이고 낙엽 활엽수와 유명한 상록수도 지나쳐 간다. 높은 곳에서는 아름다운 온타케산을 볼 수 있다.

7. **계류(溪流) 둘레길**(1.5km) 길을 가노라면 흐르는 물소리가 들린다. 개울에서 습기가 올라오고 시원한 산들바람도 쐴 수 있다. 이 길은 짧지만 물길을 따라 더 걷고 싶으면 멀리 갈 수 있는 히메미야길로 연결된다.

8. **히메미야길**(3.5km). 계절마다 다른 풍광을 즐길 수 있는 아름다운 길이다. 봄에는 철쭉이 무더기로 피고, 가을에는 밝은 오렌지색 단풍이 물든다.

길뿐만 아니라 삼림의학을 상담할 수 있는 치유센터도 있다. 아카사와는 삼림욕의 탄생지일 뿐만 아니라 의료진이 배치된 첫 번째 삼림치유 기지이다. 5월부터 10월까지 매주 목요일마다 숲속에서 상담을 받을 수 있다. 2007년부터 기소 병원이 운영되어 의사의 처방에 따라 삼림욕을 할 수 있다.
매년 수천 명의 방문객이 이 숲을 찾고 있다.

# 1
# 느낌으로부터 과학으로

숲은 축복받은 자원이다. 숲은 인간이 존재하기 위해 의존하는 모든 것을 준다. 숨 쉬는 산소를 생산하고 공기를 맑게 해주며 물을 깨끗하게 해준다.

강이나 개울의 범람을 막아주고 산이나 언덕의 토양 유실을 막아준다. 먹을 것과 옷, 집을 제공해주고 가구나 도구를 만드는 재료를 마련해준다.

뿐만 아니라 숲은 언제나 우리들의 상처를 치유해주고 병을 치료해준다. 그리고 기억할 수 없는 시간부터 우리들의 근심을 위로해주고 혼란스런 마음을 가라앉혀주며, 회복시켜주고 상쾌하게 해준다.

그러나 최근까지도 숲의 선천적 치유력을 증명해주는 과학적 근거가 거의 없었다.

1980년대 초 삼림욕이 시작되었을 때는 그저 상식에 의존해서, 아름다운 녹색 숲이 우리한테 좋을 거라는 직관적 생각뿐이었다.

삼림욕이라는 용어는 1982년에 처음 나왔다. 자연을 통해 치유해야 한다고 말한 일본의 농림어업부 국장 도모히데 아키야마가 삼림욕이라는 말을 처음 썼는데, 이러한 생각은 숲을 보호하기 위한 운동의 일환이었다.

사람들이 자신의 건강을 위해 숲에 가면 숲을 보호하게 되고 숲을 돌보게 될 것이라고 생각한 것이다.

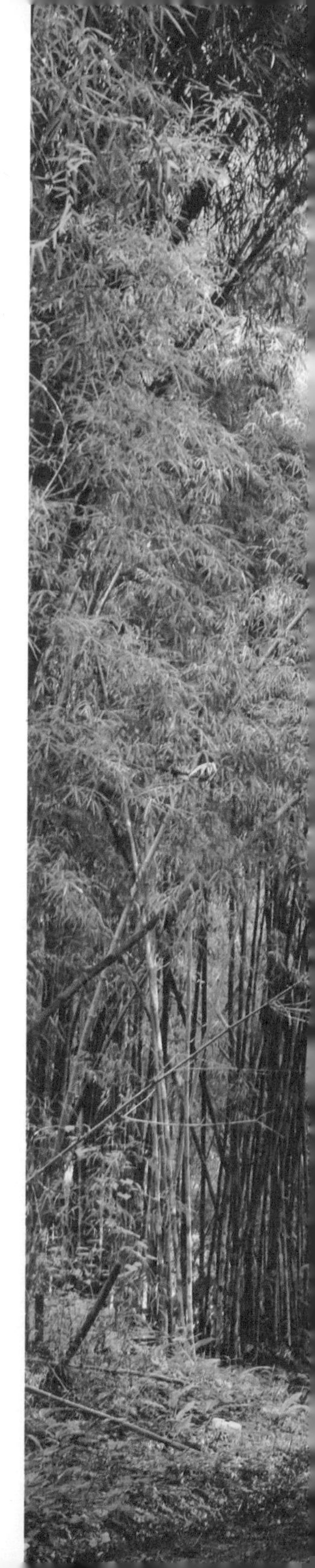

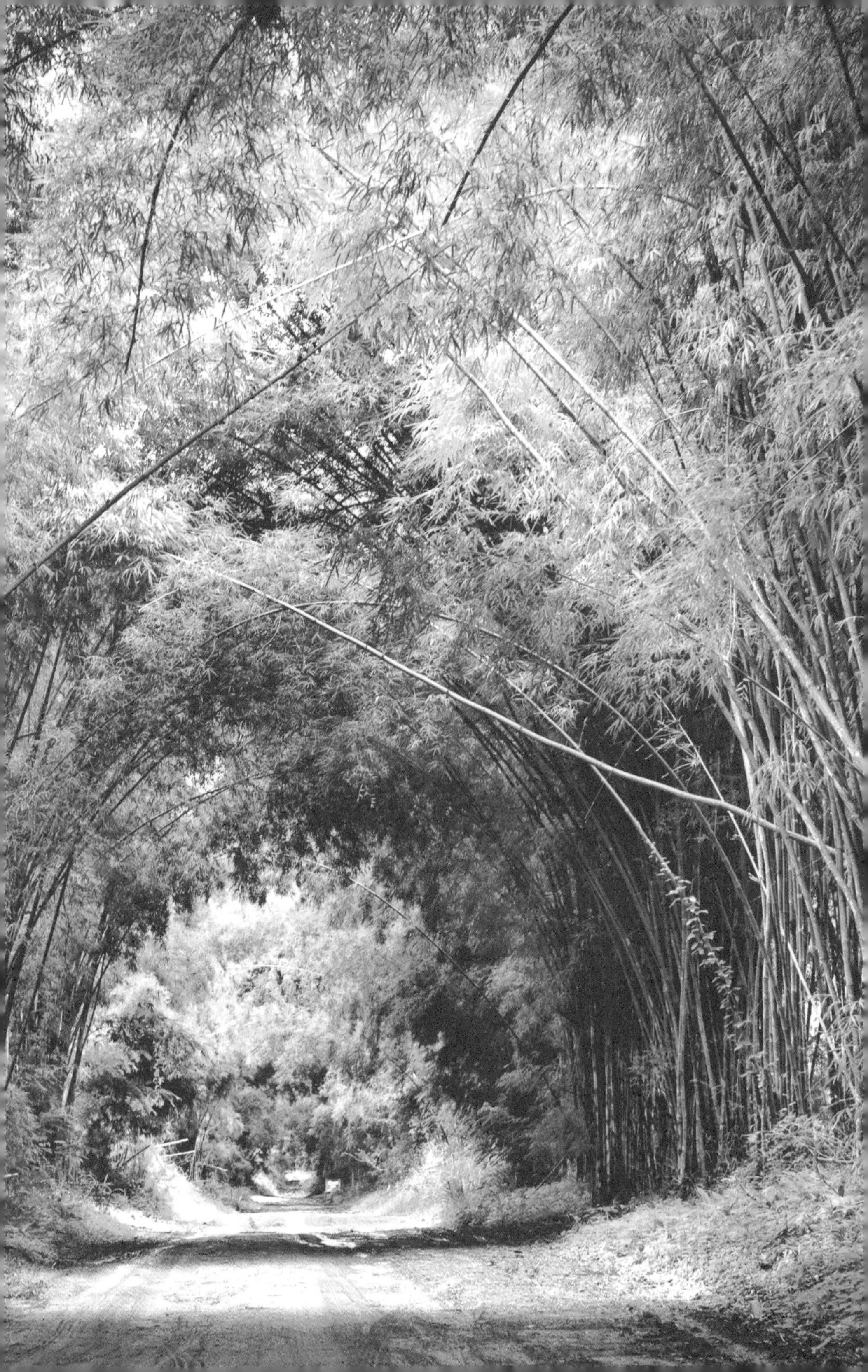

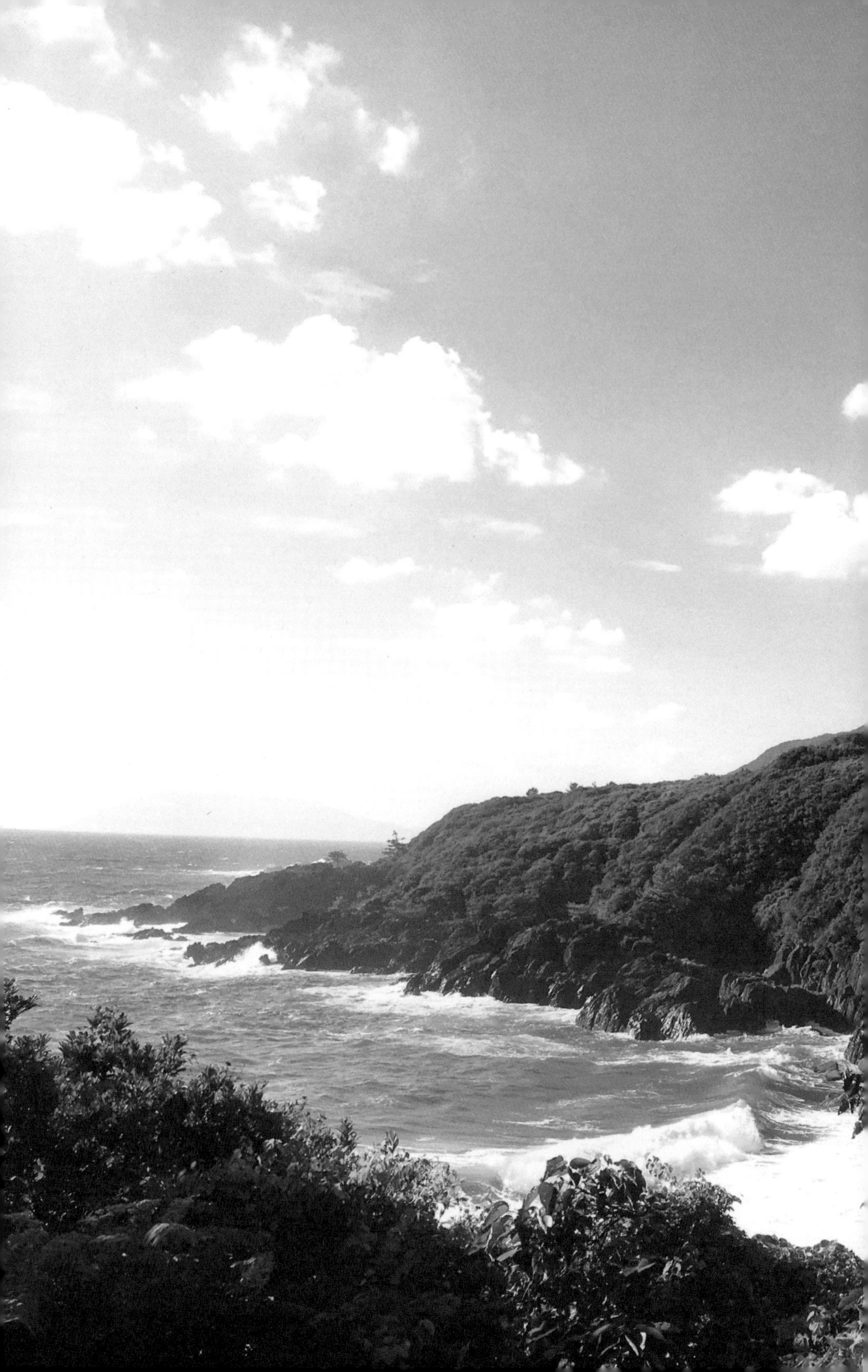

1990년, 한 기초연구단체가 일본 남쪽의 조그만 둥근 섬 야쿠시마를 찾아갔다. 지름 17마일의 이 섬은 아열대림과 고산식물이 잘 보존되어 있으며 폭포와 온천들도 있다. 수천 종의 식물과 수백 종의 이끼가 삼림을 더욱 빛나는 녹색으로 칠하고 있다.

이 섬은 세계에서 가장 습한 기후대에 속한다. 한 달에 35일 비가 온다고도 할 정도이다. 사슴과 원숭이가 '야쿠스기' 라고 하는 이끼 덮인 삼나무 사이를 뛰어노는 이 숲은 신비롭고 마치 이 세상이 아닌 듯한 아름다움을 간직하고 있다. 태초의 모습 그대로를 간직하고 있는 것 같다.

왼쪽 : 야쿠시마 섬은 일본 최고의 원시림을 간직하고 있다.

아래 : 이끼가 덮인 조몬삼나무는 야쿠시마에서 가장 큰 삼나무이다.

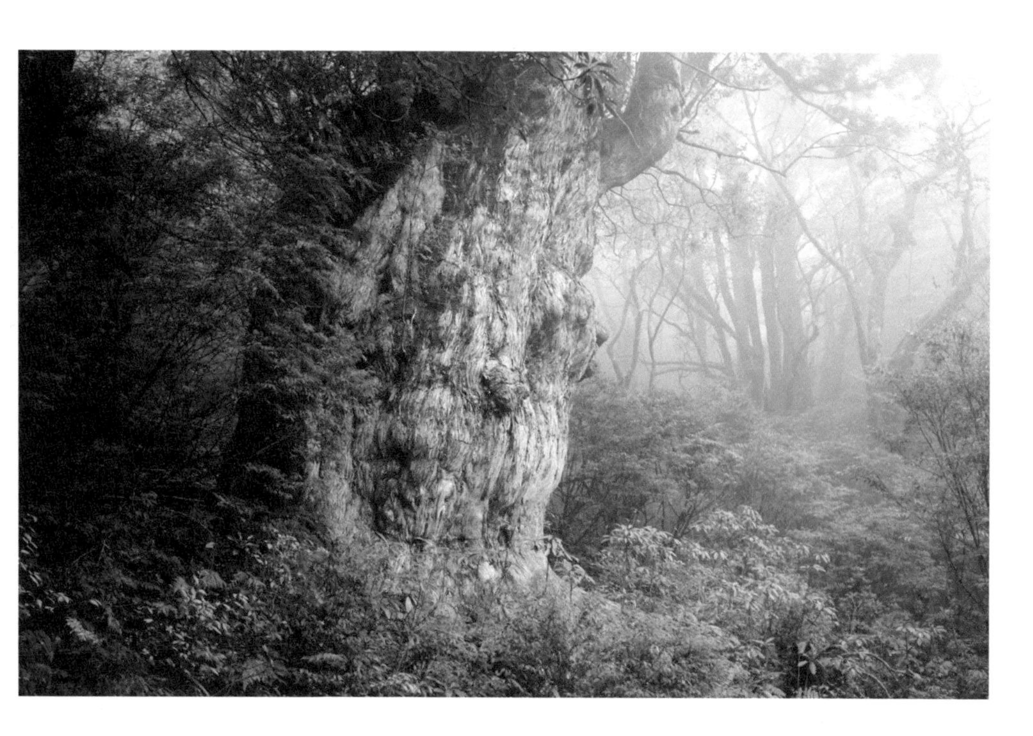

야쿠시마에서 걸으면 어떤 효과가 있을까? 그곳에서 삼림욕을 하면 어떤 느낌일까?

사실 나는 개인적인 경험에 의해 진즉 알고 있었다. 학생 시절 친구들과 이 신비스러운 짙은 녹색의 숲에서 일주일간 야숙(野宿)을 했다.

자연과 소통하고 주변 자연의 아름다움에 감사하는 '녹색의 날' 을 포함한 일본의 휴일인 골든위크를 이용한 여행이었다. 물론 그때의 나는 잘 몰랐지만 섬은 지금과 똑같았다.

야쿠시마에서 골든위크를 보내면서 삼림욕이 인간에게 건강을 위해 절대적이라는 것을 확신하게 됐다. 그 황홀하고 영감을 주는 방문은 내 일생과 미래 연구의 모든 방향에 중요한 영향을 주었다.

1990년에 실시된 기초연구는 과학적 의문보다 이론적 조사에 치중한 것이었다. 텔레비전 방송사가 동행하여 숲속을 거니는 것이 기분을 좋게 하고 에너지를 증가시킨다는 것을 촬영해 보여줬다. 이에 대해서는 아직도 의문을 가지는 이들이 많지만 산속에 있는 것이 최소한 건강과 만족감을 준다는 점만은 다들 이해해가는 중이다.

2004년에 이르러서야 숲과 인간의 건강과의 관계에 대한 과학적 연구가 활발히 진행되기 시작했다. 나는 일본의 여러 정부기관 및 연구단체와 함께 야쿠시마에서의 경험을 토대로 나무가 우리에게 훨씬 좋은 느낌을 준다는 것을 발견하기 위한 목적으로 삼림치유 연구단체(the Forest Therapy Study Group)를 구성하는 데 일조했다.

이듬해 나는 나고야현의 북서쪽 산악지대에 위치한 이야마시(飯山市)로 가서 12명의 건강한 중년 비즈니스맨들과 함께 3일간의 과학적 삼림욕 여행을 실시하였다.

이야마의 숲들은 일본에서 가장 아름답고 오염이 안 된 곳 중의 한 곳이다. 나헤쿠라산의 거대한 너도밤나무와 함께 일본에서 가장 긴 지쿠마가와(시나노가와라고도 알려짐)의 눈 녹은 물은 일본 최고의 경관을 보여준다.

〈오보로즈키요(朧月夜)〉 같은 전통 민속음악의 낭만적인 무대로서, 시골의 아름다운 봄날 밤과 '고향'을 얘기한다. 이 노래의 작곡가는 이야마 숲 근처에 있는 나고야에서 자랐다. 이 노래는 그가 어린 시절 놀던 산과 들을 동경하는 내용으로 가득 차 있다.

세상에서 삼림욕을 경험하기에 이보다 더 나은 숲이 또 있을까!

우리는 이야마의 산에서 첫 번째로 삼림욕의 효과를 과학적으로 증명했다.

- 면역력을 증진시킨다.
- 에너지를 보강한다.
- 분노와 우울증을 가라앉힌다.
- 스트레스를 줄이고 편안한 상태를 유지 해준다.

## 스트레스 측정하기

신경계는 교감신경계(투쟁하고 도피하는 부분)와 부교감신경계(휴식하고 회복하는 부분)로 구성되어 있다. 길을 걸어가고 있는데 날카로운 이빨을 번뜩이는 호랑이가 덤빈다면 투쟁-도피 반응이 시작된다. 가슴이 급격히 두근거리고 혈압이 오르며 소화기능도 저하된다.

반면, 삼림욕을 하며 편히 쉴 때는 반대 현상이 일어난다. 혈압이 내려가고 맥박도 느려지며 소화력도 올라간다. 혈압이나 맥박뿐 아니라 스트레스도 두 신경계의 균형 유지를 위해 나타난다. 스트레스는 투쟁하고 도피하는 부분을 강화하고, 휴식하고 회복 부분을 억누르는데, 이는 우리가 평소 삼엄한 경계 태세에 있다는 것을 의미한다.

우리는 신경계의 두 부분이 균형이 깨진 듯한 느낌을 알아차릴 수 있고 그럴 때면 불쾌하다. 나는 병원에서 당직할 때나 아파트 공사할 때 그런 기분을 느낀다. 혹은 일요일에 일을 해야 하고 삼림욕을 할 시간이 없을 때도 그러하다.

스트레스가 쌓이는 것을 알아보는 또 다른 좋은 방법은 코르티솔 수치를 재는 것이다. 코르티솔(cortisol)은 '스트레스 호르몬'으로 성질을 내거나 스트레스를 받을 때 방출된다. 심장 박동이 정상이고 코르티솔 수치가 정상이면 일반적으로 자가 조절이 되고 있는 것이다. 스트레스 호르몬은 호랑이가 다시 덤빈다든지 이웃집에서 개가 시끄럽게 짖어대면 그 위협이나 스트레스로부터 스스로를 방어하기 위해 방출된다. 일단 스트레스 받을 일이 끝나면 호르몬 수치가 정상으로 돌아가고 심하게 뛰던 심장 박동이 가라앉으며 다시 편해진다.

당신이 오늘 직장에 출근했다면 길 찾기, 복잡한 전철 타기, 오지 않는 버스를 빗속에서 기다리기 등으로 스트레스를 받게 될 것이다. 그러면 당신의 몸은 그런 상황에 대처하기 위해 코르티솔을 방출하게 될 것이다. 그러나 바쁜 도시 생활의 문제점은 스트레스 받을 일이 쌓인다는 것이다. 이메일 회신, 짜증스럽게 다가오는 마감일, 꼭 사야 할 쇼핑 목록, 갚아야 할 영수증 등이 많다. 그래서 현대인의 코르티솔 수치는 항상 높게 올라가 있다.

코르티솔이 일정하게 방출되면 신체 전체가 혼란에 빠질 수 있다. 높은 수치의 코르티솔을 정기적으로 방출하고 있는 사람들은 다양한 건강상의 위험 문제가 증가하고 있는 것이다.

좋은 뉴스 하나. 내 연구는 물론 동료들의 연구 결과가 삼림욕이 이 문제를 해결해준다는 것을 증명하고 있다.

- 스트레스 호르몬인 코르티솔과 아드레날린을 낮춰주고
- 교감신경계(투쟁-도피)를 억눌러주며
- 부교감신경계(휴식-회복)를 증진시켜주며
- 혈압을 낮추고
- 심박수를 증가시켜준다.

2006년 4월의 연구 결과에 기초하여 이야마가 일본 최초로 삼림치유 자격을 획득하게 되었다. 이야마 숲의 '녹색 치료' 능력이 과학적으로 증명된 것이다.

일본에는 현재 62개소의 인증된 삼림치유 기지가 있으며 모든 곳은 특별한 건강 문제를 다루는 것으로 증명되었다. 매년 250만 명 내지 500만 명 가량이 산길을 걷고 있다. 삼림욕은 일본 사람들이 스트레스를 풀고 건강을 돌보는 방법으로 하나의 표준이 되고 있다.

우리는 지금 다양한 연구를 시행 중이며 인간의 각종 건강 문제에 삼림욕이 어떠한 영향을 미치는지에 관해 엄청난 자료를 수집하고 있다. 여기에 몇 가지 발견된 사항이 있다.

매년 250만 명
내지
500만 명
가량이
산길을
걷고 있다

## 삼림욕의 수면 효과

불면증은 스트레스의 부작용으로 잘 알려져 있다. 일본에서 30~40%의 근로자들이 스트레스로 인한 불면증을 호소하고 있는 것은 놀라운 일이 아니다. 40%의 근로자들의 하루 수면 시간이 6시간 이하이다. 의사들이 추천하는 적정 수면 시간은 8시간이다.

숙면은 건강과 안녕을 위해 절대적인 조건이다. 숙면은 뇌가 적당한 활동을 할 수 있게 도와주고 호르몬의 균형을 유지하며 면역계의 적절한 작용을 위해 절대적으로 중요하다. 수면 부족은 심장병, 신장병, 고혈압, 당뇨 및 협심증 위험을 증가시키는 등 각종 건강 문제와 관련되어 있다.

나는 삼림욕이 수면 형태를 개선하는지 여부를 조사하기 위해 도쿄의 중년의 사무직 근로자들(남성)을 이야마시로 데려가 삼림욕의 수면 효과를 연구했다.

참가자들은 오전에 두 시간 숲길을 걸었고 오후에는 다른 산으로 장소를 옮겼다. 그들은 일상생활에서와 마찬가지로 두 시간 동안 2.5킬로미터가량을 걸었다.

나는 산책 전과 산책을 하는 동안 그리고 산책 후의 신체 움직임을 측정하는 손목시계 비슷한 수면 기록기와 진동 가속 계기를 착용하게 했다. 1분에 40회 미만 움직인다는 것은 자고 있다는 뜻이다.

삼림욕 여행 전에는 이 사람들의 평균 수면 시간은 하루 383분이었다. 삼림욕 여행 중의 수면 시간이 452분으로 늘어났다. 그리고 여행 후에는 수면 시간이 밤 동안 410분을 수면했다.

몸의 움직임을 더 증가시키지 않은 채 숲에서 시간을 보낼 때 더 잠을 잘 잔다는 사실이 증명된 것이다. 즉 삼림욕 여행 동안 수면 시간이 상당히 증가한다는 것이 확인되었다.

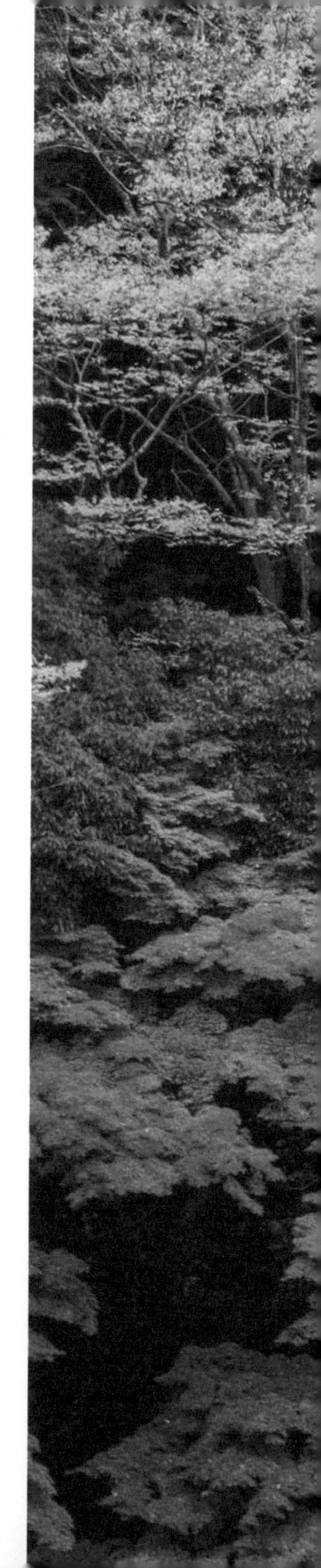

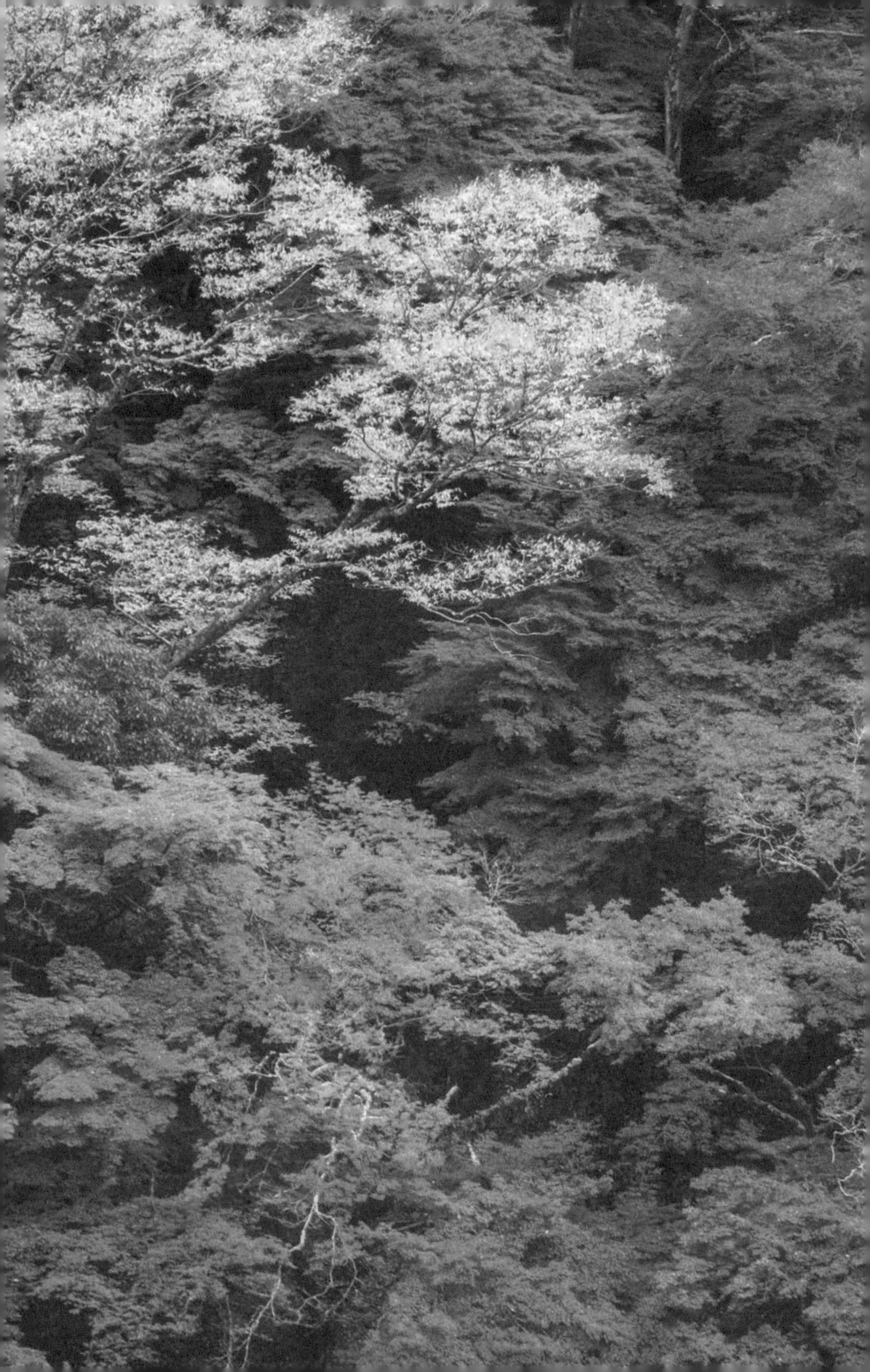

다른 연구자는 불면증 환자, 잠을 잘 자지 못하는 사람, 아침 일찍 잠이 깨는 사람, 그 외에 한두 가지 이유로 잠을 설치는 사람들로 이루어진 그룹을 대상으로 삼림욕이 수면을 증가시키는지를 살펴보는 또 다른 수면 연구를 실시했다.

그 그룹은 혼슈 서부의 류코쿠산을 두 시간 걸었다. 수면 측정은 걷기 전후에 실시하였으며, 이때 이틀째 밤 사이와 오전, 오후에 걷는 사람으로 분류해서 측정했다.

이 연구 결과 아래와 같은 몇 가지 사실이 발견되었다.

- 두 시간 삼림욕 후 참가자들의 평균 수면 시간은 15퍼센트, 또는 54분 증가하였다.
- 참가자들이 두 시간 삼림욕을 한 후 화내는 빈도가 상당히 줄었다.
- 수면의 질이 삼림욕 후 훨씬 좋아졌다.
- 오후에 걷는 것이 오전에 걷는 것보다 수면의 질을 향상시켰다.

## 기분이 좋아지는 삼림욕

심한 스트레스가 분노 및 초조와 직접 관련이 있다는 것은 비밀이 아니다.

현대인들은 생활에 지쳐 있다. 우리는 동시에 많은 방향으로 끌려간다. 밤에 충분히 수면을 취하지 못한 채 다들 어떻게 하루를 시작하는지 나는 궁금하다.

커피 한 잔 들고 부엌에 서 있는가? 지하철 타느라 허둥대는가? 애들 학교 보내느라 허둥대는가? 어제 했어야 했지만 못하고 남겨두었기 때문에 출근하자마자 처리해야 할 일이 101가지나 되는가? 그런 것들이 당신 기분을 어떻게 하는가? 삶이 에너지와 열광으로 꽉 차고 행복하고 편안한가? 그렇지 않다. 나는 그렇게 생각하지 않는다.

이제 삼림욕이 당신을 도와줄 수 있다는 것을 알고 놀라지 마시라. 삼림욕이 기분에 미치는 영향을 조사하는 방법 중 하나가 기분 상태(POMS, profiles of mood states) 조사를 통한 것이다.

참가자들에게 65종의 감정을 제시하고 각자가 최근 경험한 바에 따라 '전혀 아님' 부터 '매우 그러함' 까지 답하도록 한다. 질문지는 삼림욕 전에 한 번, 끝나고 한 번, 두 번 작성하게 했다.

질문지에는 아래와 같은 감정들이 적혀 있다.

- 혼란
- 슬픔
- 공포
- 죄책감
- 활력
- 피로감

POMS 테스트 연구를 위해 나는 2박 3일 삼림욕 여행에 남녀 두 그룹을 데리고 갔다. 그들을 숲속에서의 두 시간 산책에도 데리고 갔고, 단지 운동만이 기분에 영향을 주지 않는다는 것을 확인하기 위해 나무가 없는 도쿄 도심지로도 데려갔다.

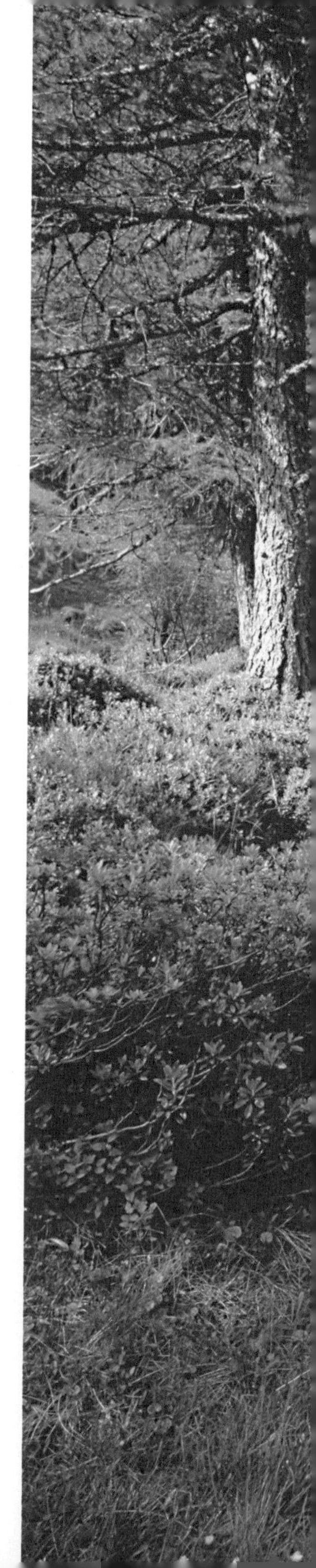

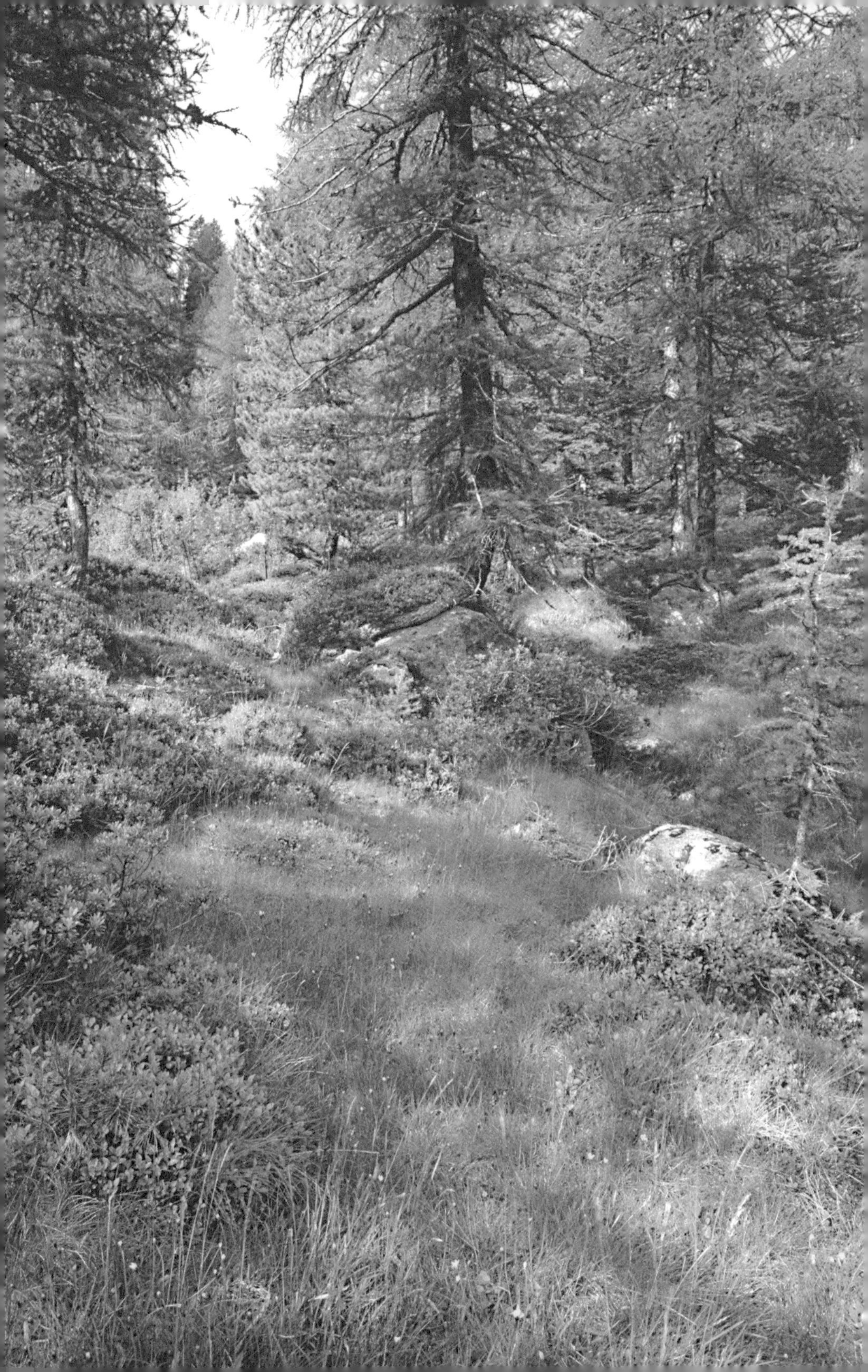

그 결과를 정리하면 다음과 같다.

- 도시에서든 숲속에서든 산책은 불안, 우울, 분노, 혼란 등을 상당히 줄여주지만, **원기 회복과 피로 해소에 긍정적 영향을 주는 것은 숲속의 산책이 유일했다.**
- 숲속에서의 두 시간 산책이 더 길게 산책했을 때와 POMS 점수가 비슷했다. 이는 좋은 소식이다. **숲속에서 그리 많은 시간을 보내지 않아도 되는 것이다.** 두 시간이면 충분하다.
- 여자들이 남자들보다 숲속 산책에서 더 많은 영향을 받는 것 같다.

이는 물론 테스트 참여자들이 주관적으로 매긴 점수에 따른 결론이지만, 삼림욕이 기분을 좋아지게 한다는 것을 뒷받침하는 객관적 자료도 있다.

여자들의 호르몬 측정치가 삼림욕 후 떨어진 것이다. 이 측정치가 그들이 POMS 질문지에 기분이 좋아졌다고 응답한 것을 뒷받침해준다.

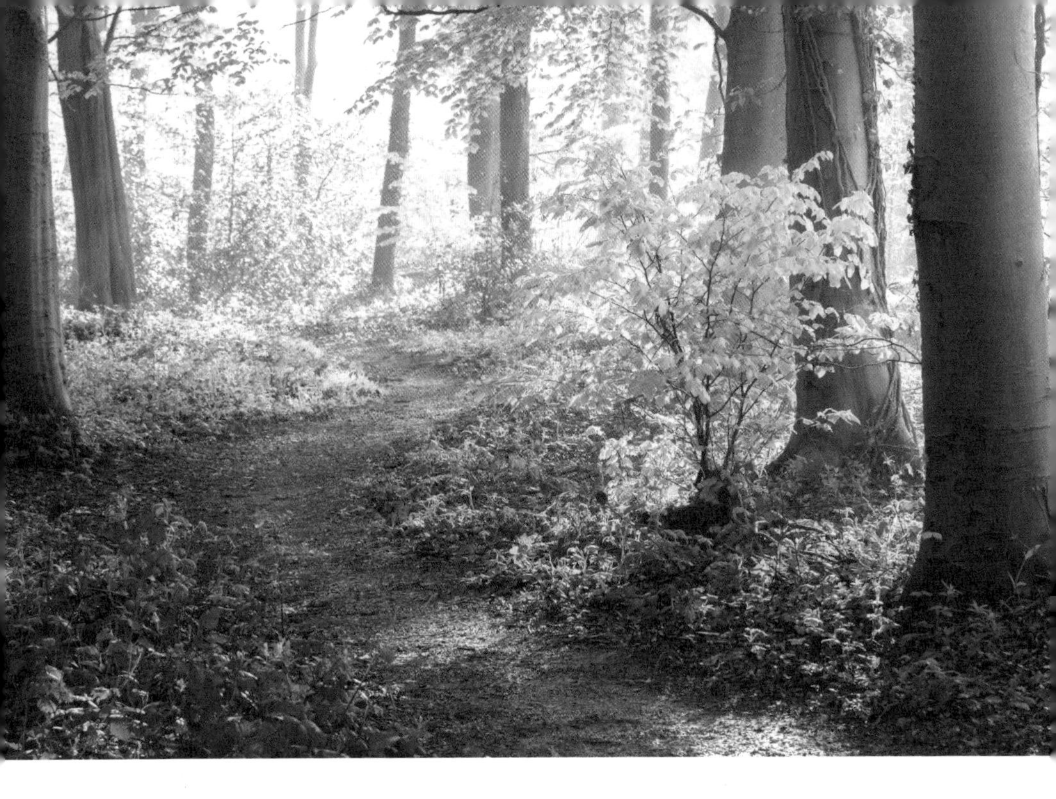

이 책 뒤에 삼림욕 후 이용할 수 있도록 POMS 질문지를 수록했다. 그걸로 독자 스스로 기분이 좋아지는지 여부를 알아볼 수 있을 것이다.

나는 매주 월요일 학생들을 데리고 도쿄 시내 공원에서 삼림욕을 하고 있다. 그때마다 산책가기 전에 POMS 질문지에 답을 기록하도록 하고, 돌아와서도 기록하게 한다. 이를 통해 기분이 좋아지는 것을 확인하고 삼림욕의 큰 영향력을 스스로 발견할 수 있도록 하고 있다.

## 리사의 체험 사례

의과대학 3년차일 때 나는 연구의 일환으로 매주 월요일 삼림욕을 했다. 전에도 삼림욕에 관해 들은 바 있지만 과학적으로 연구할 수 있는 것인지는 알지 못했다. 나는 도시에서 자랐고 자연 속에서 거의 시간을 보내지 못했다. 그러나 삼림욕을 연구하기 시작한 후 자연 속에서 휴식을 취할 필요성을 깨달았고, 연구를 열심히 해야 할 때는 항시 삼림욕을 하고 있다. 나는 꽃과 잎의 색깔을 보면서 계절을 느낄 수 있다.

삼림욕을 하기 전에는 정말로 삼림욕이 기분을 좋게 할 거라고 믿지 않았다. 이제는 삼림욕이 얼마나 효과가 있는지를 알고 놀라고 있다. 삼림욕을 한 후에는 피곤하긴 해도 기분이 좋아짐을 느끼고 편해진다. 그 느낌이 밤새도록 지속된다. 내 취미는 고전무용인데 세 살 때부터 배웠으며, 무용이 스트레스를 해소하는 데 도움이 되고 있다. 그러나 무용을 할 시간이 없을 때는 삼림욕이 도움이 된다.

도쿄 외곽 쇼와 기념공원

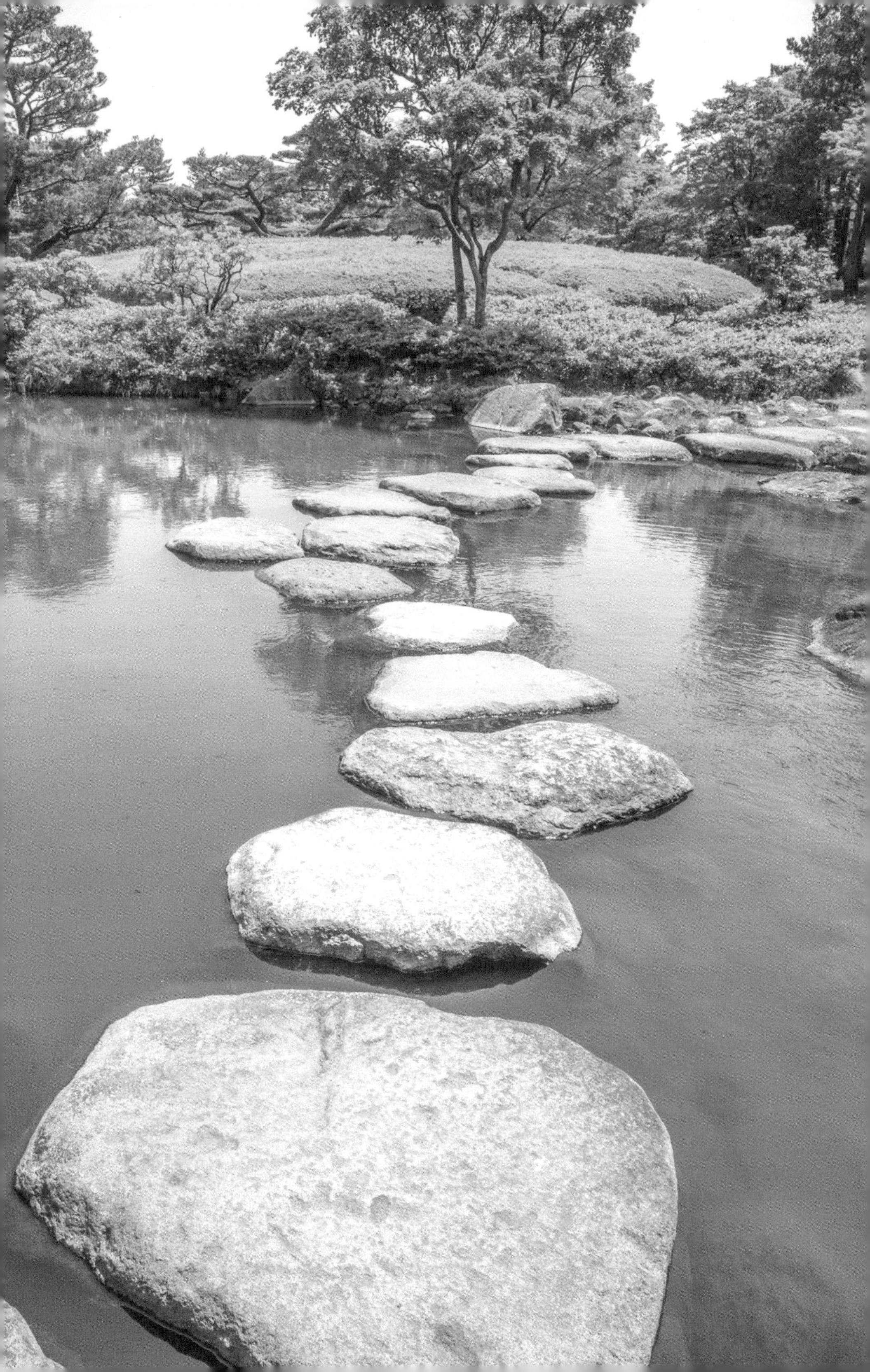

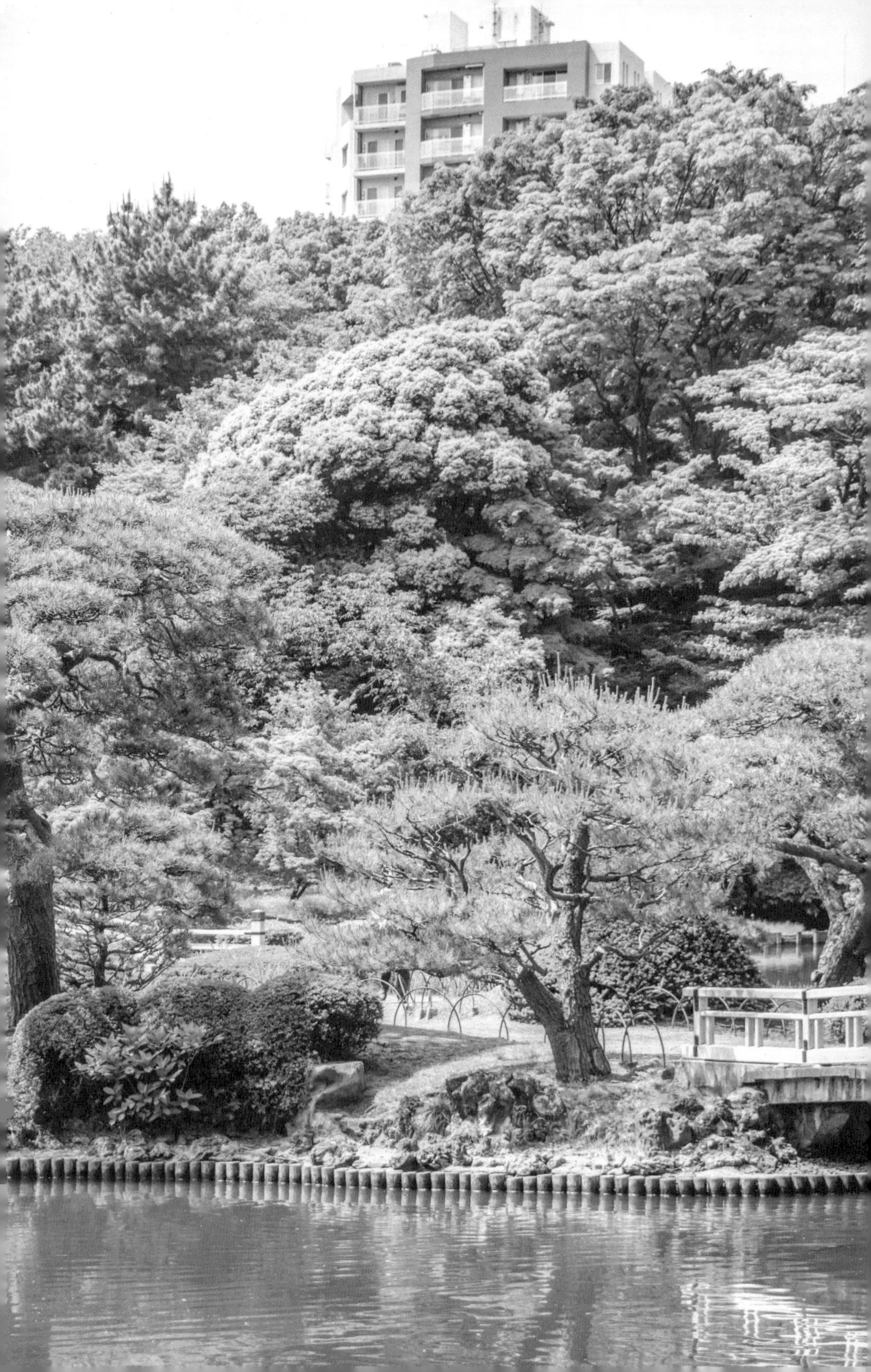

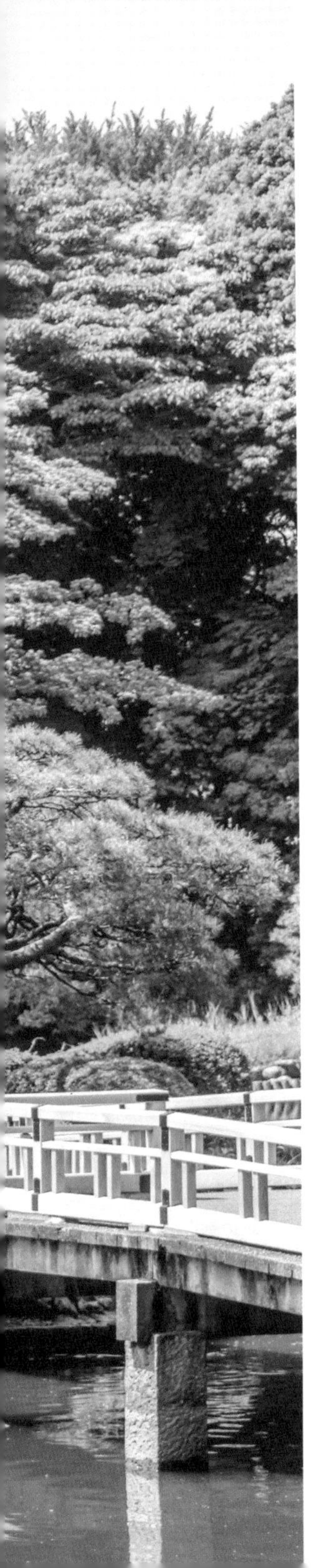

## 유야의 체험 사례

내가 좋아하는 삼림욕장은 신주쿠교엔이다. 이곳은 도쿄 한가운데 있고 일본 경관의 모든 아름다움을 감상할 수 있도록 설계됐다.

나는 삼림욕을 좋아한다. 가끔 혼자서 공원에 가며, 늘 상쾌해짐을 느낀다. 삼림욕을 하는 것은 스트레스를 풀어주는 운동과 비슷하다. 처음 시작할 때는 삼림욕의 효과를 믿기가 어려웠지만 삼림욕 효과가 얼마나 큰지를 스스로 경험하고 있다. 더구나 삼림욕의 효과는 통계가 증명하고 있다.

도쿄 중심부 신주쿠교엔 국립정원

## 면역력을 높여주는 삼림욕

삼림욕은 잠을 잘 자게 해주고, 공격적이고 적대적인 감정을 줄여주고, 하루 종일 우울하지 않게 해줌으로써 기분을 좋게 해줄 수 있다. 삼림욕은 심박수를 줄여주고 혈압을 낮춰주며 심혈관과 물질대사 건강을 개선해준다. 그리고 가장 중요한 사항은 면역계를 진작시킬 수 있는 것이다.

면역계가 박테리아, 바이러스, 종양으로부터 인체를 보호해준다는 것은 잘 알려져 있다. 또한 스트레스가 면역계 기능을 약화시킨다는 사실도 잘 알려져 있다. 면역계가 억압받으면 병에 걸리기 쉽다. 즉 스트레스를 받으면 몸이 아프다.

면역계가 건강에 미치는 영향을 실험하는 한 가지 방법이 NK(natural killer)세포의 활동을 보는 것이다. NK세포는 백혈구의 일종인데 예를 들어 바이러스나 종양 세포에 감염된 세포들을 죽이거나 공격할 수 있어 그렇게 불린다. 이것들은 퍼포린(perforin), 그라눌리신(granulysin), 그라자임스(grazymes) 같은 항암 단백질의 도움을 받아 작용한다. 이들 단백질들은 세포막에 구멍을 뚫고 목표 세포를 죽인다. NK세포가 활발한 사람들은 암 발병률이 낮음을 보여준다.

이야마에서의 첫 번째 삼림욕 연구에서 숲속에서 보낸 2박 3일이 아래와 같은 효과를 발휘한다는 결과를 도출했다.

- NK세포 활동이 17.3에서 26.5로 상승했다(53.2% 증가).
- NK세포 숫자가 441에서 661로 증가했다(50% 증가)
- 항암 단백질 그라눌리신은 49%, 그라자임 A는 39%, 그라자임 B는 33%, 그리고 퍼포린은 28% 증가했다.

나는 NK세포의 활동이 얼마나 지속되는지를 알고 싶어 다음해에 2박 3일 삼림욕 여행을 실시했다. 이번에는 삼림욕 발상지인 나가노현의 아게마쓰읍 근처 세 군데 숲을 택했다.

이 지역은 편백나무로 가득 차 있는, 일본에서 가장 아름답고 향기로운 숲이다. 이곳에는 모기가 거의 없는데 편백나무 향기 때문이다. 믿지 않을지 모르지만 사실이다!

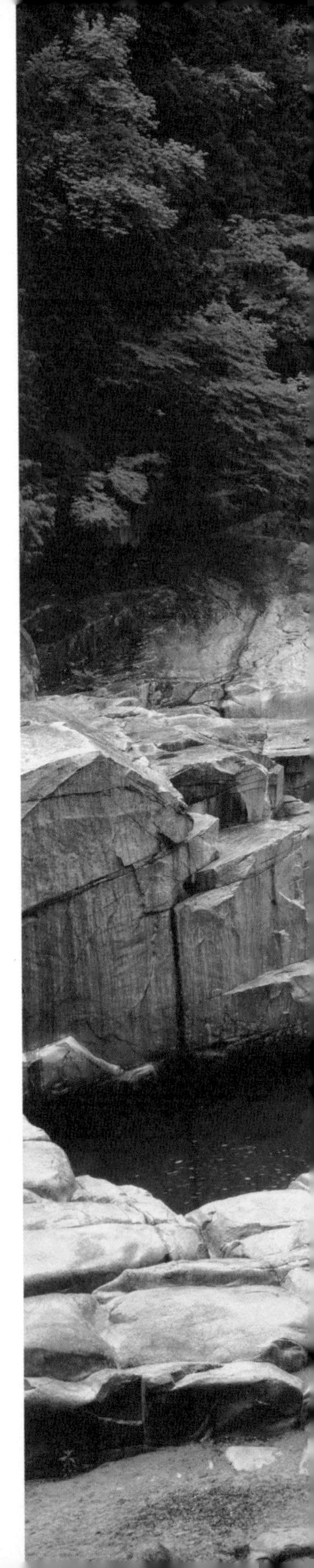

아가메쓰읍을 흐르는 기소강

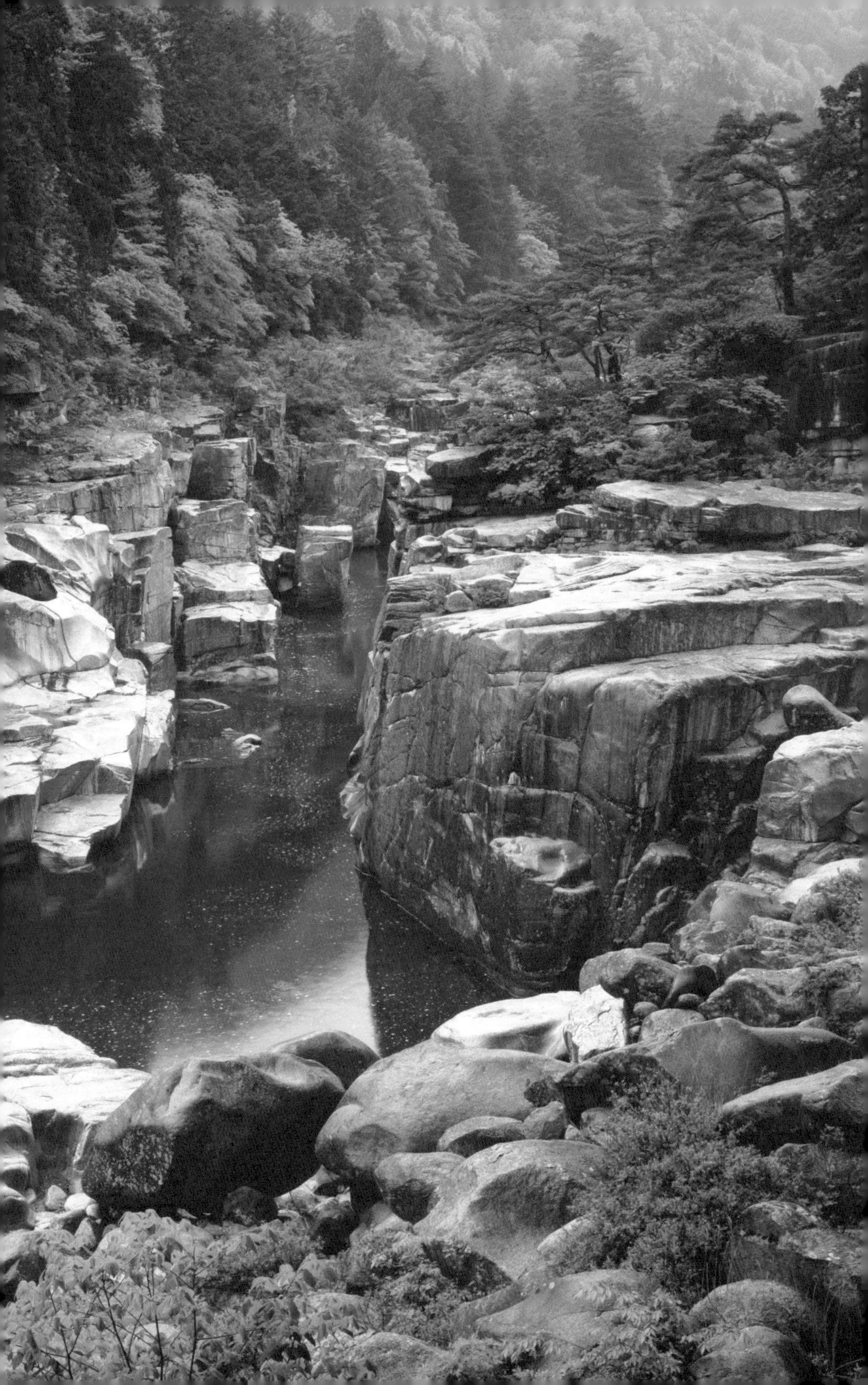

나는 여행 전의 일반적인 업무 날, 그리고 여행이 끝나고 1일, 2일, 7일, 30일 후의 NK세포를 측정했다. 그 결과, 삼림욕 후에 NK세포의 활동과 숫자가 크게 증가하였는데, 이 효과는 7일간만 지속되는 것이 아니라 30일까지도 지속되었다.

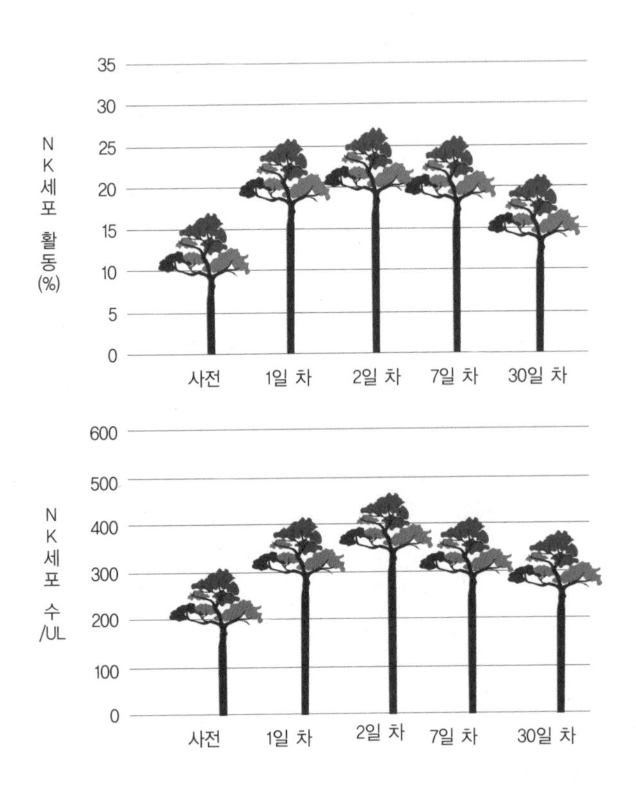

**그러므로 삼림욕을 한 달에 한 번만 해도 NK세포 활동의 높은 수준을 유지하기에 충분하다.**

이 연구의 결과, 나는 숲이 NK세포의 능력을 활성화하여 항암효과를 발휘한다는 주장을 제기했다. 자연 속에서 산책을 한 번 한 것만으로도 NK세포의 활동을 증진시킬 수 있다면, 항상 나무 곁에 살 경우 어떤 효과가 있을까? 녹지 속에서 산다면 항암효과가 얼마나 커질까?

그래서 나는 일본에서 숲으로 뒤덮인 지역과 이런저런 종류의 암으로 인한 사망 사이의 연관성을 알아보았다. 그 결과 나무가 적은 곳에 사는 사람들은 나무가 울창한 곳에서 사는 사람들보다 높은 수치의 스트레스를 받을 뿐만 아니라 치사율도 높음을 발견하였다.

## 나무들의 힘

이런 효과를 갖는 나무들로는 무엇이 있을까? 얼마나 확실하게 그런 효과를 내고 있을까?

우리의 오감, 시각, 청각, 후각, 미각, 촉각에 삼림욕의 치유 효과가 절대적인 역할을 하고 있음을 알았으며, 숲에서의 모든 느낌이 우리들의 안녕에 큰 영향을 미치고 있음을 알았다. 오감 중에서 후각이 가장 중요하다. 숲속의 자연 아로마테라피, 식물이 배출하는 화학물질인 피톤치드를 호흡하는 것이 면역계를 크게 진작시킬 수 있을까?

여기에 답을 발견하기까지 오랜 시간이 걸렸다. 우선 피톤치드가 무엇인지 먼저 알아보자.

숲속의 공기는 산소의 농도가 높을 뿐만 아니라 피톤치드로 가득 차 있다. 피톤치드는 식물 내의 천연 오일이고 식물 방어 체계의 일부이다. 나무들은 박테리아, 해충, 곰팡이로부터 자신을 보호하기 위해 피톤치드를 발산한다.

피톤(Phyton)은 그리스어로 '식물'이고 치드(cide)는 '죽인다'는 뜻이다. 피톤치드는 나무들이 서로 대화하는 의사소통 수단 중 한 가지이다. 대기 중 피톤치드의 농도는 온도와 연중 발생하는 다른 변화에 달려 있다. 날씨가 따뜻할수록 피톤치드 농도가 짙어진다. 피톤치드의 농도는 기온 30℃가량에서 가장 높다.

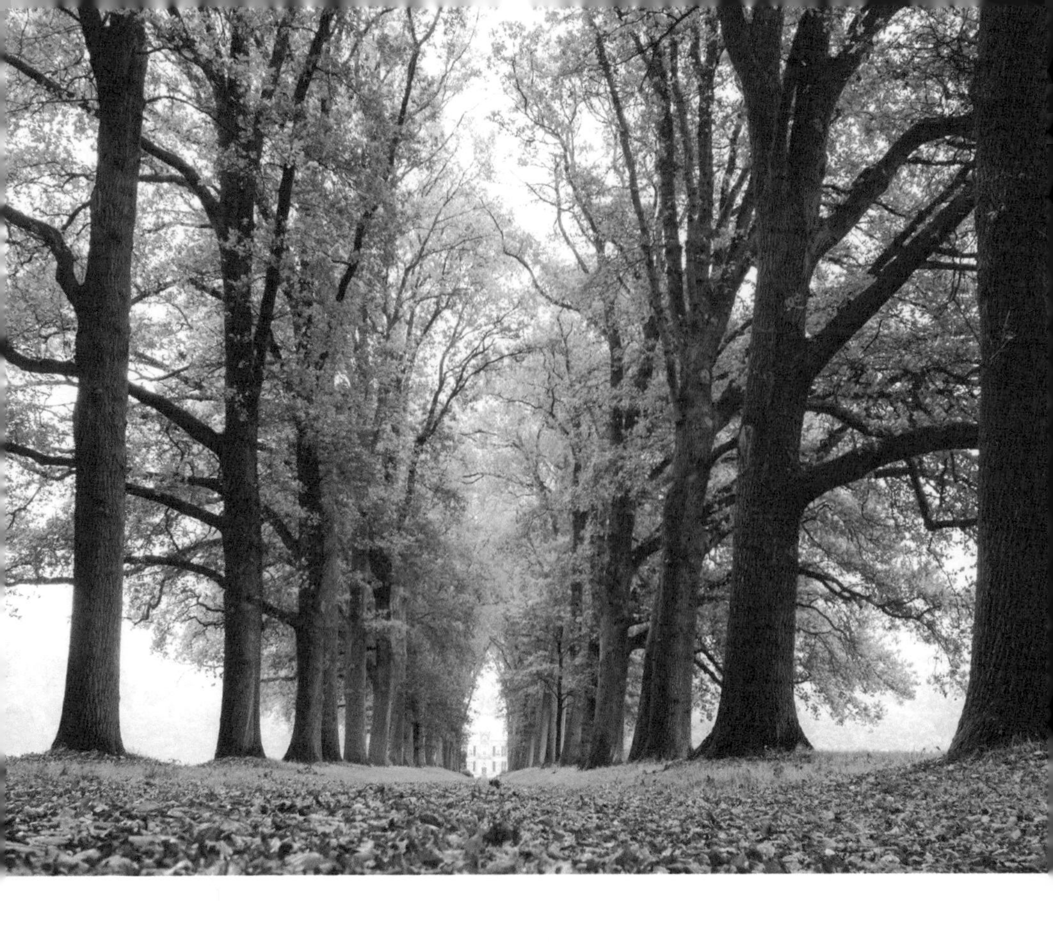

피톤치드는 나무마다 다르며 나무에 따라 매우 독특한 향이 있다. 일본에서 가장 친숙한 향은 편백나무(*Chamaecyoaris obtusa*) 향이다. 일본 사람들에게 편백나무 향은 향수를 불러일으키는 의미 있는 향기이다.

사당이나 집뿐만 아니라 목욕탕을 짓는 데까지도 이 나무가 사용되기 때문이다.

소나무, 삼나무, 가문비 같은 상록침엽수가 피톤치드의 대량 생산자이다. 다음 장에서는 숲에서 어떤 냄새가 나는지 더 자세히 알아볼 것이다. 여기에서는 피톤치드의 주요 성분이 테르펜(terpenes)임을 설명하는 것으로 충분할 것 같다.

우리가 삼림욕을 할 때 맡는 냄새가 테르펜에서 나는 것이다. 주요 테르펜들은 다음과 같다.

- **디-리모넨(D-limonese)** : 레몬 향 비슷한 냄새가 나는 성분
- **알파-피넨(Alpha-pinene)** : 자연 속의 가장 보편적인 테르펜으로 매우 신선한 소나무 냄새가 나는 성분
- **베타-피넨(Beta-pinene)** : 바질이나 딜 같은 허브 향이 나는 성분
- **캄펜(Camphene)** : 터펜틴유를 함유한 송진 냄새가 나는 성분

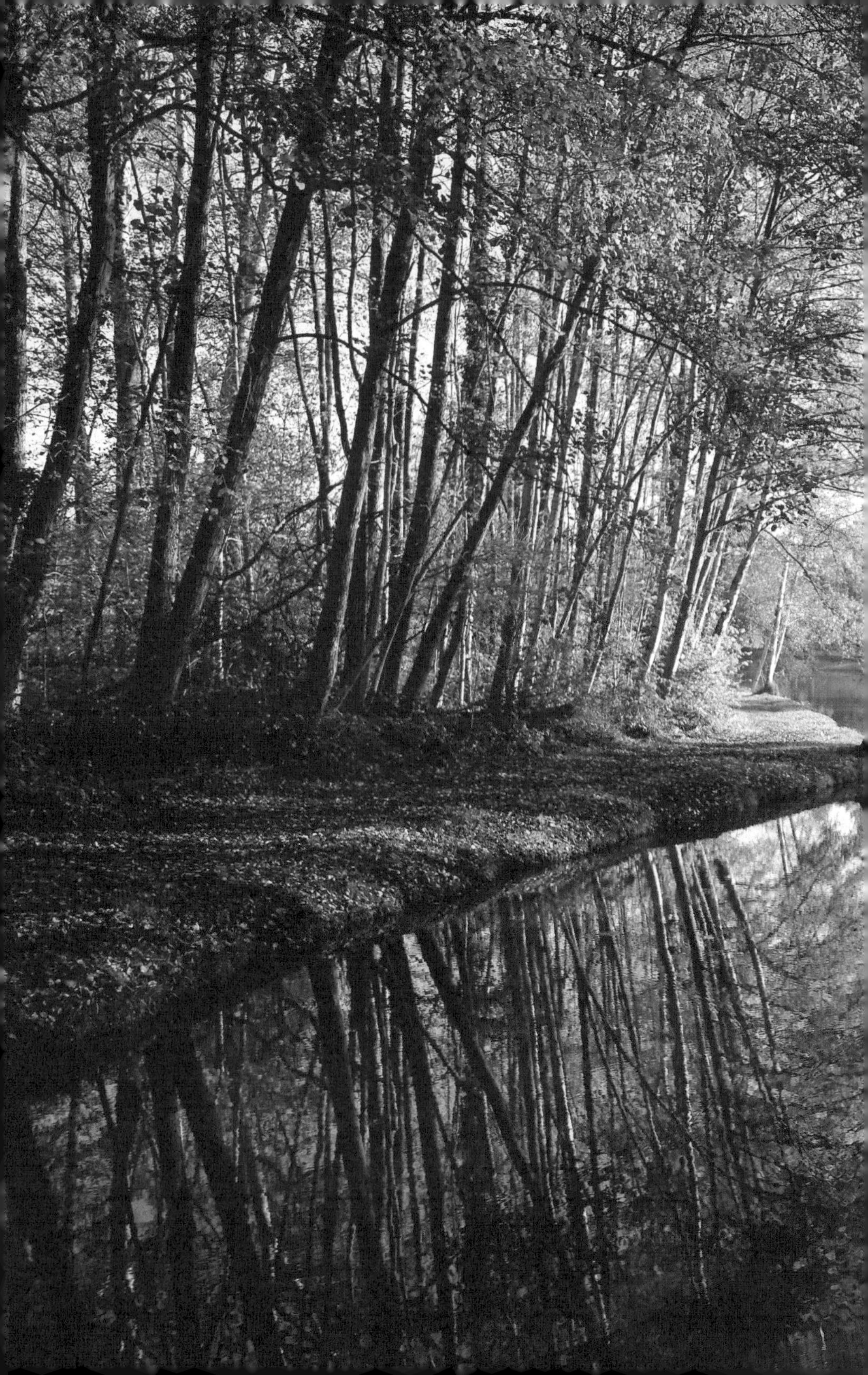

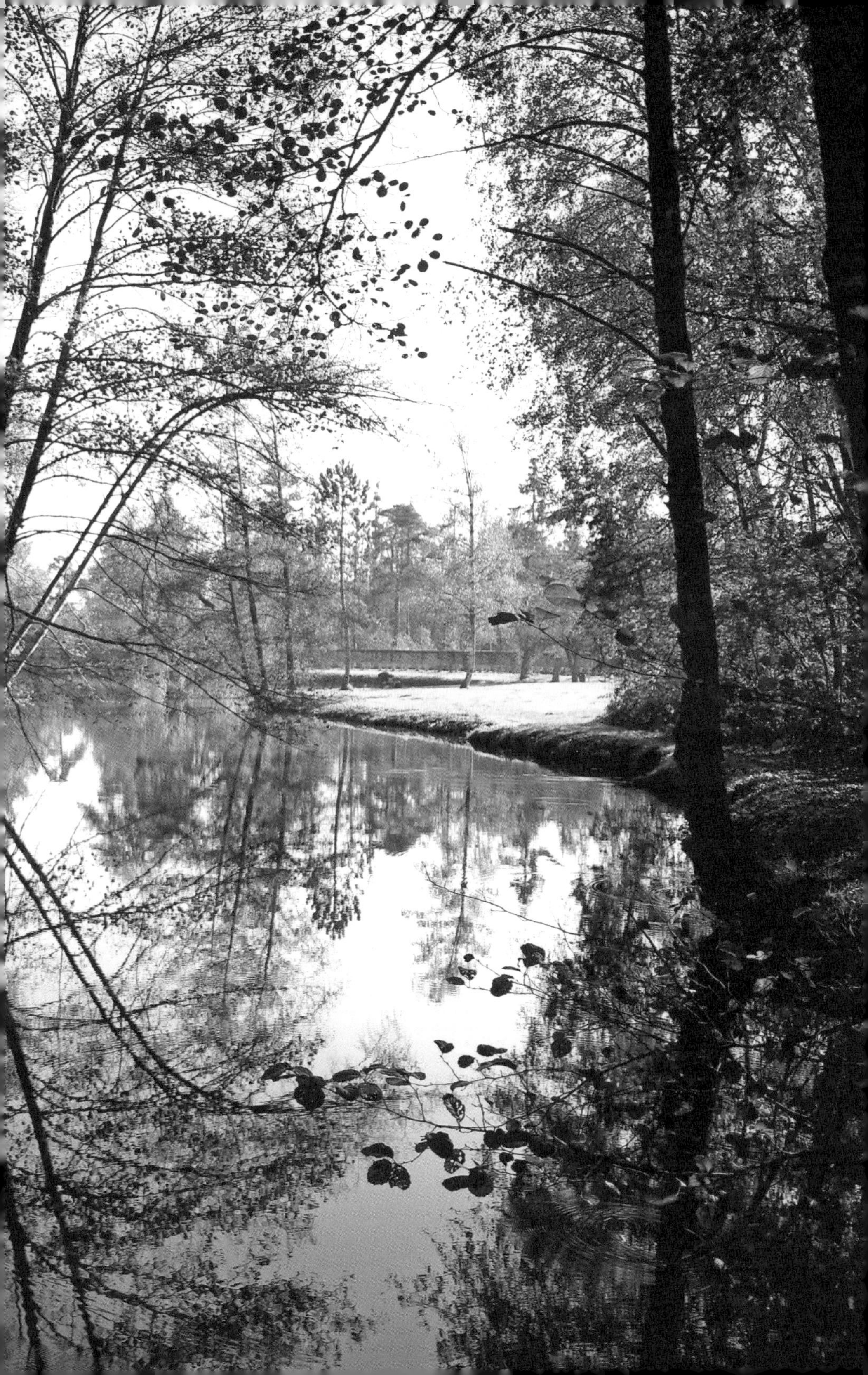

알파-피넨, 베타-피넨, 디-리모넨은 내가 POMS 질문지로 기분에 관해 연구할 때 숲속 공기에서 측정된 피톤치드들 속에 있었다. 정유(精油)의 냄새를 맡으면 우울증이 가라앉고 분노가 조절된다는 사실은 이미 알려져 있어 공기 중의 피톤치드들이 삼림욕을 할 때 기분을 매우 좋게 한다는 사실이 분명한 것 같다. 그러나 피톤치드와 NK세포 기능에 관한 조사는 없었다. 그래서 나는 이것을 실험하기로 했다.

첫 번째 실험에서 나는 5일에서 7일 동안 피톤치드로 인간의 NK세포를 배양했다. 내가 사용했던 식물성 정유는 다음과 같다.

- 편백나무 잎 정유
- 편백나무 줄기 정유
- 삼나무 줄기 정유
- 멀구슬나무 줄기 정유
- 대만편백나무(*Chamaecyparis taiwanensis*) 줄기 정유
- 알파-피넨, 1.8-시네올(cineol)과 디-리모넨

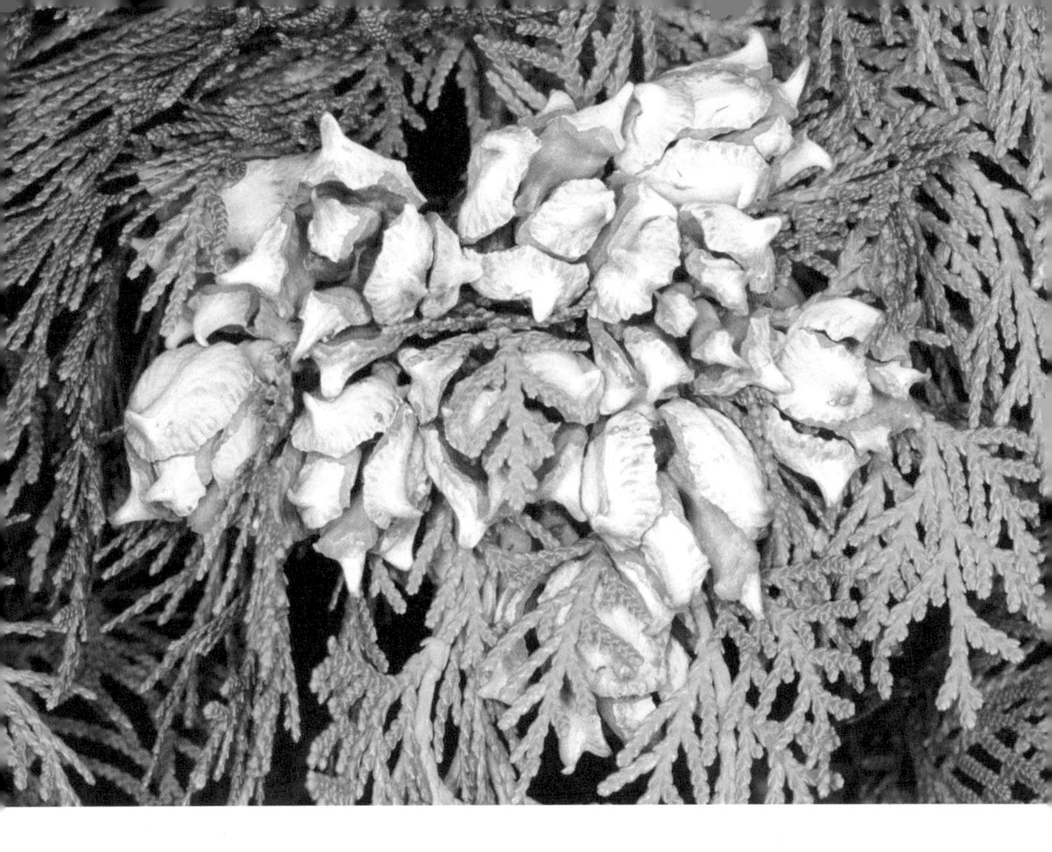

활짝 핀 편백나무 꽃. 편백나무 냄새는 내가 가장 좋아하는 피톤치드 냄새이다.

5~7일 동안 배양하니 NK세포 활동과 항암 단백질 퍼포린, 그렌자임 A와 그라눌리신이 증가되는 결과를 보였다.

다음에 해야 할 일은 피톤치드 효과가 인간의 면역 기능에 미치는 영향을 실험하는 것이다. 나는 열두 명의 건강한 중년 남자를 도쿄의 호텔에 투숙시키고 자는 동안 그들의 방에 편백나무 줄기 정유를 뿌렸다.

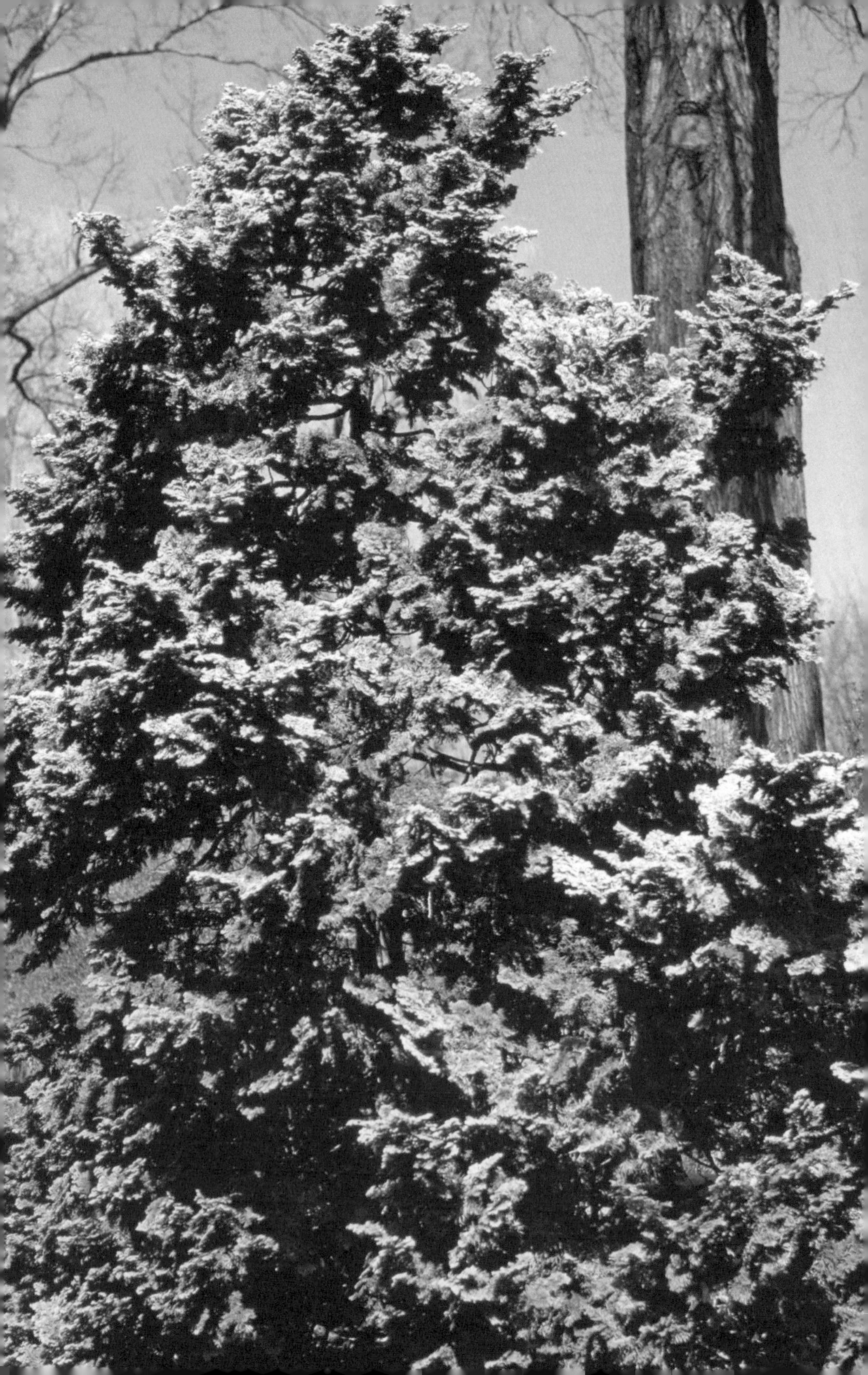

편백나무는 내가 가장 좋아하는 피톤치드 냄새이다. 내가 행복했던 많은 시절들을 연상하게 해주는, 향수 어린 냄새이다. 나는 여러 사람들에게 이런저런 나무의 정유를 나누어주었는데 다들 나처럼 편백나무 오일을 가장 좋아하였다. 겨울이면 나는 건강을 위해 편백나무 줄기 정유를 방 안에 분무기로 뿌려준다. 여름에는 편백나무 오일 병을 방에 놓아두고 냄새를 맡고 있다.

어쨌든 다시 실험 이야기로 돌아가자. 대부분의 사람들은 밤 11시에 잠자리에 들었고 낮에는 일을 했다. 수면에 영향을 주는 다른 요소들을 배제하기 위해 연구 중에는 보통 업무 날과 마찬가지로 장거리를 걷는 육체적 활동을 제한했다. 호텔 공기 중 피톤치드의 농도 역시 측정했다.

피톤치드 냄새를 맡은 결과는 다음과 같이 나타났다.

- NK세포와 그 활동이 유의미하게 증가했을 뿐만 아니라 항암 단백질 활동도 활성화되었다.
- 스트레스 호르몬 수치가 유의미하게 줄었다.
- 수면 시간이 늘어났다.
- 긴장/분노
- 불안/적대감과 피로/현기증 점수가 감소했다.

다른 연구자들도 피톤치드가 다음과 같은 역할을 할 수 있음을 보여주었다.

- 기쁜 감정을 고조시켰다.
- 혈압과 심박수를 상당히 낮췄다.
- 심박수의 가변성을 증가시켰다.
- 기분을 좋게 하고 편안하게 하고 신경계의 균형을 가져오며 교감신경 활동을 억누르고 부교감신경 활동을 증가시켰다.

사실 일본 미에대학교 정신과의 한 연구는 피톤치드 디-리모넨의 오렌지 향이 우울증을 치료하는 데 더 효과적이고 정신질환 환자들의 정서적 안정을 가져온다는 것을 밝혀주었다.

스트레스를 줄이는 정유의 효과 중 한 가지가 반데르빌트의과대학 응급실의 두 간호사에 의해 밝혀졌다. 그들과 동료들은 자주 극도의 스트레스와 피로를 느꼈다. 두 간호사는 집에서 스트레스와 피로를 풀기 위해 정유를 사용해왔던 터라 병실에도 정유를 뿌리면 효과가 어떨까 하는 생각을 했다.

웰빙위원회가 그들의 연구를 승인했고 병원 규정에 저촉되는 점은 없는지, 환자들이 기대하는 표준적 기준에 방해가 되지는 않는지 확인했다.

연구 결과에 의하면 정유가 스트레스 유발 환경에서 큰 효과가 있음이 입증되었다. 정유를 사용하기 전에는 41%의 직원들이 업무와 관련된 스트레스를 자주 느낀다고 보고했다. 정유를 사용한 후에는 이 수치가 3%로 떨어졌다. 정유를 사용하기 전에는 13%의 직원들이 업무 공간에서 스트레스가 쌓일 때마다 잘 처리하고 있다고 보고했다. 그 후 이 수치가 58%로 올라갔다. 인식되는 에너지 수치가 33%에서 77%로 증가했다. 결론적으로 84%의 직원들이 정유 살포가 보다 적극적으로 일하는 환경을 만드는 데 기여했다는 점에 강력히 동의했었다.

위원회의 활동 명세서에는 이미 정유를 사용하고 있는 미국의 68개 병원 및 연구기관의 목록이 밝혀져 있다. 텍사스에 있는 해리스 감리교 포트워스 병원에서는 자체 약국에서 조제한 33종의 정유를 사용하고 있는 것으로 보고되었다.

간호사들은 "정유가 한 사람의 스트레스와 에너지 수준을 변화시키면서까지 작업 환경에 영향을 주는 가능성을 상상해보라" 고 말했다.

제약회사들은 그런 효능이 있는 약을 만드는 걸 꿈꿀 수밖에 없다.

자기 취향의 정유를 뿌려보고 어떤 효과가 있는지 확인해보시라. 아마 놀랄 것이다. 이 책 뒷부분에 가서 그 방법을 보여드리겠다(234쪽).

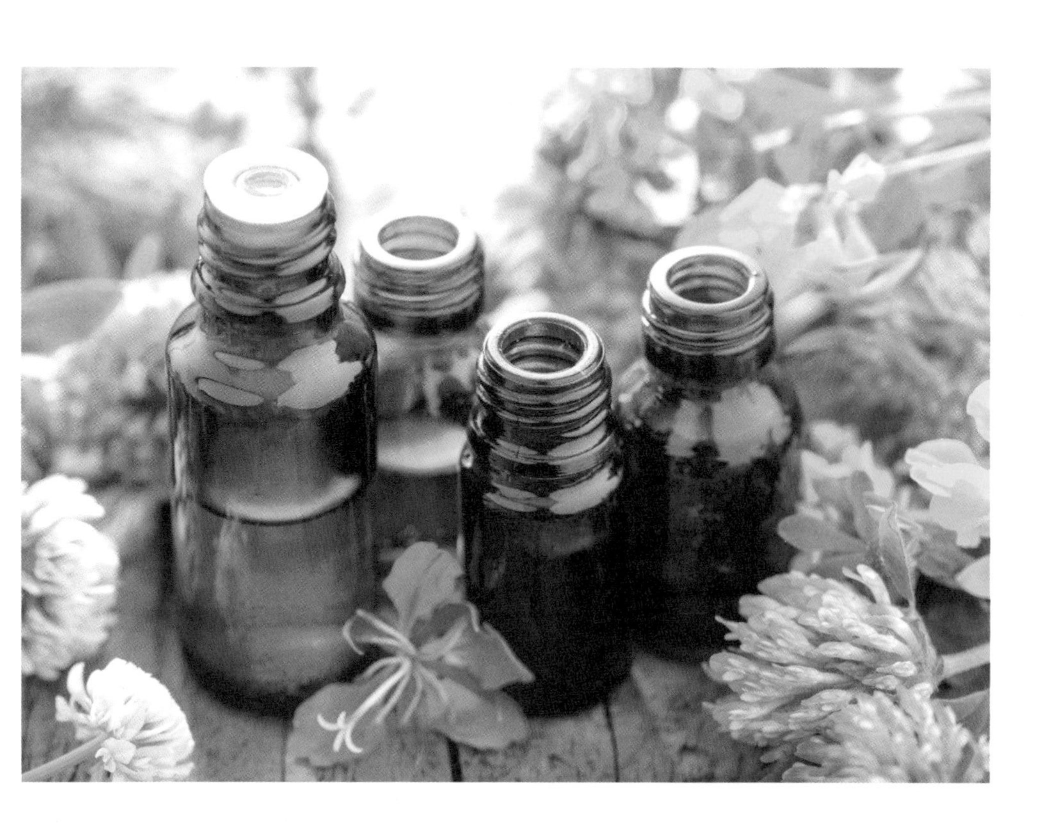

## 미생물

산속을 걸으며 호흡을 할 때 우리를 행복하게 해주는 물질이 토양 속에도 있다. 이것은 일반적인 물질이고 해가 없는 박테리아로 마이코박테리움 바카에(Mycobacterium vaccae)라는 미생물이다.

이 마이코박테리움 바카에는 런던의 왕립마스든병원 종양내과의 메리 오브라이언(Mary O'Brien) 박사에 의해 우연히 발견됐다. 오브라이언 박사는 폐암 환자에게 마이코박테리움 바카에를 주사하여 면역계를 진작시켜 병과 어떻게 싸우는지 알아보는 실험을 했다. 그녀의 실험은 증명되지 않았지만 예상 외의 발견이 이루어졌다. 박테리아 주사가 '유의미하게 환자 삶의 질을 개선한다'는 것을 발견한 것이다. 그녀의 환자들은 더욱 긍정적이고 더 높은 에너지와, 더 나은 인지기능을 가지게 되었다.

몇 년 후, 영국 브리스톨대학교의 연구진이 이 박테리아를 쥐에게 주사했다. 질병과 우울증의 원인을 알아내기 위해서였다. 연구진은 쥐에게 마이코박테리움 바카에를 주사했더니 마치 항우울제를 먹은 것처럼 행동하는 것을

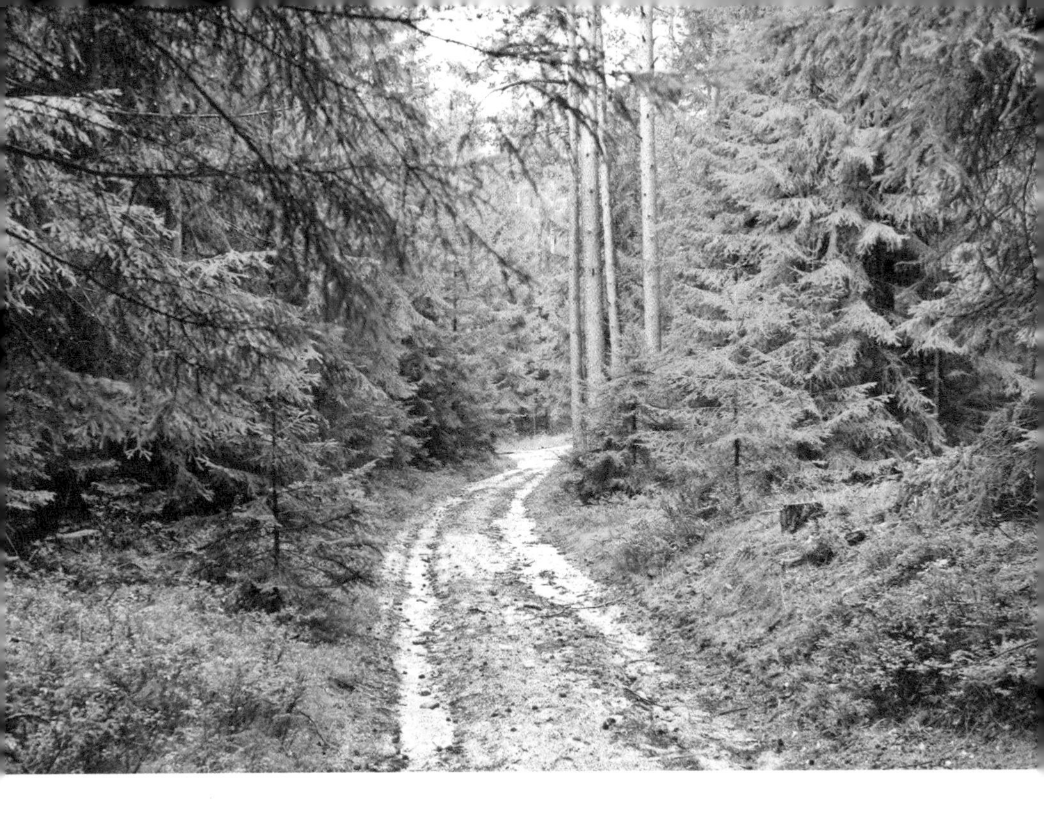

발견했다. 이것도 매우 흥미로운 사실이지만 과학자들은 그 이상의 발견을 했다.

활성화된 뉴런들은 면역계와 감정의 연결을 밀접하게 해주는 것으로 추측되었던 것들이었다. 다른 말로 하면 토양은 면역계를 자극하고 진작된 면역계는 우리를 행복하게 해준다. 정원의 흙을 다듬을 때나 밭에서 뽑은 채소를 먹을 때마다 우리는 마이코박테리움 바카에를 섭취하게 되고, 이에 따라 기분이 고무될 것이다.

진작된 면역계는 우리를 행복하게 해준다.

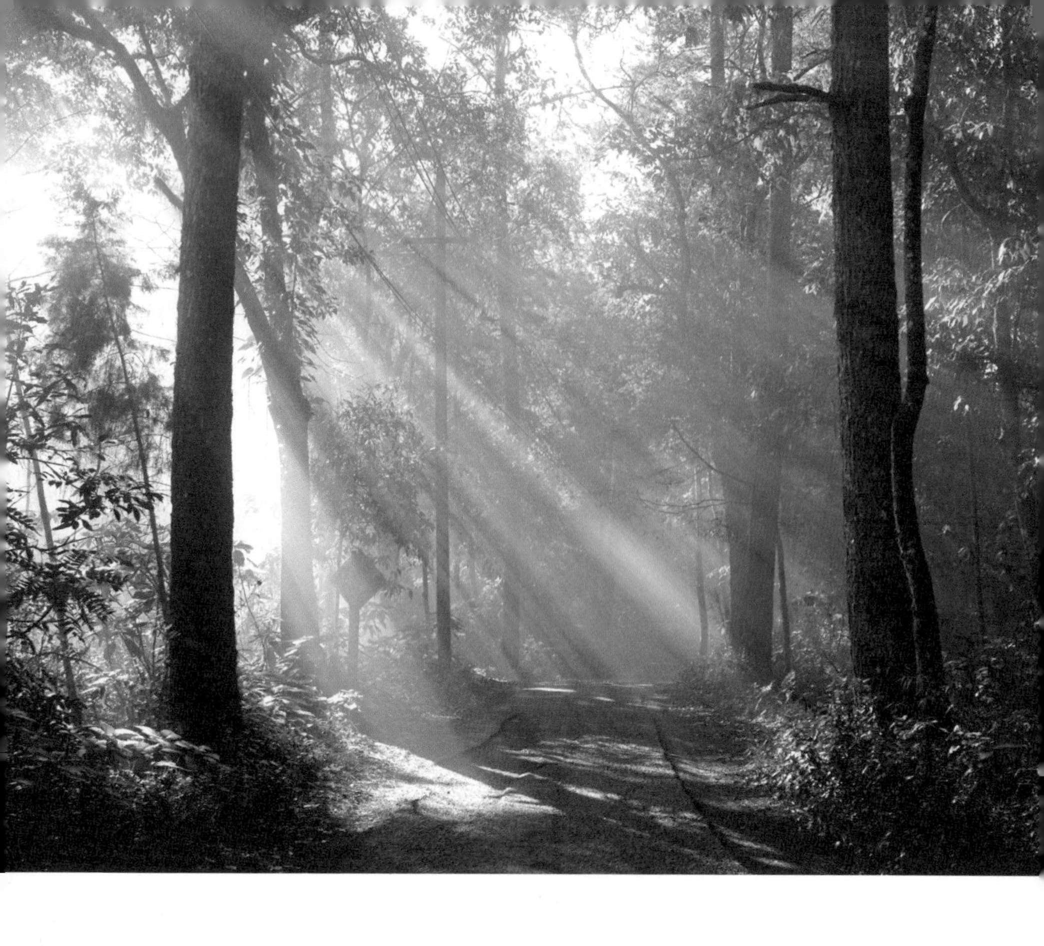

숲속 공기를 호흡하며 오감을 모두 활용하는 것이 건강에 좋다면, 흙을 만지는 것은 건강에 더욱 좋을 수밖에 없다.

나무가 많은 곳에서는 생각이 명료해지고 창의성이 발휘되며, 기분이 좋아지고 관대해진다. 자연 속에서 우리는 정신이 건강해지는 것을 느낀다. 숲에

숲속을 걸으면
정신을
맑아지고
생각이
정리된다.

서 정서적으로 건강해지는 것에는 무슨 의미가 있을까? 아리스토텔레스 시대 이후 수많은 지도자, 시인, 철학자들이 숲속을 걸으면서 정신을 맑게 하고 생각을 정리해왔다. 많은 연구들이 그것이 사실임을 구체적으로 보여주고 있다.

자연이 우리의 기억력과 주의력에 미치는 효과를 측정하기 위해 시행된 미시간대학교의 한 연구는 날씨에 상관없이 복잡한 시내를 걸었을 때보다 나무가 있는 곳을 걸었을 때 기억력이 20% 증가하는 것을 발견하였다.

스탠퍼드대학교의 연구진은 자연 속에서 걷다 보면 문제에 집착하던 것을 멈추게 된다는 사실을 보여주었다. 연구진은 실험 대상 학생들에게 산책 전 기억력 테스트를 하고 기분을 분석하는 질문지에 응답하게 했다. 참가자 중 절반은 대학 캠퍼스 안의 숲을 걷게 했고, 나머지 절반은 교통이 혼잡한 도로를 걷게 했으며, 돌아왔을 때 다시 기억력과 기분을 테스트했다.

결과에 의하면, 자연 속을 걷는 것은 분노나 기타 부정적 감정을 줄여줄 뿐만 아니라 긍정적인 사고를 증가시켰다. 달리 말하면, 자연 속을 걸으면 사물에 대한 생각이 변화되어 보다 밝은 면을 보게 된다.

자연은 또한 문제를 해결하는 힘이 있고, 창의력을 일깨워주어 문제를 붙잡고 씨름하던 것을 끊어준다. 유타대학교와 캔사스대학교의 연구진은 며칠 동안 숲 속에 있게 하면 창의적이고 이성적인 능력이 길러진다는 사실을 발견했다. 숲속에 머문다면 측정 가능한 정도의 유리한 인식 능력이 생기고 자연에서 시간을 보내면 문제해결 능력과 창의성이 50% 증가한다는 사실 또한 발견했다.

부처가 나무 밑에 앉아서 깨달음을 얻은 것도 이상한 일이 아니다.

자연에서
시간을 보내면
문제해결
능력과
창의성이
50% 증가한다.

## 애너의 체험 사례

나는 오랫동안 작가로서의 울타리에 갇혀 고생을 해왔다. 절망에 빠졌을 때, 아무런 단어도 생각나지 않을 때 나는 자연 속을 걷기 위해 시골로 떠난다. 내가 늘 가는 곳이 있다. 가장 먼저 알게 된 사실은 그곳의 공기가 특별하다는 것이다. 백리향과 로즈마리 향기가 가득한 그곳에 나는 우두커니 서서 숨을 쉰다. 가랑비라도 내리고 나면 향기는 더욱 그윽해진다. 그러면 나는 주변을 두리번거린다. 경관을 둘러보다 보면 뇌가 풀리는 것을 느낄 수 있다. 풀리지 않는 문제의 해답을 구하지 못해 끙끙거릴 때마다 얼마나 자주 시골에 가는지 모른다. 유일한 해결 방안은 자연 속에 있는 것이다. 때로는 내가 갈구하는 해답이 나무들 속에 있는 것 같다. 내가 해야 할 일은 거기에 가는 것이었다.

자연은 우리의 사고를 긍정적으로 변화시키고 명료한 생각을 하도록 돕는다. 그 외에도 자연은 우리에게 더욱 믿음직하고 협조적이며 도움이 되는 존재이다.

자연과 연결되어 있으면 우리가 우리 자신보다 더 큰 세상의 일부임을 깨닫게 된다. 거대한 우주에 직면하면 우리는 감사의 마음에 빠져든다. 이기적인 생각을 줄이고 남을 생각하게 된다. 자연계의 경이를 경험하기 위해서 시골에 갈 때 혼자여서는 안 된다. 연구자들은 〈살아 있는 지구(Planet Earth)〉 DVD를 보거나 숨막히도록 거대한 나무 사진을 보면 더욱 도움이 될 것이라고 한다.

그리고 더욱 놀라운 사실은 자연이 아름답고 황홀하다는 사실뿐만 아니라 우리의 건강을 실제로 증진시켜준다는 것이다. 자연을 바라볼 때 얻는 긍정적인 정서는 항염증성 사이토카인(anti-inflammatory cytokines)을 증가시킬 수 있다. 이 물질은 면역계의 활동을 강화해주는 단백질이다. 면역계가 활발하게 작용하면 건강이 증진된다.

아름다운 숲속을 걷는 것만큼 건강에 직접적인 영향을 주는 약은 없다.

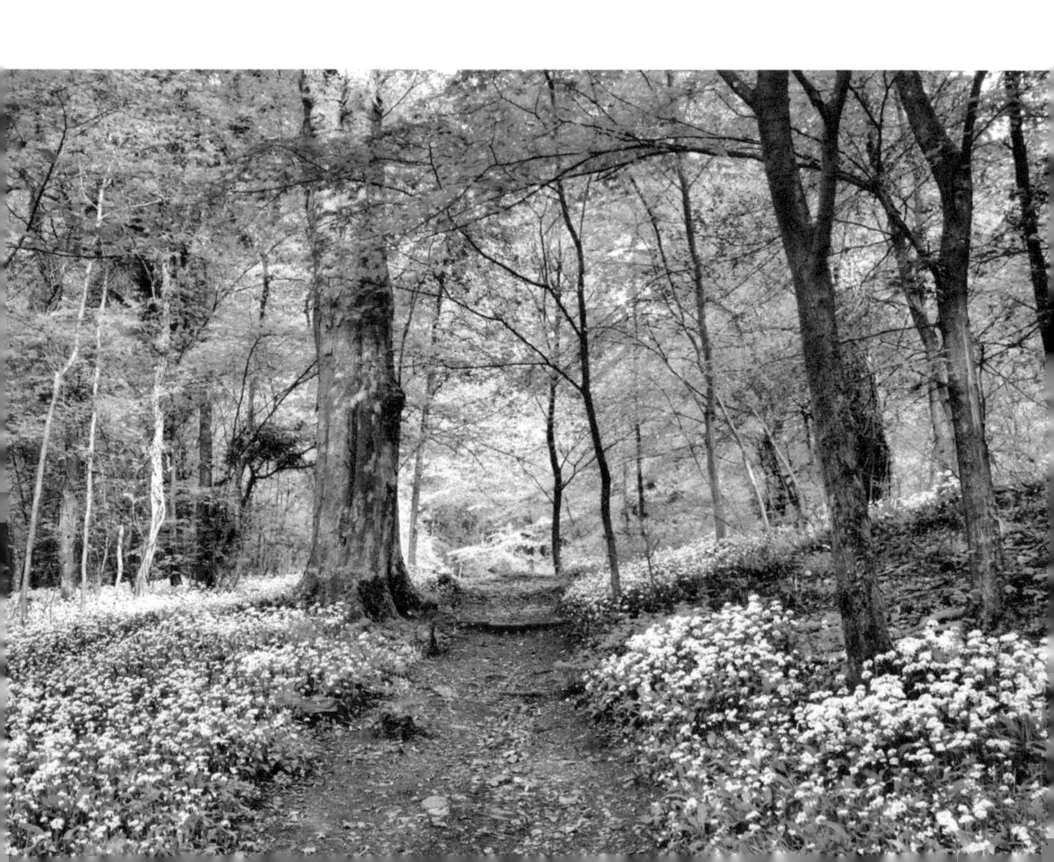

## 자연의 부드러운 매혹

자연경관이 우리에게 그렇게나 큰 영향을 끼치는 이유는 무엇일까. 이에 대한 한 가지 이론은 사람들이 자연에 있을 때 다른 생각을 한다는 것이다. 19세기의 위대한 사상가 윌리엄 제임스(William James, 소설가 헨리 제임스의 동생)는 주의를 기울이는 데는 두 가지 방법이 있다고 설명한다. 첫 번째는 노력과 집중이 요구되는 과업에 동원되는 '자발적'이고 직접적인 주의 집중이다. 우리는 일할 때, 운전할 때 또는 복잡한 거리를 찾아갈 때 이런 방식으로 주의를 집중한다. 이러한 때 우리의 직접적인 주의를 요구하는 요소들이 여러 가지 있다. 예를 들면 가게 앞 간판이나 표 판매기, 교통신호등 등이다. 이런 것들 때문에 도심지 거리 한복판에 조금만 있어도 정신적으로 피곤해진다.

두번째는 '비자발적'이고 부드러운 매혹이다. 내 생각에는 매우 적절한 표현이다. 비자발적인 주의 집중은 정신적 노력을 하지 않아도 자연스럽게 행해진다. 자연 속에 있을 때 사용하는 주의 집중이 바로 이것이다. 자연 속에 있으면 우리의 마음은 구름, 뉘엿뉘엿 지는 해, 살랑거리는 바람에 나부끼는 잎새, 폭포나 도랑물, 새소리나 바람의 속삭임들에 저절로 사로잡힌다. 이러한 부드러운 경관이나 소리는 우리의 정신을 내려놓게 한다. 마음을 자유롭게 하고 나를 돌아보게 하여 생각의 범위를 더욱 분명하게 해준다.

## 나무가 보이는 병실

자연을 바라보는 것이 치료에 도움이 된다는 가장 중요한 연구가 미국의 로저 울리치(Roger Ulrich) 교수의 건강관리 설계에 의해 이루어졌다. 그의 가장 유명한 논문이 「창문 밖 전망이 수술환자 회복에 영향을 미칠 수 있다(View through a Window May Influence Recovery from Surgery)」이다. 1980년대 초 젊은 연구자였던 그는 개복 수술을 한 환자들의 자료를 수집하고 있었다. 어떤 환자들은 빨리 회복되어 퇴원하는가 하면 어떤 환자들은 1주나 2주 이상 회복하는 데 시간이 걸리는 것이 그에게는 당혹스러운 일이었다.

울리치는 10대 때 신장염으로 오랫동안 고생하며 침대에서 몇 주일을 보내야 했다. 아플 때 그에게 힘이 되어준 것은 창문 밖에 자라고 있는 커다란 소나무를 바라보는 것이었다. 그는 환자의 회복기간이 창 밖의 나무를 보는 경우와 벽돌 담장을 보는 경우 사이에 어떻게 달라지는지 의문을 가졌다.

그는 병실에서 나무를 볼 수 있는 환자들이 벽만 바라보는 환자보다 훨씬 빨리 회복되는 것을 발견했다. 벽을 보고 누워 있는 환자들은 고통을 덜기 위해 약물을 필요로 했고 입원 기간도 길었다. 뿐만 아니라 환자들이 더욱 의기소침했다.

나중에 스웨덴 병원에서 시행한 연구에서 울리치는 심장 수술 환자들에게 창 밖 풍경이나 사진을 보여주는 시도를 하였다. 자연 풍경을 바라본 환자들은 비교적 부드럽게 회복되면서 진통제를 덜 요구하게 되었고, 특히 시냇물 사진을 본 환자들은 분노를 덜 느끼는 경향을 보였다.

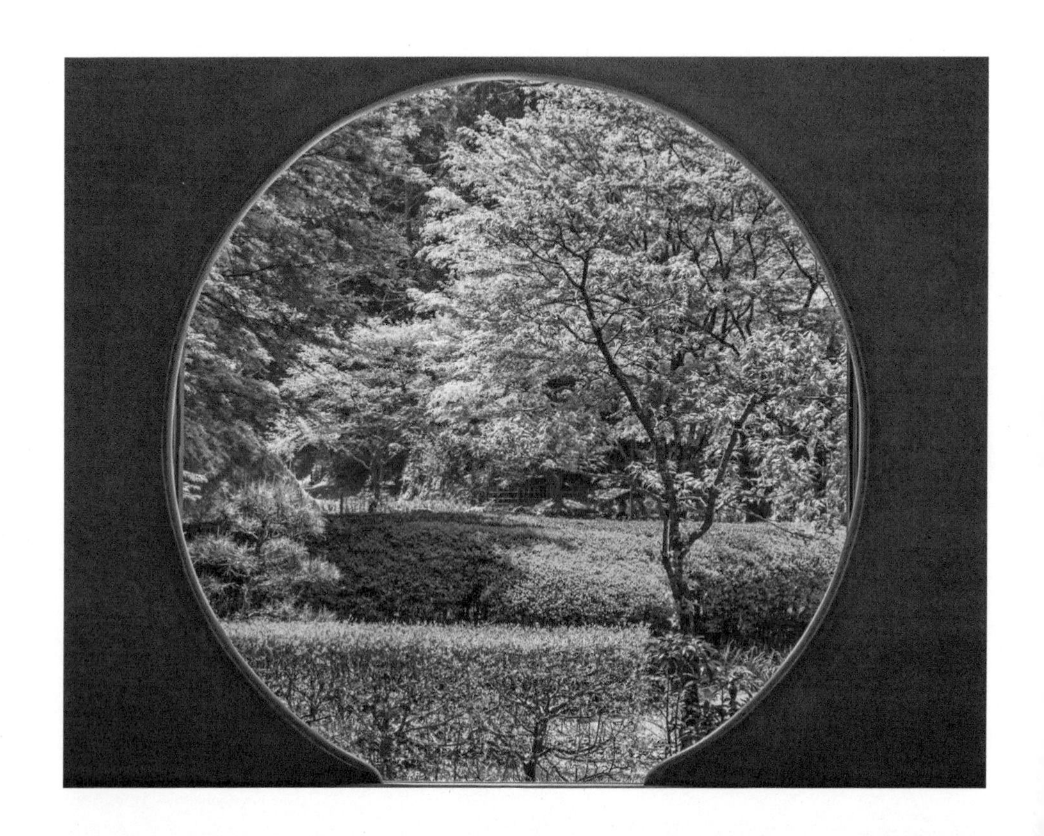

그 후 많은 연구들이 병실에서 자연을 보는 것이 치료 효과를 높인다는 결과를 보여주었다. 녹색을 볼 수 있는 환자들은 약물 치료가 줄어들었고, 창문이 없는 병실에서 지내거나 담장만 바라보았던 환자들보다 빨리 회복되어 퇴원하였다.

## 나무가 죽을 때 사람도 죽는다

나무와 인간 건강의 관련성에 관한 가장 대규모의 자연 실험 중 하나가 미국에서 호리비단벌레(emerald ash borer)로 인한 피해의 결과로 수행된 바 있다.

호리비단벌레는 조그만 녹색 해충인데 중국으로부터 포장용 나무 상자에 딸려 미국에 유입된 것으로 추측된다. 2002년 미국 중서부의 나무에서 처음 발견되었다. 피해를 입은 나무들은 주로 벽난로 장작으로 벌목되어 전국에 운송되었기 때문에 이 벌레가 급속히 번져갔다. 미국에는 70억 그루의 물푸레나무가 있는데 이 나무들이 호리비단벌레로 인해 입은 피해가 극심했다. 지금까지 1억 그루가 죽었다.

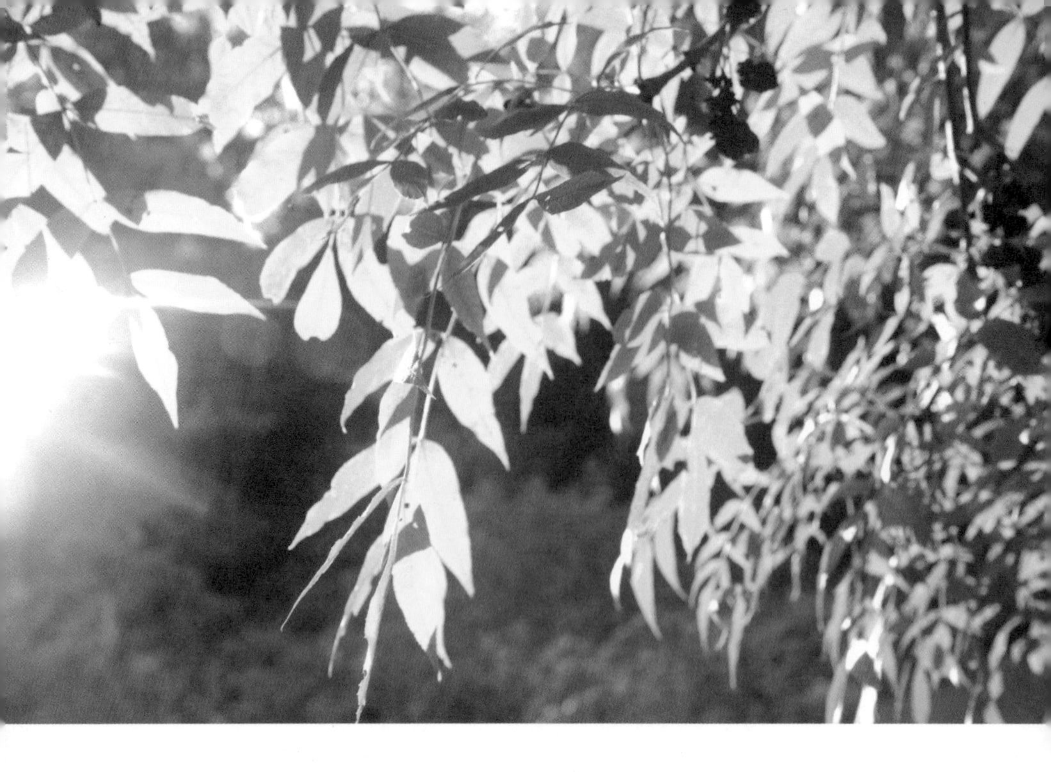

물푸레나무 잎 사이로
햇빛이 반짝이고 있다.

이 해충의 가장 분명한 효과는 숲이 우거졌던 지역을 벌거숭이로 만들어버리는 것이다. 물푸레나무는 미국의 특징적인 가로수이고, 공공 공간의 4분의 1정도를 차지하고 있다. 분명치는 않지만 미국 산림청은 이 해충의 피해를 입은 지역에서 미국인의 2대 사망원인인 심혈관 질환과 호흡기 질환으로 인한 사망률이 더 높다는 사실을 발견하였다.

1990년에서 2007년 사이에 15개 카운티에서 호리비단벌레 피해와 사망률 관계를 조사한 연구에 의하면 심장 질환으로 15,080명이, 호흡기 질환으로 6,113명이 사망했다. 나무가 죽은 만큼 사람도 죽은 것이다. 나무에 병충해가 만연할수록 인간 건강에 더욱 큰 영향을 끼친다는 사실이 이로써 알려지게 되었다.

## 더 많은 나무, 더 많은 행복

이 책을 읽다 보면 나무가 공공 보건에 도움이 된다는 연구 결과가 늘어나고 있는 것을 확인할 수 있다. 현재 대부분의 사람들이 도시에서 살고 있기 때문에 도시의 녹지는 우리의 건강과 안녕을 위해 더욱 중요하다. 이때의 건강과 안녕에는 물론 심리적, 정서적 안녕이 포함된다.

나무가 많으면 더 행복해진다. 영국 엑서터대학교에서 시행된 깊이 있는 연구는 나무와 녹지가 있는 곳에 사는 사람들이 덜 분노하고 덜 우울해한다는 결과를 보고했다. 또한 나무가 인간의 정신적 안녕에 미치는 긍정적인 효과가 급여가 인상되거나 결혼식 날의 잠깐의 행복보다 오래 지속된다는 것을 발견했다.

나무가 인간의 정신적 안녕에 미치는 긍정적인 효과가 급여가 인상되거나 결혼식 날의 잠깐의 행복보다 오래 지속된다.

런던에서 나무의 밀도와 약 처방과의 관련성에 대한 연구를 실시했더니, 나무가 우거진 거리에 사는 주민들은 나무가 적거나 없는 도로변에 사는 사람들보다 약을 처방받는 빈도가 훨씬 적었다.

토론토에서는 캐나다, 미국, 오스트리아의 연구자들이 나무의 밀도와 건강의 상관관계를 연구하여, 도시 한 구획에 열 그루의 나무를 더 심는 것은 주민들에게 1만 달러 연봉 인상이나 7년 더 젊어지는 것만큼 긍정적인 효과를 미친다는 사실을 발견했다. 한 블록에 열한 그루를 심으면 2만 달러 연봉 인상이나 14년 더 젊어지는 것만큼 고혈압, 당뇨, 비만 같은 심혈관 관계 질병률을 낮춰주었다.

달리 말해, 나무는 우리를 젊고 풍요롭게 해준다!

나무는 수명도 늘려준다. 일본에서 실시된 어느 노인 연구는 집 가까이 걸어갈 만한 곳에 공원이나 녹지가 있으면 더 오래 산다는 결과를 발표했다.

나무는
우리를
젊고 풍요롭게
해준다.

## 2
# 삼림욕, 이렇게 하라

숲은 어머니이다. 숲은 신성한 장소이며, 조물주가 인간에게 준 선물이다. 숲은 치유의 낙원이다. 대자연의 어머니는 신비로움과 호기심을 함께 우리를 그 안으로 초대한다. 자연은 우리와 함께 조화를 이루어주며 선천적으로 우리의 치유를 위해 기능하고 있다. 이것이 삼림의학의 바탕이다. 숲에서 우리는 자연과 재결합되며 건강과 행복의 여정을 즐긴다. 삼림욕의 기법은 오감을 통해 자연과 연결되는 기법이다. 우리가 해야 할 일은 초대를 받아들이는 것이다. 대자연의 어머니는 쉬지 않는다.

삼림욕의 기법은
오감을 통해
자연과
연결되는
기법이다.

## 첫째, 장소를 찾아라

전화기와 카메라는 놓고 와라. 이제 목적 없이, 천천히 걷기 시작한다. 어떠한 도구도 필요하지 않다. 그저 몸이 이끄는 대로 움직이면 된다. 가고 싶은 곳에서 청각을 열라. 후각을 따르라. 그리고 시간을 좀 가져라. 어디를 가든지 상관하지 마라. 가려고 마음먹은 곳 같은 것은 없어야 한다. 그저 자연의 소리, 냄새, 자연 경관을 맛보면서 숲을 몸 안으로 끌어들여 교감하는 것이다.

숲의 힘을 열어주는 열쇠는 오감 안에 있다. 자연이 당신의 귀, 눈, 코, 입, 손과 발로 들어오도록 하라.

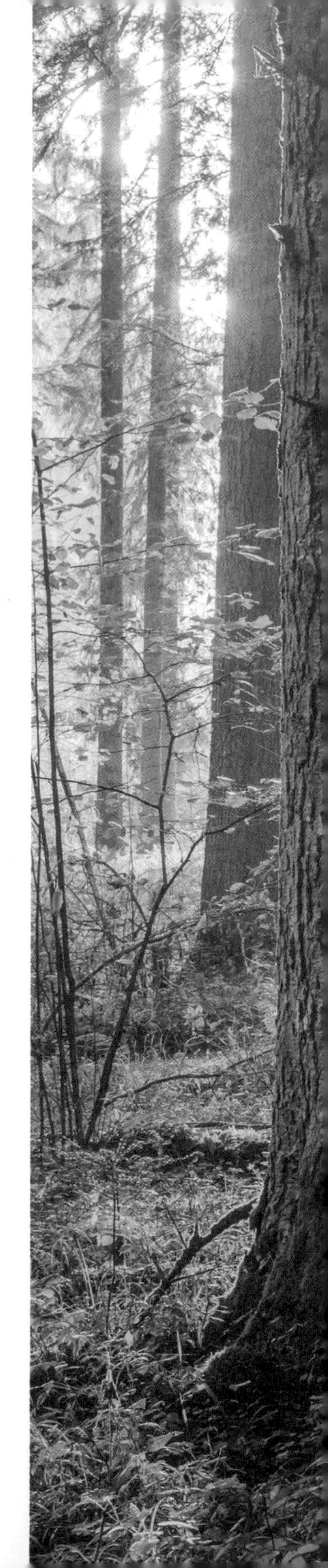

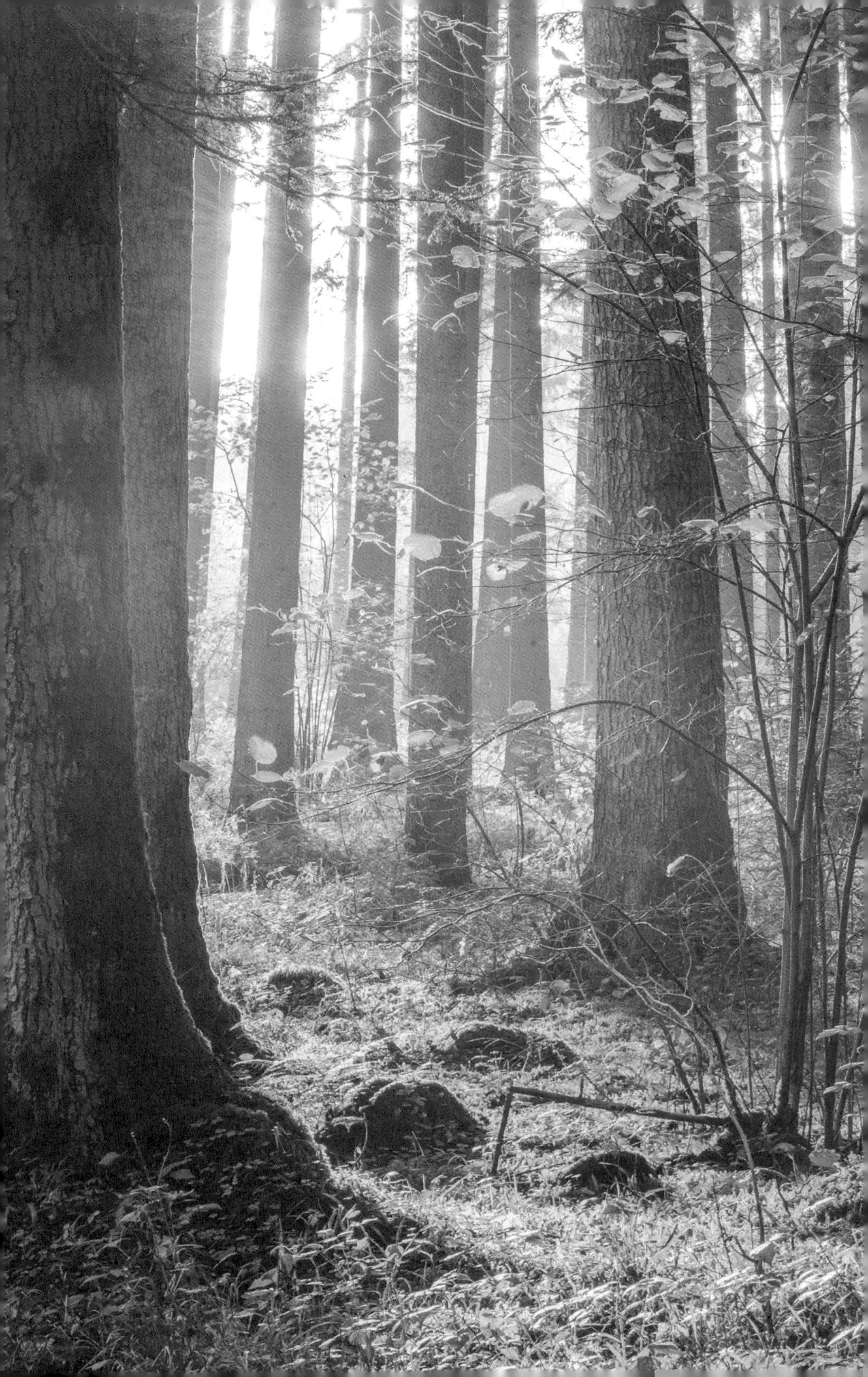

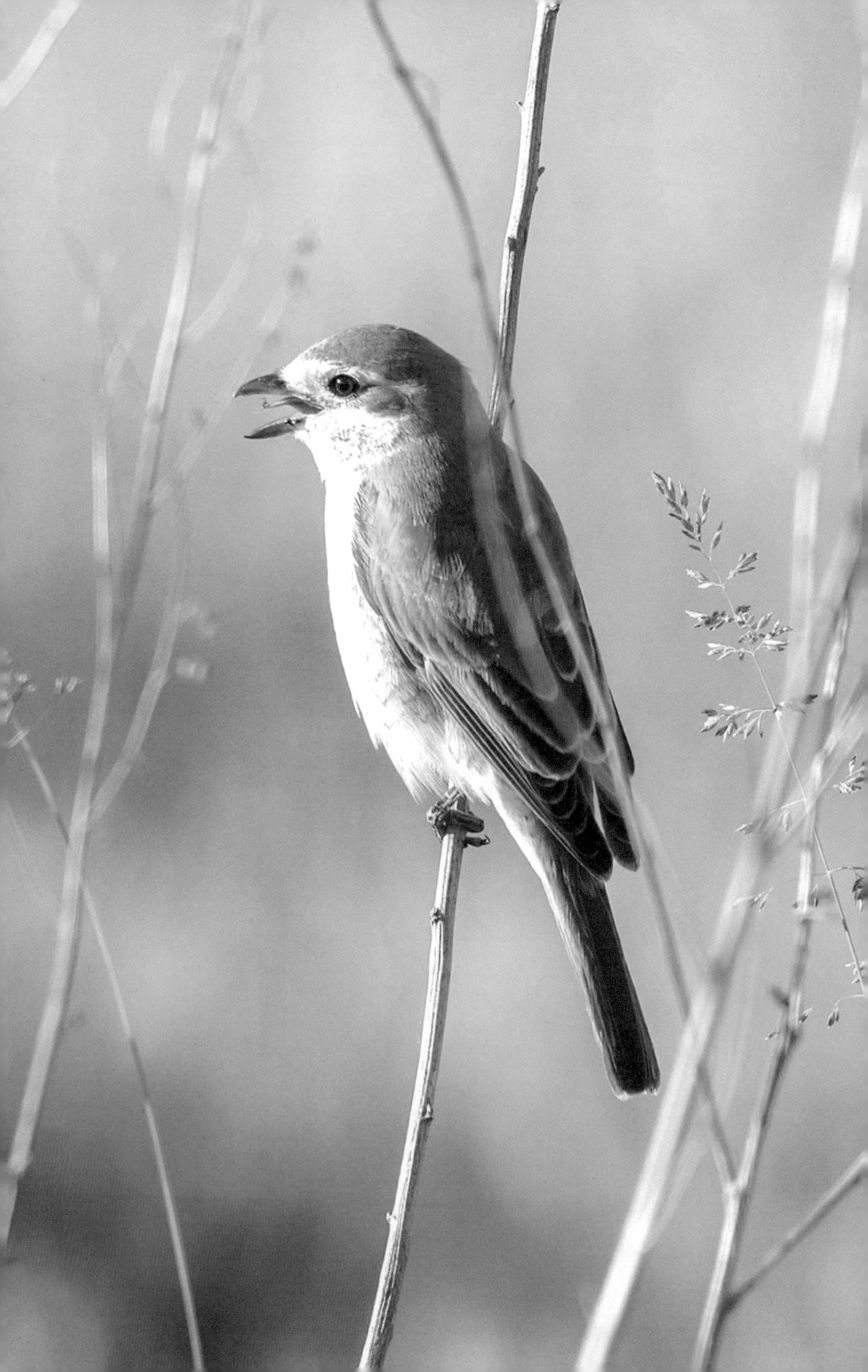

## 오감을 작동시키라

- 새들의 노랫소리와 나뭇잎 살랑거리는 소리를 들어라.
- 나무마다 조금씩 다른 녹색과 나뭇가지 사이로 쏟아지는 햇빛을 보라.
- 숲의 향기를 맡고 피톤치드의 천연 향기요법에 따라 호흡하라.
- 심호흡을 하면서 신선한 공기를 맛보라.
- 나무 둥치에 손을 얹어라. 손가락과 발가락을 개울물에 적셔라. 바닥에 누워라.
- 숲의 정취를 들이마시고 즐거움과 차분함을 느끼는 감각을 편안하게 풀어주라. 이제 당신은 자연과 교감하고 있다. 행복으로 가는 다리를 놓았다.

## 숲을 잘 활용하는 법

차분한 상태에서 편안하게 휴식할 때, 모든 문제를 한방에 해결해주는 비법 같은 것은 없다. 사람마다 다르니까. 어떤 사람에게는 개울 바닥의 자갈 위를 흐르는 물소리일 수도 있고, 나뭇가지에서 서로 얘기를 나누는 다람쥐일 수도 있다. 또 다른 사람들에게는 공기의 냄새일 수도 있고, 봄에 점점 푸르러지는 숲의 전경일 수도 있다.

당신에게 적합한 장소를 찾는 것이 중요하다. 습한 흙냄새를 사랑한다면 자연이 그것을 제공하는 장소에서 가장 편안해질 것이다. 그렇게 되면 숲의 효과가 극대화될 것이다. 어린 시절이나 과거의 행복했던 시간들을 연상시키는 시골에 가는 것이 좋을 수도 있다. 당신에게 특별한 장소인 그런 곳은 당신과 강하게 연결될 것이다.

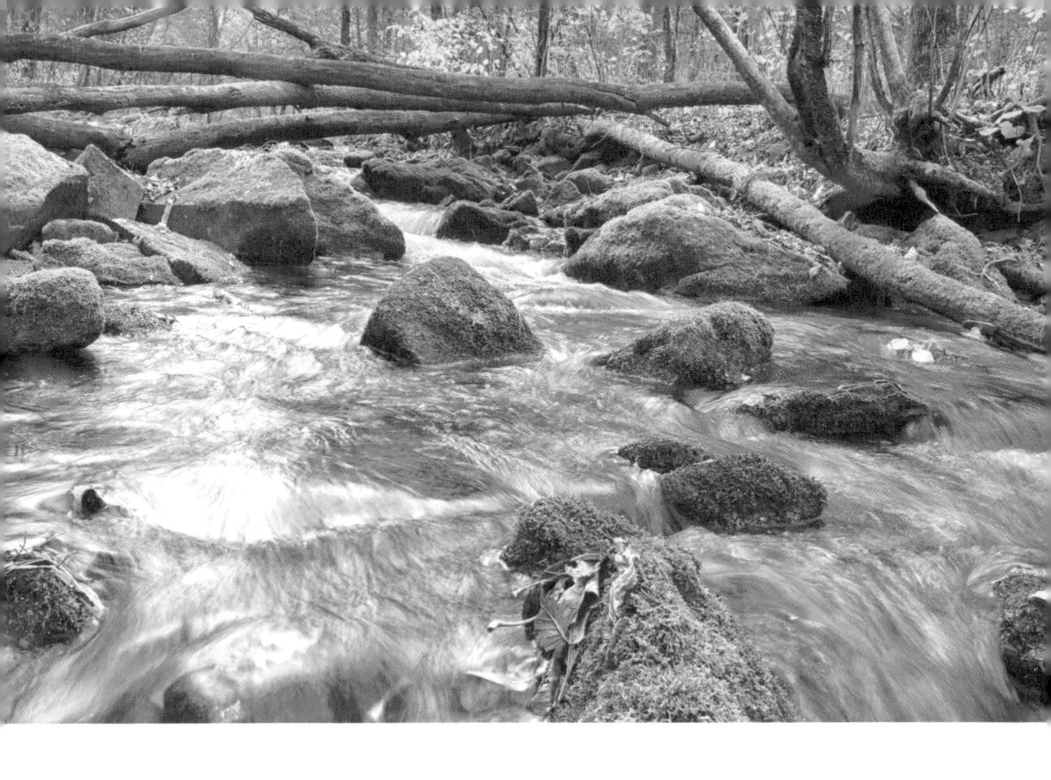

삼림욕을 할 만한 장소를 찾기 전에 그 숲이 전에는 어땠는지 알아보라. 계절의 변화를 볼 수 있는 장소가 있고, 낙수 소리가 유명한 장소도 있으며, 산이나 호수의 경관을 만끽할 수 있는 장소가 있지 않은가? 편안해질 수 있는 장소, 당신의 가슴이 즐거움으로 충만해질 수 있는 장소를 물색하라.

편안해질 수 있는
장소,
당신의 가슴이
즐거움으로
충만해질 수 있는
장소를
물색하라.

## 당신에게 가장 좋은 것을 찾아라

당신은 일주일 내내 바쁘다. 그러니 느긋하게 사는 것은 실천하기 힘든 숙제가 될 수도 있다. 당신은 너무나 바빠서 조용히 서 있는 것이 무엇인지조차 잊어버리고 살고 있는지도 모른다. 세계 곳곳의 숲 입구에는 당신이 숲에서 오감의 즐거움을 맛볼 수 있도록 도와주는 사람들이 있다. 당신을 천천히 걷게 하고, 자연과 연계시켜주고, 숲이 치유 작용을 할 수 있도록 도와주는 안내자가 있다. 훈련된 숲 치유사의 안내를 받으며 걸으면 더욱 편안함을 느끼고 당신의 요구에 적합한 환경을 찾을 수 있다.

내가 가장 좋아하는 숲 중 하나인 이난(飯南)의 '고향의 숲'에서는 숲 치유 프로그램에 산책 안내가 포함되어 있다. 의사들이 상주하면서 일반적인 건강상태를 검사해준다. 그곳에 가면 도착하자마자 신체검사를 받고 심리에 관한 질문지를 작성한다. 치유사는 그 결과를 가지고 당신이 숲을 걷기에 가장 적당한 계획을 짜준다. 그러나 그것은 안내 없이 삼림욕을 하는 것만큼 간단하다.

이 책에서는 내가 독자 여러분의 안내자이다. 여기서 당신은 혼자 삼림욕을 혼자 할 수 있도록 교육과 훈련을 받게 될 것이다. 나는 삼림욕에 대해 내가 아는 모든 정보를 독자들과 공유할 것이다. 당신이 자연과 어떻게 연결되는지 가르쳐줄 것이며 숲의 힘을 알려줄 것이다.

숲속에서 할 수 있는 다양한 활동들이 당신을 자연과 연결되게 하고 편히 쉬게 해준다. 그것이 당신에게 맞을지 안 맞을지는 걱정하지 마라. 삼림욕은 누구에게나 적합하다. 다음에 몇 가지 실천 사항을 제시하겠다.

**숲 걷기** 당신은 좋을 대로 걸을 수 있다. 초보자라면 천천히 걷는 것을 추천한다. 숲에서는 뭐든 서두르지 않는 게 중요하다. 당신은 하이킹을 가려는 게 아니다. 천천히 걸으면 오감이 열려 사물들을 인지하게 되고 숲속 공기의 냄새를 맡게 된다. 자주 멈춰서 주변을 살피고 당신의 감각이 무엇을 찾는지 확인하라.

**요가** 실외에서 요가 효과를 볼 수 있는 기회는 그리 흔치 않다. 숲에서의 요가는 근육과 호흡을 편안하게 풀어주는 것에 주안점을 둔다. 간단한 동작을 몇 번 하거나 다리를 꼬고 편하게 앉아 있을 수 있다. 숨을 깊이 들이마시고 자연 경관을 즐기며 주변의 냄새를 맡는다. 숲의 소리에 귀 기울인다.

**숲속의 식사** 채식을 필수 프로그램으로 제공하는 삼림욕장도 있다. 예를 들면 이난을 둘러싸고 있는 시골에는 약용으로 쓸 수 있는 식품과 식물이 풍부하다. 숲 근처의 식당에서는 사사즈시(대나무 잎으로 감싼 초밥), 메밀국수광들이라면 사족을 못 쓰는 수리취(우엉 비슷하다) 잎으로 만든 도미쿠라 메밀국수 같은 향토 음식을 판다(몇몇 삼림욕장에서는 요리법을 가르치기도 한다). 어디에서든, 당신은 야생 식재료를 직접 채취하거나 그 지역 특산물을 찾을 수 있다. 그 지역에서 자란 식재료로 만든 음식을 먹는 것은 그곳의 정취를 맛보는 가장 좋은 방법이다.

**경고**

야생 식재료를 먹을 때는 조심해야 한다. 독초도 많고, 그 독초들은 얼핏 보면 먹을 수 있는 식물과 생김새가 비슷하다. 100% 확신이 없을 때는 절대 야생 식재료를 먹지 마라.

**온천욕** 천연 온천이 많은 일본에 사는 이들은 행운아들이다. 이난에는 수온 38~40℃ 정도의 온천이 네 군데 있다. 이 온천탕에서 목욕을 하면서 주위에 펼쳐진 숲의 경관을 즐기며 흐르는 물 소리를 들을 수 있다. '고향의 숲' 치유사들은 숲길을 걸은 후 목욕하기를 권한다.

그 외에 해볼 만한 몇 가지 활동을 소개한다.

- 태극권
- 명상
- 호흡법, 요가 호흡법
- 향기치유
- 미술과 도예
- 노르딕 워킹
- 식물 관찰

여러 가지 활동을 체험하면서 당신은 자신에게 맞는 것이 무엇인지, 그리고 몸과 마음을 편안하게 풀어주는 숲의 효과를 최대로 이용하려면 어떻게 해야 하는지를 배우게 될 것이다. 좋아하는 활동을 찾는 데 시간을 할애하라. 시간을 들여서 자신에 대해 배우고 숲에서 편하게 즐길 거리를 찾다 보면 숲의 치유력에 가까이 인도될 것이다. 너무 서두르면 길을 잃을 수도 있다.

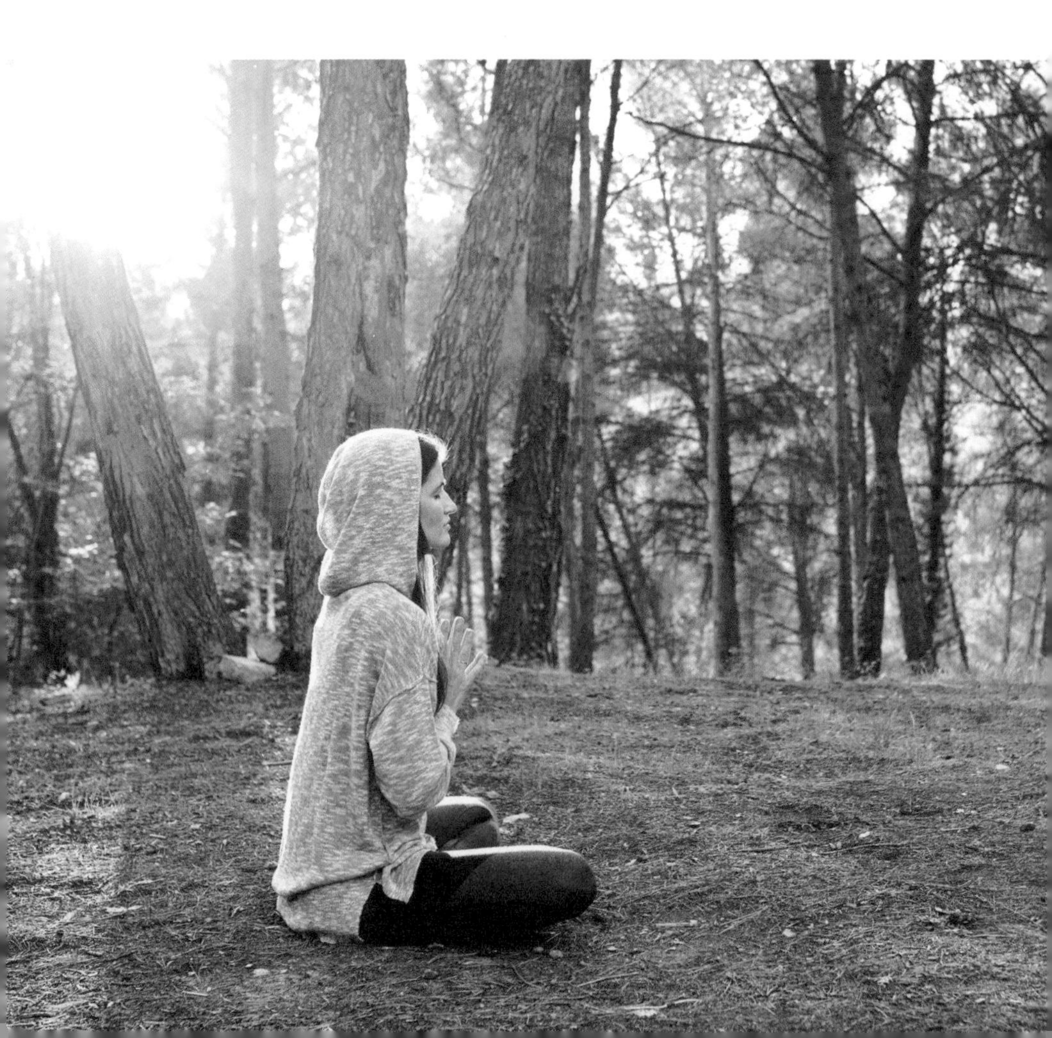

## 어디서 삼림욕을 할 것인가

세계 어디에서든 나무가 있는 곳에서라면 삼림욕을 할 수 있다. 더운 날씨나 추운 날씨나, 비가 오거나 해가 나거나 혹은 눈이 오거나 상관이 없다. 일본은 북쪽의 한대와 아한대부터 남쪽의 아열대까지 다양한 기후대와 식생이 분포되어 있어 그만큼 다양한 삼림욕을 경험할 수 있다.

홋카이도나 도후쿠 같은 북부 지역, 간토나 중부 지역에는 사할린전나무, 가문비나무, 사할린가문비나무 같은 상록침엽수가 주 수종이다. 추운 기후대인 홋카이도에서 규슈 쪽으로 내려오다 보면 너도밤나무, 참나무, 호두나무 같은 나무들이 경관을 이루고 있다. 가을이면 잎이 떨어지기 전에 붉은색, 오렌지색, 노란색으로 아름답게 물드는 나무들이다. 친커핀밤나무나 가시나무 같은 상록수들은 난온대 기후의 특징을 보인다. 해안가에는 동백나무나 녹나무가 자란다.

남부의 난대 지역에서는 맹글로브나 보리수, 무화과나무 같은 상록활엽수들을 발견할 수 있다.

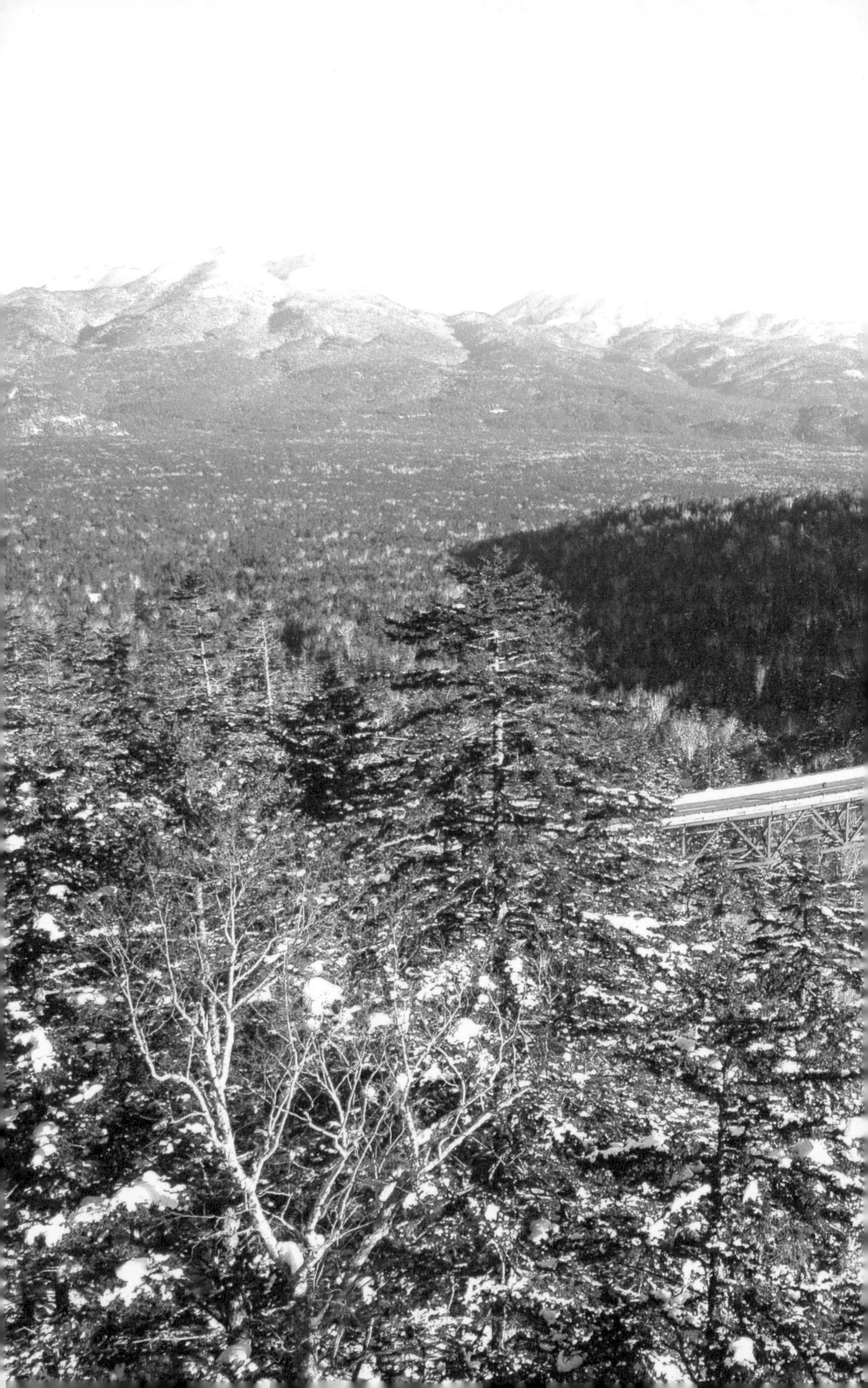

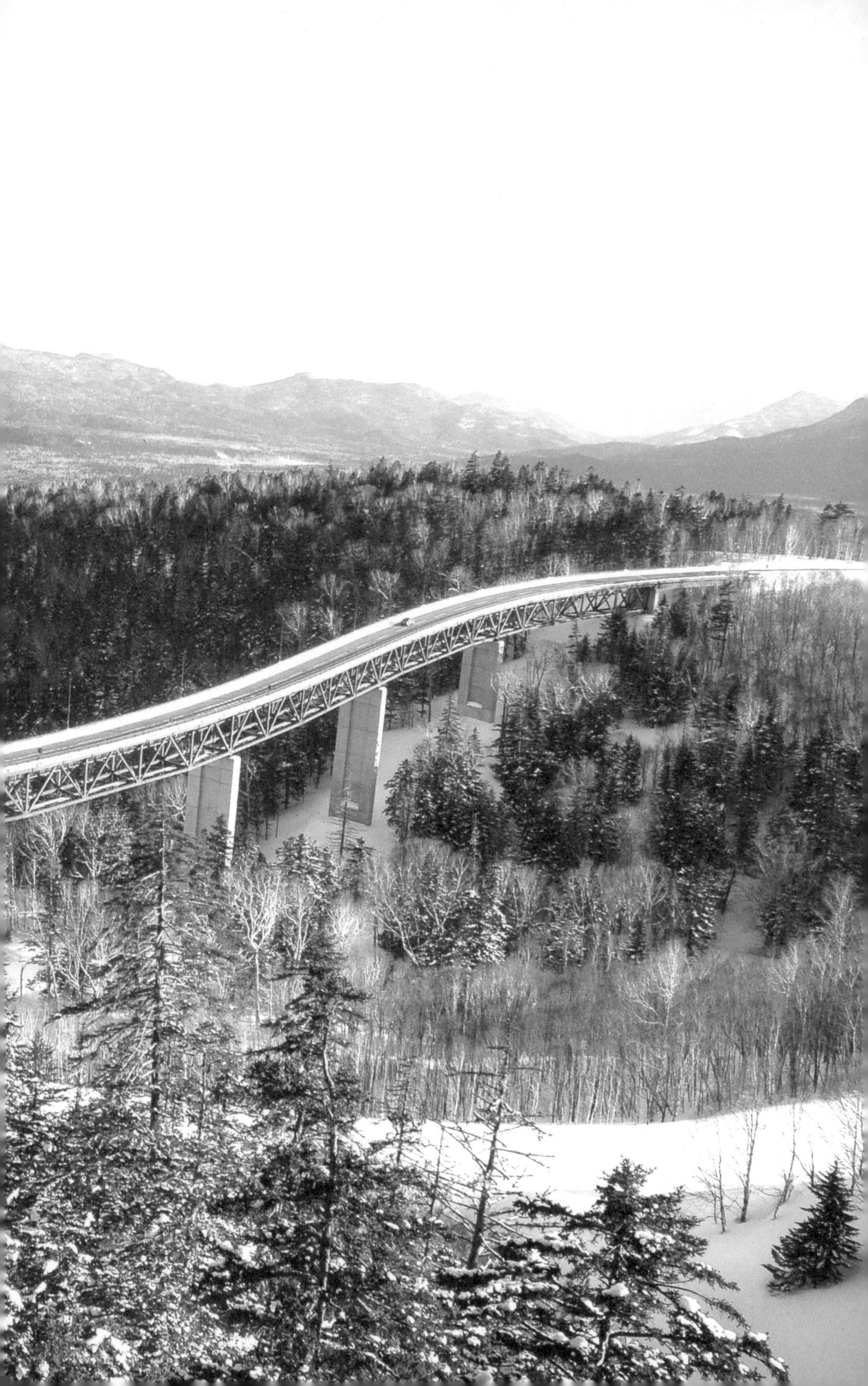

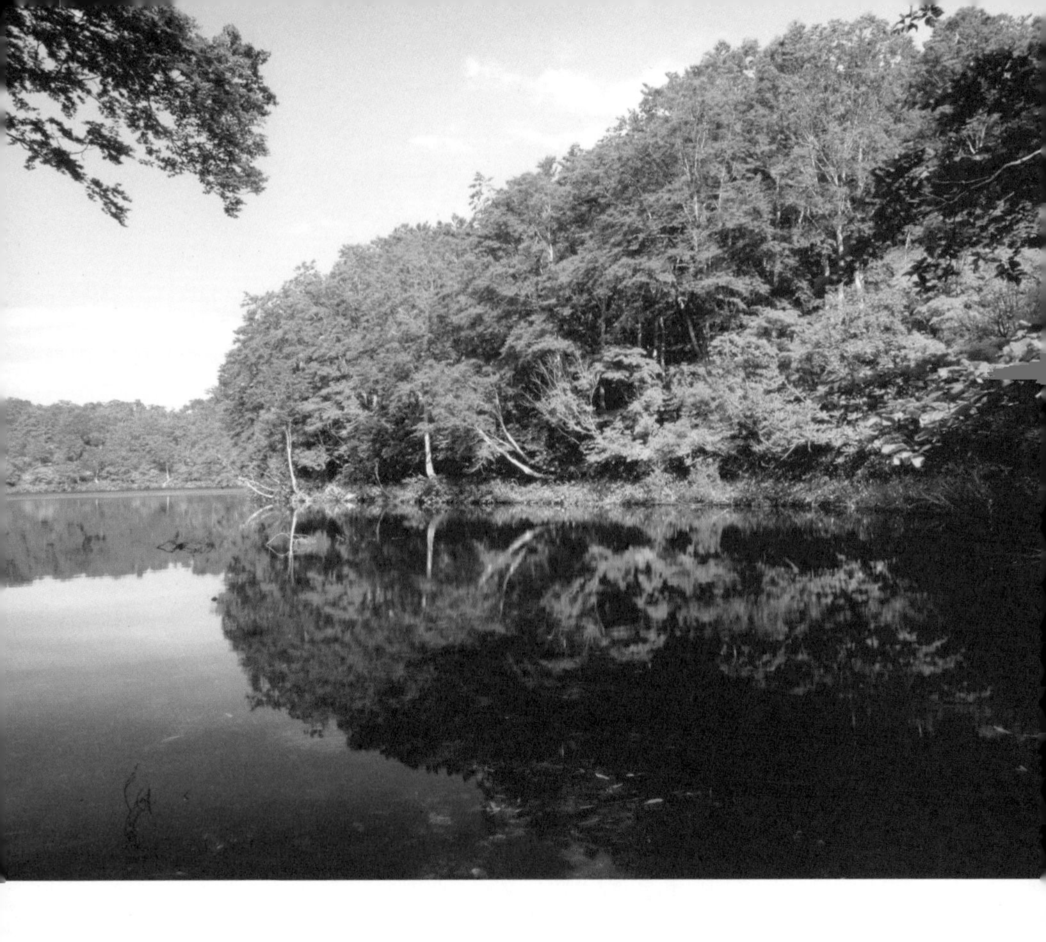

이야마는 내가 가장 좋아하는 숲 중 한 곳이다.

당신은 삼림욕을 하러 갈 좋아하는 경관을 찾게 될 것이다. 내가 좋아하는 숲은 삼림욕의 발상지인 아카사와에 있다. 두 번째로 좋아하는 곳은 내가 처음으로 삼림욕을 연구했던 이야마이고, 세 번째는 시나노에 있다.

그러나 나는 핀란드, 오스트레일리아, 한국, 중국에서도 아름다운 숲을 방문했다. 중국에서 가장 좋아하는 숲은 영화 〈아바타〉가 촬영된 톈먼산 국립공원이고 중국 남부 광둥성 광저우시에 있는 스먼 국립공원도 사랑한다. 스먼 국립공원은 맑은 물로 둘러싸여 있고 공원의 98.9%가 숲으로 뒤덮인 녹지 천국이다. 중국 남부에 남아 있는 원시림이고 희귀하고 비싼 야생 목련이나 동백 같은 수목들이 있다.

나는 두 군데의 공원을 오감으로 즐겼다. 숲의 향기, 다양한 식물들의 푸르름, 개울물 소리, 새들의 노랫소리, 숲에서 나는 먹을거리의 맛, 나무들의 느낌을 즐겼다.

핀란드에서는 이카리넨 온천 근처의 세계 최초로 '웰빙'을 주제로 한 숲을 방문했다. 이 숲에는 숲길을 산책하는 사람들을 기분 좋게 유도하기 위한 안내판이 눈에 띄게 설치되어 있다.

그러나 삼림욕에는 사실 그런 안내판이 필요 없다. 당신에게는 숲조차 필요 없다. 어떻게 하는지 한번 배우기만 하면 근처 공원이나 당신의 집 정원 어디서든 삼림욕을 할 수 있다. 나무가 있는 곳을 찾아서, 떠나라!

일본에서는 치유의 숲이라는 것이 확인되기 전에도 몇 가지 이유로 숲을 찾는다.

- 기온
- 습도
- 광도
- 복사열
- 기류(풍속)
- 소리(폭포 소리, 가지를 스치는 바람 소리)
- 알파-피넨이나 디-리모넨 등, 나무로부터 발산되는 휘발성 유기화합물
- 심리적 요인. 더운지 추운지? 밝은지 어두운지? 긴장감이 도는지 편안한지? 아름다운지 추한지? 좋은지 나쁜지? 편안한지 자극적인지? 조용한지 시끄러운지? 평범한지 화려한지?

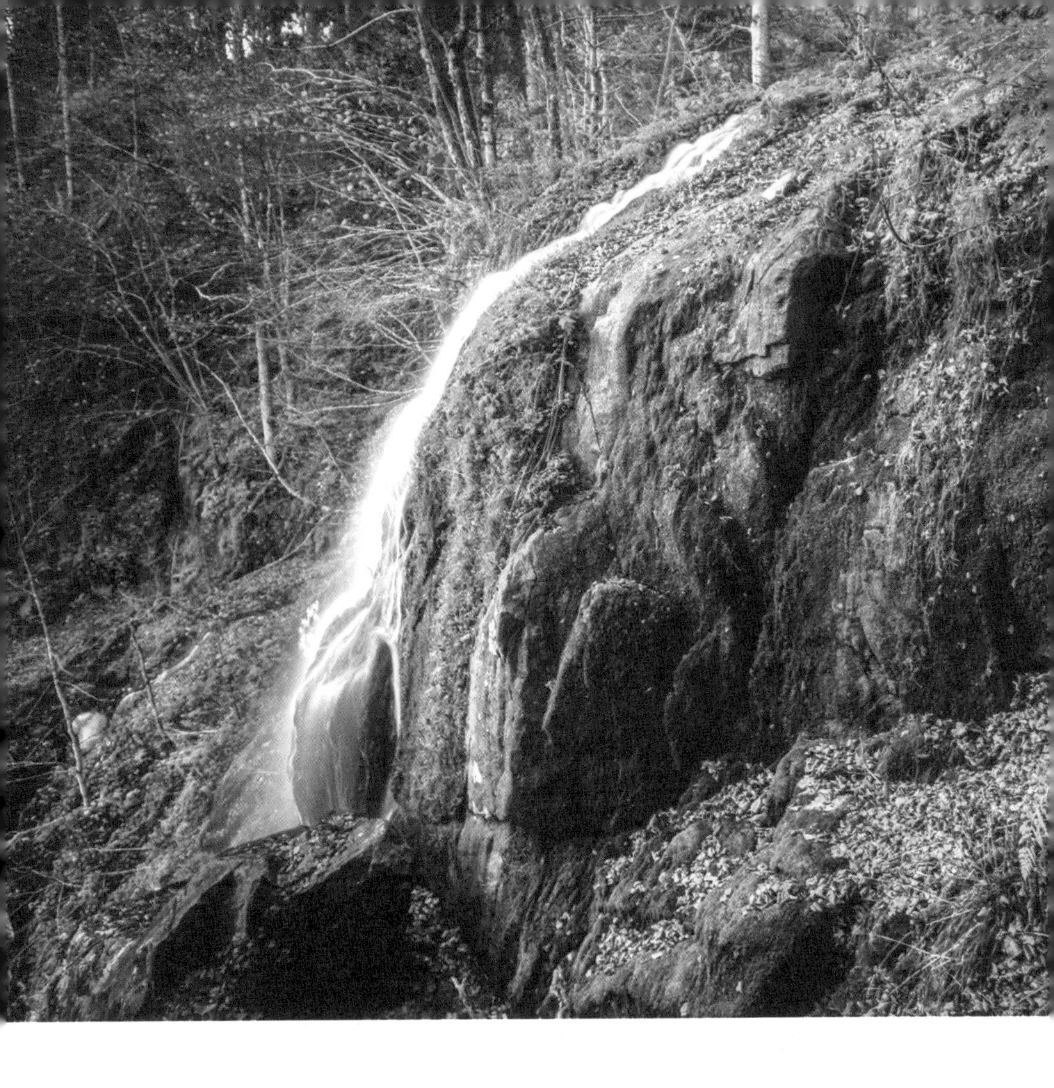

그리고 숲이 오감을 만족시키는지 확인한다.

일본에서 증명된 삼림치유 기지는 두 개 이상의 길이 있어야 한다. 그것을 '숲 치유 길'이라 한다.

일본 서부 아시즈 계곡에 있는 지즈 숲에는 세 개의 치유 길이 있다. 지즈는 삼나무와 낙엽활엽수로 이루어진 숲으로서 많은 계류가 흐른다. 숲의 경관은 새싹이 트는 봄부터 단풍이 물드는 가을까지 계절에 따라 변한다. 각각의 길은 골짜기의 다른 부분을 따라가고 길마다 독특한 경관을 담고 있다.

첫째, 주고쿠의 자연 산책길은 임업에 이용했던 오래된 궤도를 따라 이어진다.

두 번째 길인 댐 코스는 산 그림자가 물에 비치는 미타키 댐 주변의 길이다.

세 번째 길은 강을 따라 굽이치며 오르락내리락한다. 폭포들이 많아서 음이온(205쪽 참조)으로 가득 찬 신선한 공기를 쐬일 수 있다.

아래 기준에 따라 당신에게 적합한 숲 치유 길을 스스로 분석할 수 있다.

- 완만한 경사
- 넓은 길
- 잘 관리되고 잘 표시된 길
- 공해가 없는 곳
- 교통 소음으로부터 멀리 떨어진 곳
- 계류, 폭포, 호수, 못이 있는 곳
- 다양한 식물들
- 너무 어둡지 않고 밝은 곳
- 최소한 5km 길이
- 나무가 많은 곳. 특히 상록수가 많은 곳
- 안내자나 치유사, 숲 관리인이 있는 곳
- 화장실

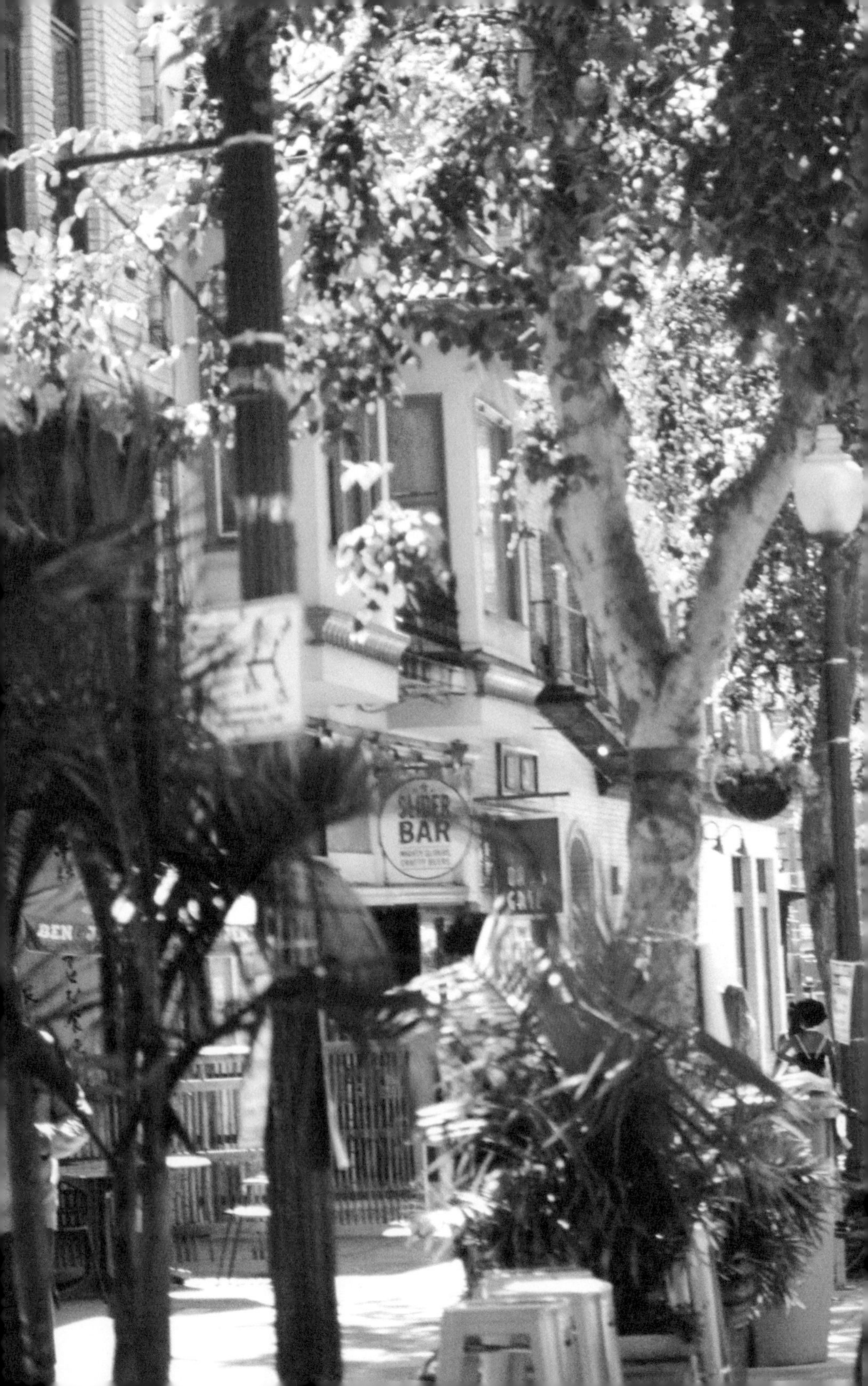
BAR

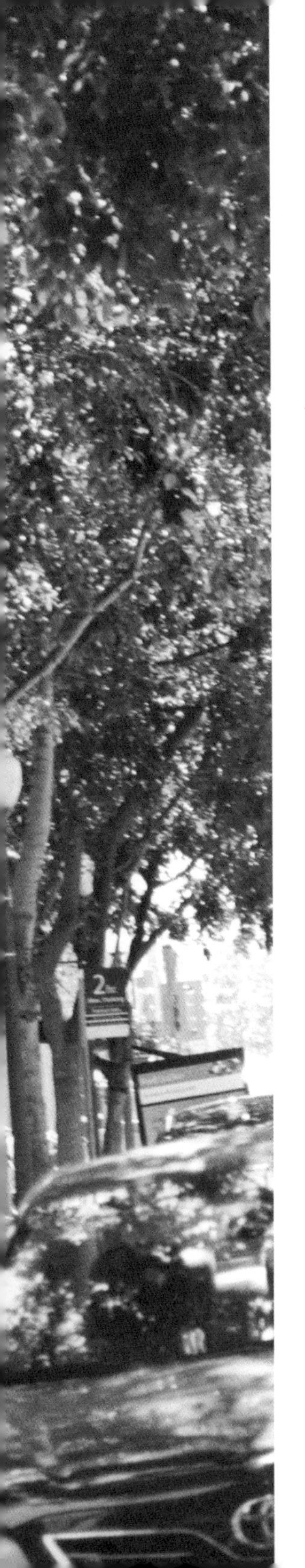

## 당신이 숲 가까이에 살지 않는다면?
## : 도시의 숲

도시에서 거주하는 시민들의 건강을 위해 나무가 중요하다는 인식은 적어도 2,500년 전 페르시아 제국의 번잡한 수도에서 키루스 대왕이 유명한 왕실정원에 나무를 심었을 때부터였다.

그의 정원은 도시 안에 있었지만 숲, 풀밭, 과일나무, 삼나무, 장미, 백합, 재스민이 있었고 시원한 계류와 웅덩이에서 모든 식물들에 물을 공급했다. 석회석으로 만든 수로 유적이 아직도 남아 있는데, 1킬로미터에 걸쳐 펼쳐져 있다.

우리들이 살아가는 많은 위대한 도시에는 멋진 공원들과 정원이 있고 어떤 곳에는 야생지역이나 숲도 있다.

파리에는 불로뉴 숲이 있고 런던에는 하이드 파크가 있으며, 뉴욕에는 위대한 조경가 옴스테드(Frederick Law Olmsted)가 설계한 센트럴 파크가 있는데 그는 "경관을 보는 즐거움은 피로를 풀어주며, 운동을 하게 하여 마음을 안정시키며, 활력이 넘치게 하여 신체에 마음이 작용하여 신선한 휴식의 효과를 주며, 몸 전체에 새로운 힘을 불러 일으킨다"고 했다. 다른 말로 하면 공원들은 매우 편안한 곳이고 에너지를 회복시키는 곳이다.

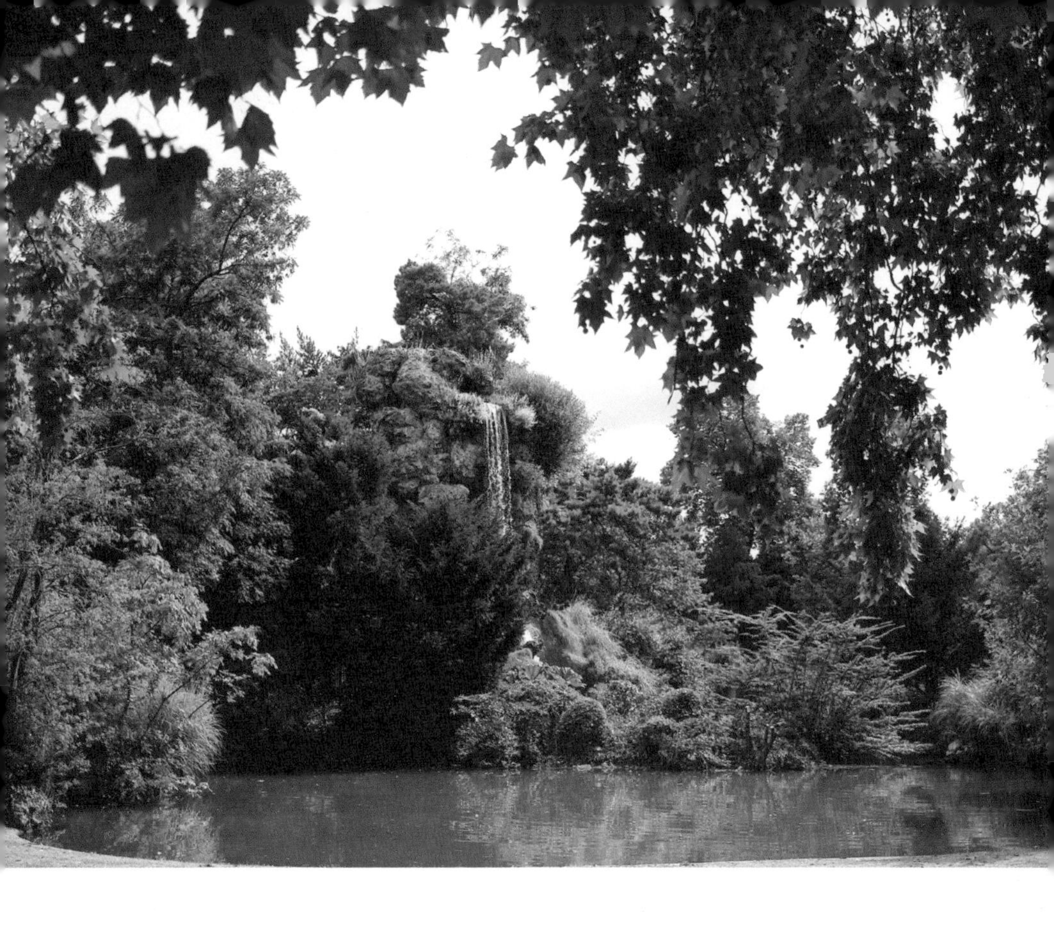

불로뉴 숲은 파리에서 두 번째로 큰 공원이다.

도쿄에도 아름다운 공원이 많이 있다. 내가 좋아하는 곳은 신주쿠교엔 국립정원인데 다양한 나무와 꽃들이 자라고 있다. 공원 북쪽에는 프랑스식 정원과 영국식 정원이, 남쪽에는 일본 전통정원이 있다. 그 공원은 원래 영주 나이토 가문의 집이었다.

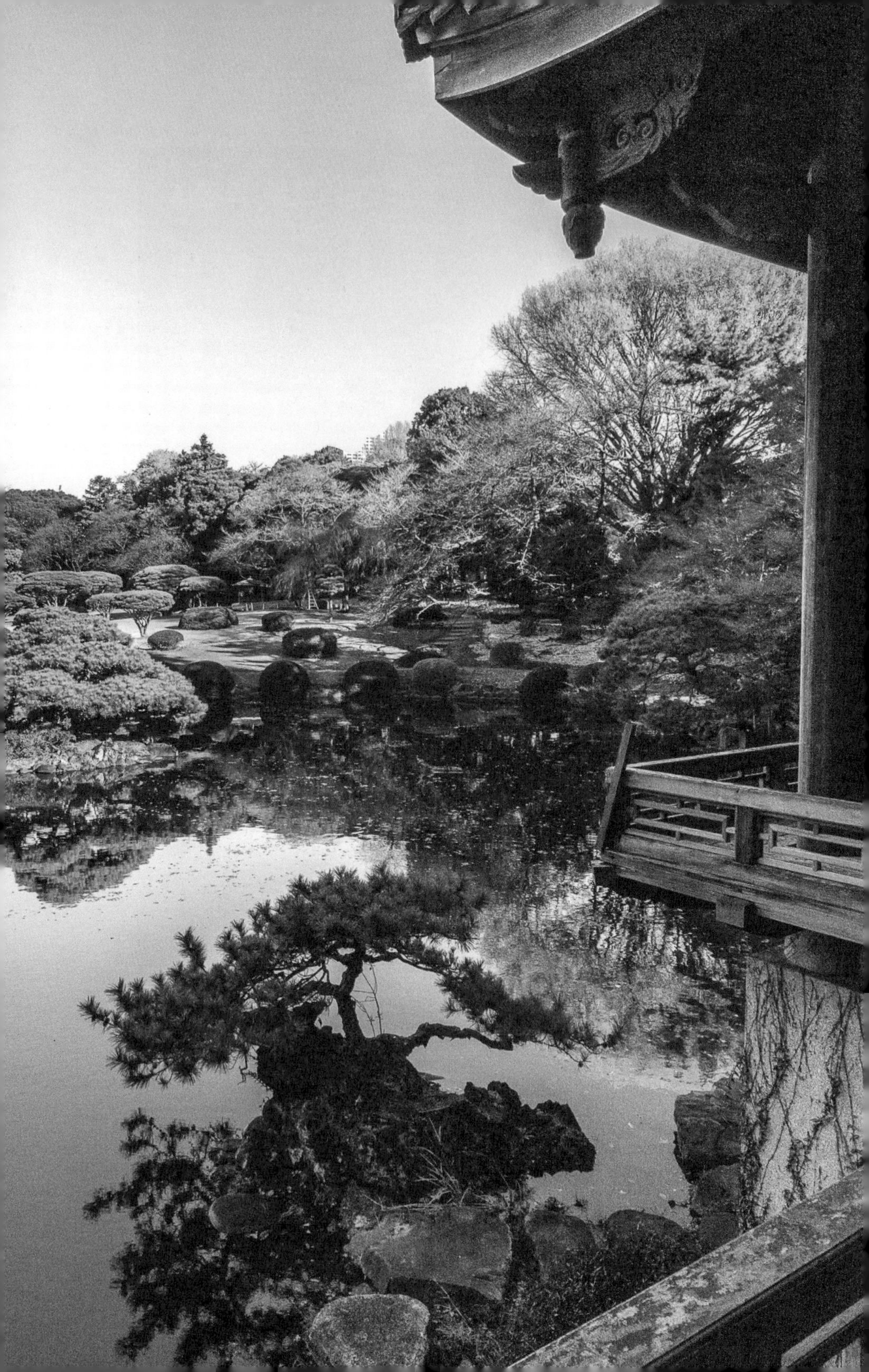

내가 두 번째 좋아하는 정원은 도쿄 중앙에 있는 리쿠기엔(六義園)이다. 리쿠기엔은 '시의 6원칙 정원' 이라는 의미이고, 유명한 시에 언급되는 여든여덟 개 장면을 축소하여 만든 공원이다. 봄이면 수양벚꽃, 가을이면 붉은 단풍으로 물든 공원은 화려하다. 한가운데에는 언덕과 숲에 둘러싸인 큰 호수가 있다. 여러 개의 정원, 잔디밭, 숲 사이로 산책길과 보도가 굽이치고 있다.

이 두 곳의 공원은 삼림욕 연구를 위해 내가 의대 3년차 때 매주 월요일이면 가던 곳이다.

왼쪽 : 도쿄 중심부에 있는 신주쿠교엔 국립정원에는 아름다운 호수가 있다.

아래 : 리쿠기엔은 '시의 6원칙 정원' 이라는 뜻이다.

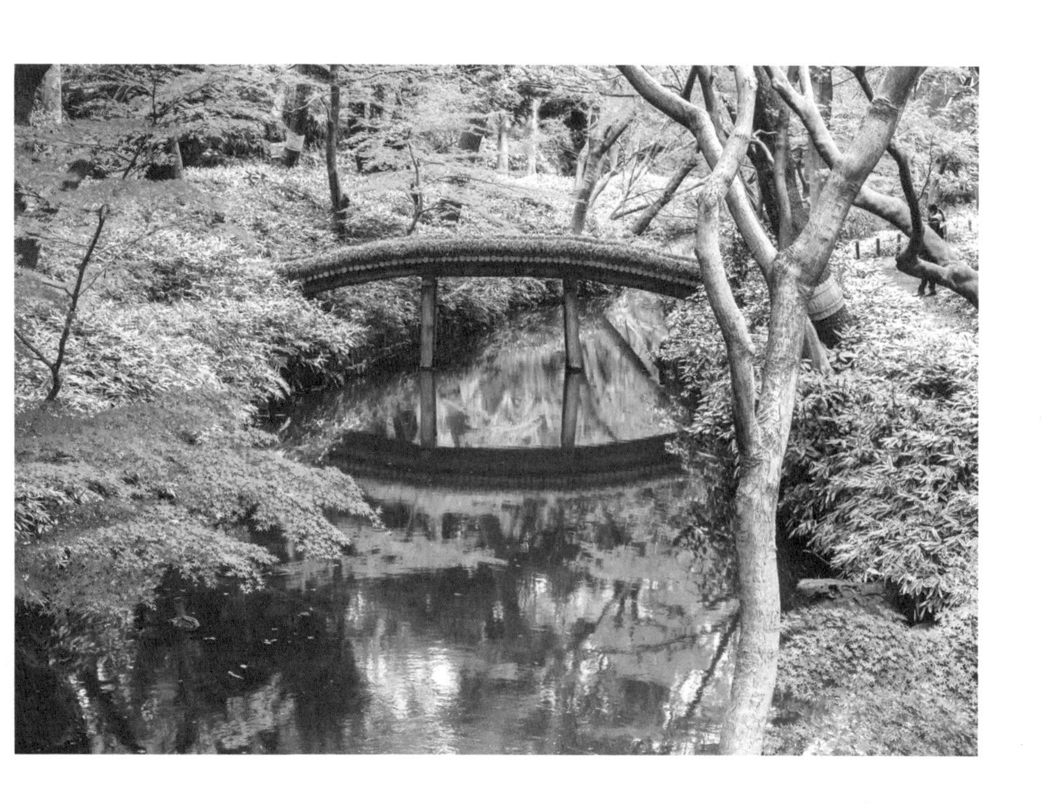

도시 지역에서 자라는 나무들은 우리 건강에 시골에 있는 나무들만큼 중요하다. 어쩌면 더 중요할 수도 있다.

물론 나무는 도시를 깨끗하게 하는 데 절대적 역할을 한다. 공기를 시원하게 하고 열섬 효과를 줄여주며 일산화탄소, 질소산화물, 오존, 황산화물 같은 공해가스를 정화하는 뛰어난 여과 작용을 한다. 또한 비가 올 때마다 대기 중의 먼지를 제거하는 데에도 매우 효과적이다. 텔레비전 화면에 먼지가 내려앉듯 나뭇잎 위에도 먼지가 달라붙었다가 비가 오면 싹 씻겨나간다.

도시에서
자라는
나무들은
우리 건강에
시골에 있는
나무들만큼
중요하다.

폐로 흡입되는 미세먼지는 먼지, 꽃가루, 그을음 및 연기의 작은 입자로 이루어져 있다. 자동차 매연이 미세먼지 주범이고 시골보다 도시에 사는 사람들이 미세먼지에 더 많이 노출된다. 세계보건기구(WHO)는 모든 공해 중에서 미세먼지는 천식, 폐병, 심장병, 암, 협심증을 많이 일으키며 건강에 매우 부정적인 영향을 준다고 발표했다. 도시민들의 90%가량이 세계보건기구가 제시한 공기질 기준보다 훨씬 농도가 높은 미세먼지에 노출되어 있다.

2012년에 공해로 인한 조기 사망자가 300만 명에 이른다는 추정이 나왔으며, 2050년에는 도시에 더 많은 사람들이 집중될 테니 미세먼지로 인한 사망자가 620만 명이 넘을 것이라고 예측되고 있다.

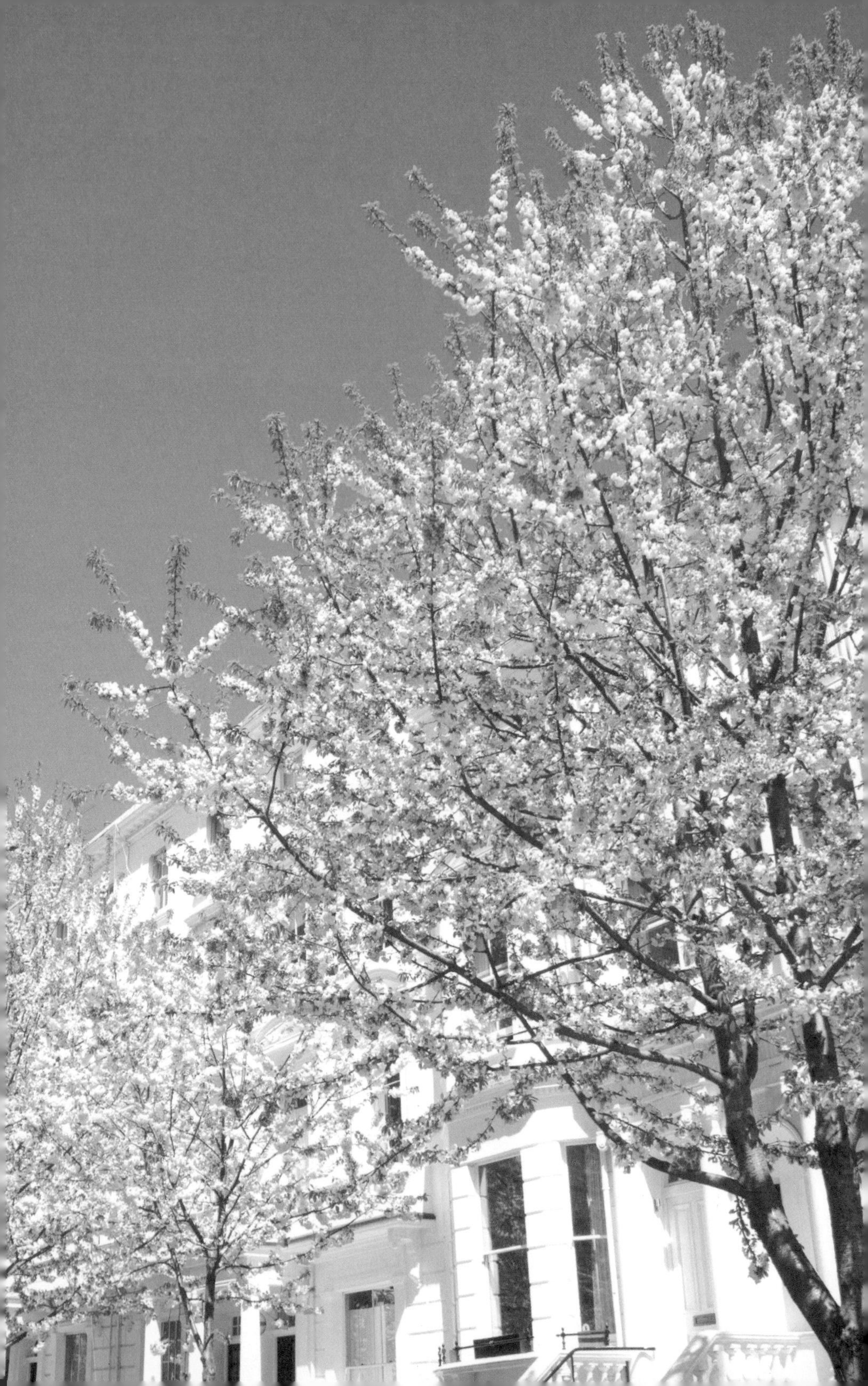

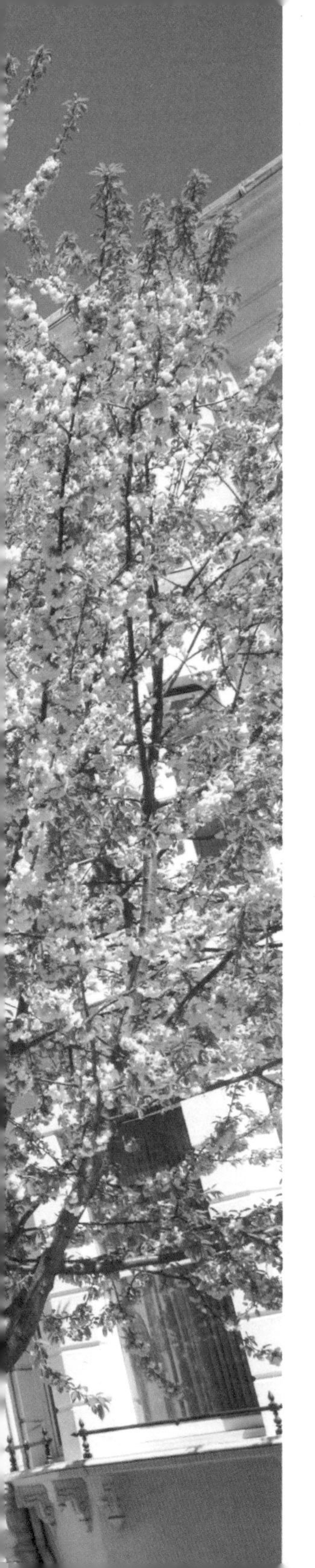

그러나 한 그루의 나무가 1년에 4.5킬로그램의 공해물질을 흡수할 수 있다. 2014년 '가장 큰 나무 조사(the largest tree survey of its kind)' 에 의하면 런던의 나무들이 2,24킬로그램의 공해물질을 제거했고, 2,367톤의 탄소를 저장했으며, 77,200톤의 탄소 격리를 수행했고, 매년 3,414,000입방미터의 빗물 유실을 잡았다고 한다.

어떤 나무들은 다른 나무들보다 더 효과 만점이다. 예를 들어 자작나무는 참나무류보다 자동차 매연을 50% 더 많이 흡수할 수 있지 않는가!

영국의 과학자들이 랭카스터 시가지에서 실험해봤다. 첫째, 매연이 얼마나 많이 집으로 들어가는지를 측정했다(텔레비전 화면에 묻는 먼지를 측정했다). 그리고 나서 거리에 어린 자작나무를 줄맞춰 심었다. 2주 후에 과학자들은 특수한 전자현미경으로 나뭇잎을 조사했다. 잎은 미세한 털로 뒤덮여 있는데 이 털이 지나가는 차에서 발생하는 미세먼지를 흡착한다.

실험 결과, 나무를 심었을 때 텔레비전 화면의 먼지가 50%가량 줄어들었다.

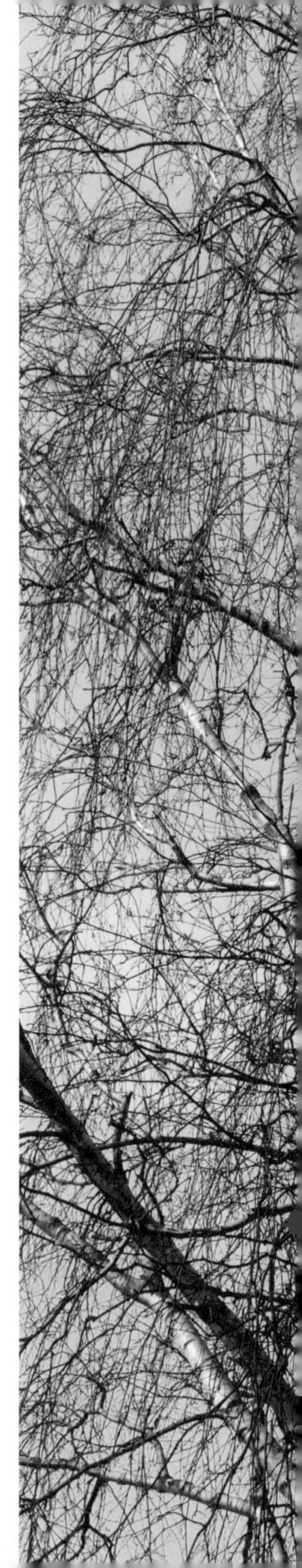

자작나무는 자동차 매연을 흡수하는 데
특별히 효과적이다

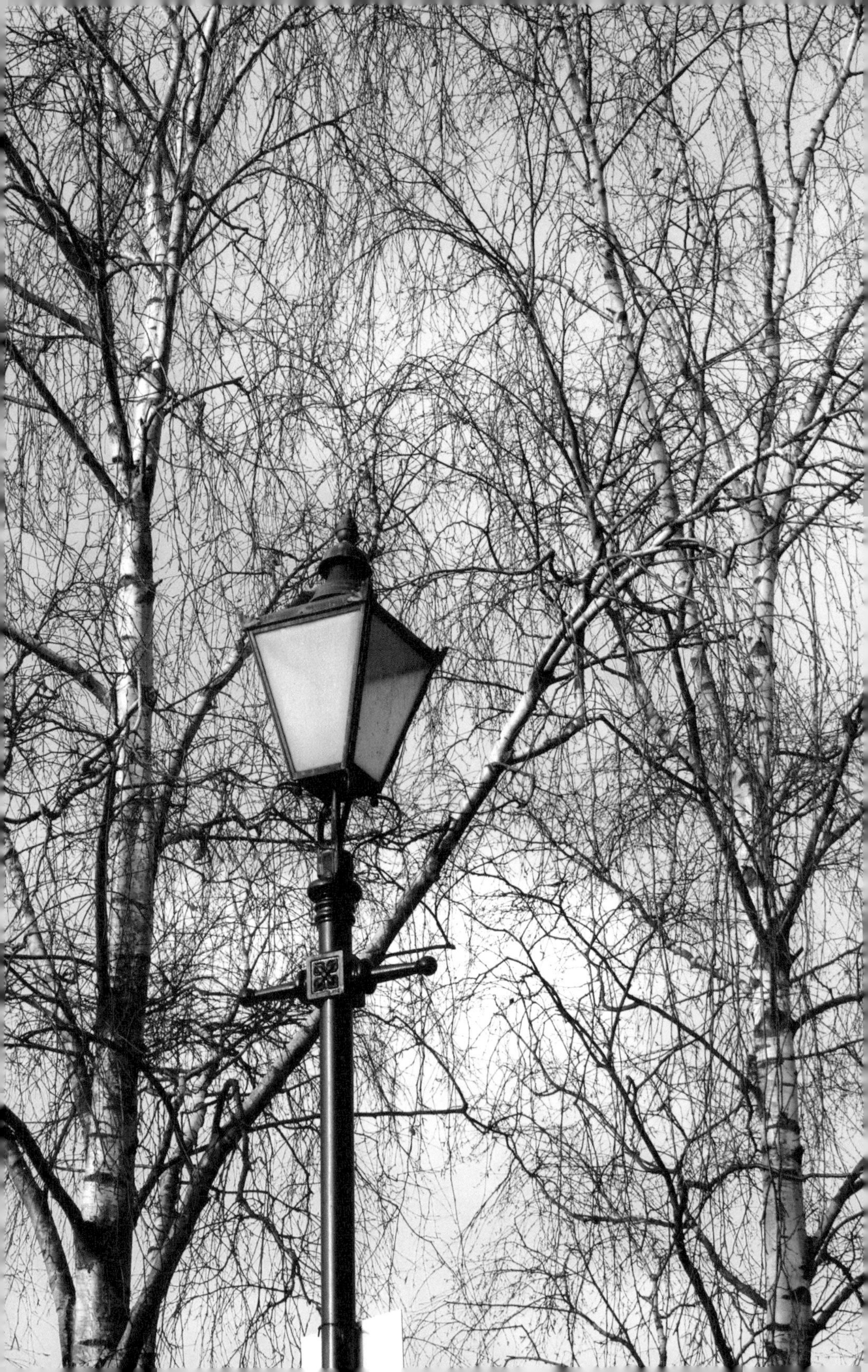

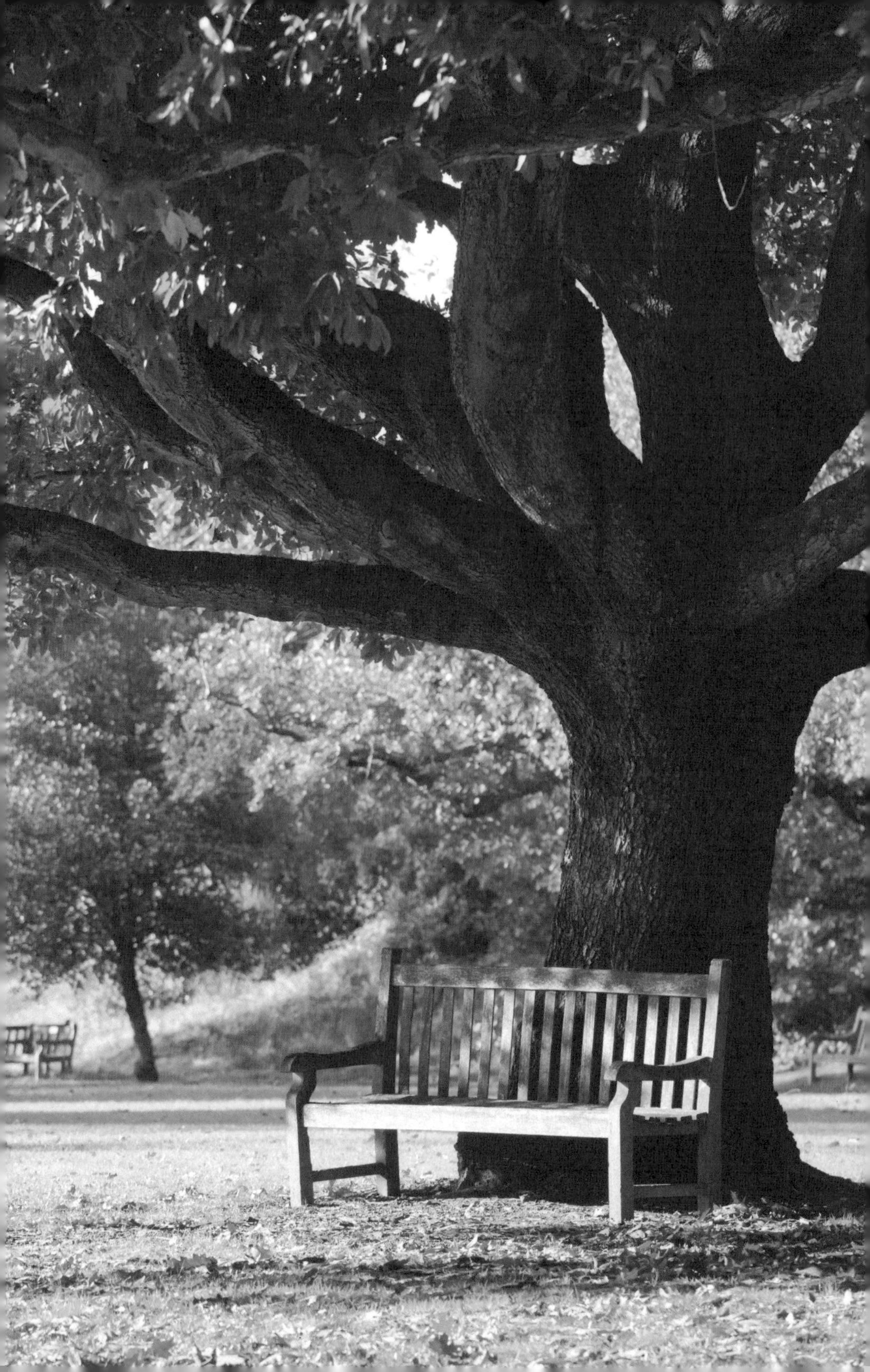

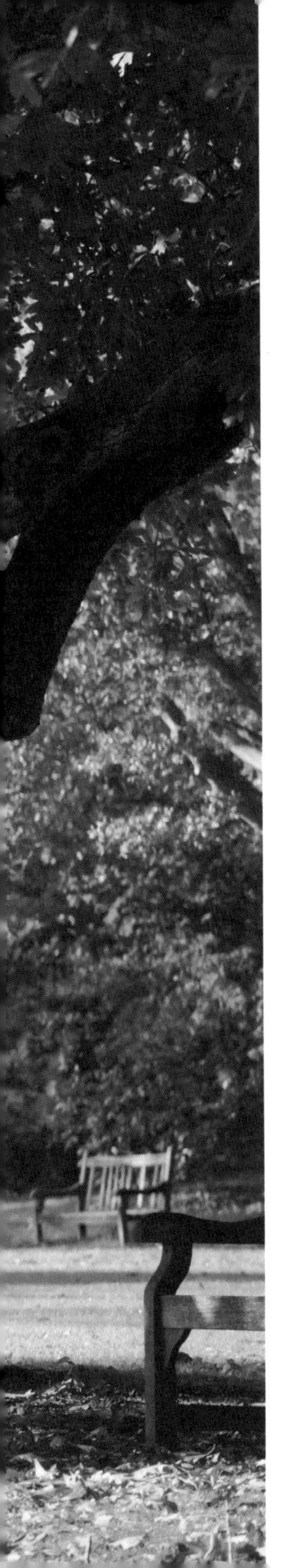

## 공원에서 삼림욕하는 법

1. 전화기, 카메라, 음악 및 정신을 산란하게 하는 모든 것들을 내려놓아라.

2. 기대를 버려라.

3. 천천히 움직이고 시간을 잊어라.

4. 지금 이 순간에 몰입하라.

5. 앉을 자리를 찾아라. 풀밭, 나무 아래, 또는 공원 벤치.

6. 들리는 것, 보이는 것에 주의를 기울이라.

7. 느끼는 것에 주의를 기울이라.

8. 가능하면 두 시간 이상 머물러라(20분 후에는 효과를 느끼게 되겠지만).

## 소리

스스스. 들어봐라. 무엇이 들리는가? 그렇다, 맞다. 하늘의 비행기 소리, 자동차 소리, 오토바이 소리, 작업장 소리, 냉장고 소리, 냉방기 소리, 너무 크게 들리는 타인의 전화벨 소리. 자신의 전화 소리도!

오늘날엔 평화롭고 조용한 곳을 찾을 수 없다. 아무것도 듣지 않았던 마지막 시간을 기억할 수 있는가?

소음은 그저 귀찮은 것이 아니다. 소음은 혈압을 높이고 집중력과 수면을 방해하고 건망증을 일으킨다. 소음은 어린이들의 독해력과 언어능력을 저하시키는 것으로 알려져 있다. 심각한 소음은 스트레스를 준다. 그리고 우리는 무엇이 건강 문제의 주범인 스트레스를 일으키는지 알고 있다.

세계 인구의 절반 이상이 현재 시끄러운 도시에 살고 있다. 유럽에서는 약 8억 명이 너무 높다고 판정되는 소음치 속에서 살고 있다. 미국에서는 1,100만 명가량이 청력을 잃을 수 있는 교통소음에 노출되어 있다.

그리고 평온하고, 평화롭고, 고요한 나라같이 보이는 일본도 사실은 소음 국가이다. 세계보건기구에 의하면 일본은 세계에서 가장 시끄러운 나라이다. 아침 7시부터 밤 10시까지, 일주일에 일곱 번, 일본은 안내방송, 경고, 독촉, 초인종이나 종소리, 사이렌 소리 등으로 공격당하고 있다. 기차역이나 객차 안에는 시끄러운 스피커가 있고, 말하는 에스컬레이터, 현금인출기가 있다. 거리의 매장에서는 메가폰을 잡고 소리를 지르고 상점 종업원들은 호객행위로 시끄럽다. "어서 오세요!" 지자체는 어린이들에게 집에 갈 시간이라고 끊임없이 안내방송을 하고 내일이 쉬는 날이라고 알린다. 쓰레기차 상단의 시끄러운 스피커는 "쓰레기차가 오고 있습니다. 쓰레기차가 오고 있습니다" 그리고 '점잖게 버리세요' 라고 외친다.

일본에는 최소한의 소음 규제 기준이 있지만 강제성은 없다. 옥외 소음치가 대개 70데시벨 기준을 초과하고 있다.

아마도 우리들은 소음에 중독되어 있는 듯하다. 식당에서는 음악을 틀어대고, 찻집에는 라디오 소리가 울려 퍼진다. 얼마나 많은 사람들이 하루 종일 텔레비전을 켜고 있는지 혹은 귀에 늘 헤드폰을 끼고 음악을 듣는지 생각해보라.

우리는 모두 침묵하며 보내는 시간이 두려워서 하루 종일 떠드는 사람들을 알고 있다.

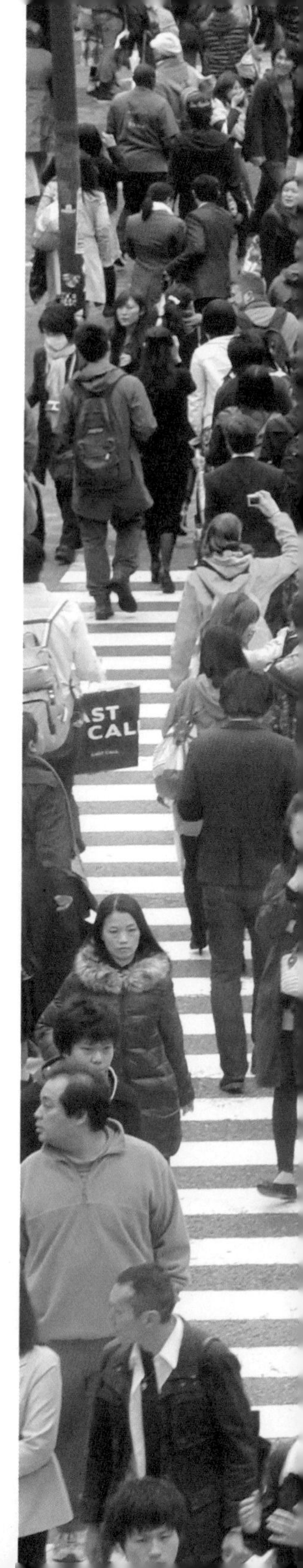

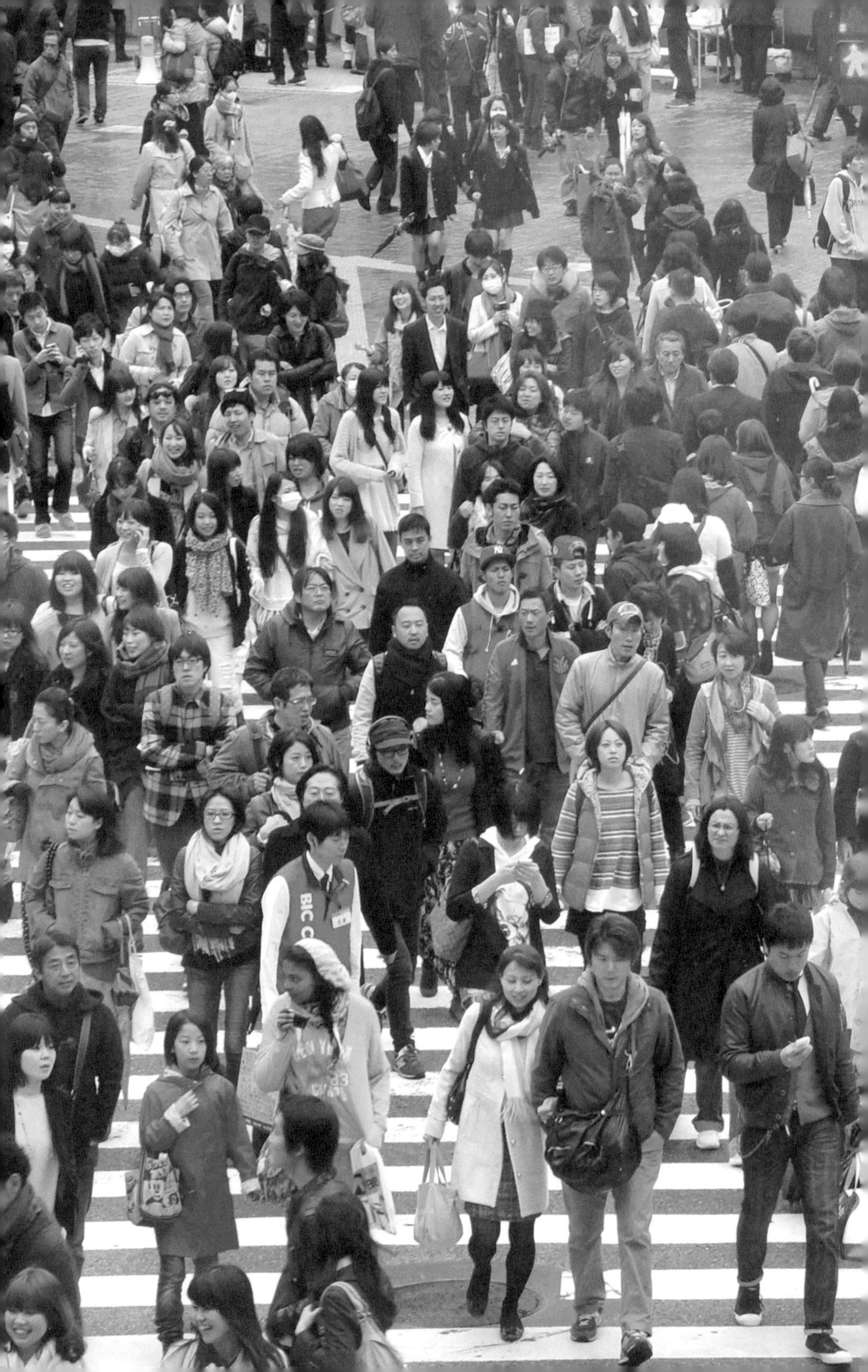

## 자연의 고요

곳곳에 소음공해가 심하니 대부분의 사람들에게는 이제 평화와 고요 속에서 지친 심신을 회복시켜주는 소리를 즐길 기회가 없다. 자연의 고요는 지구상에서 가장 위기에 처한 자원 가운데 하나라고 할 수 있다.

미국 국립공원협회에서는 고요함을 보호 순위에 올려놓고 귀한 존재로 여기고 있다. 워싱턴주 올림픽 국립공원 내의 호(Hoh) 우림 한복판에는 '1평방인치의 고요'라는 조그만 빨간 돌이 있다. 이것은 인간이 만든 소음으로부터 완전 해방된 장소를 만들기 위한 캠페인의 초점이다.

자연의
고요는
지구상에서
가장 위기에
처한
자원 가운데
하나이다

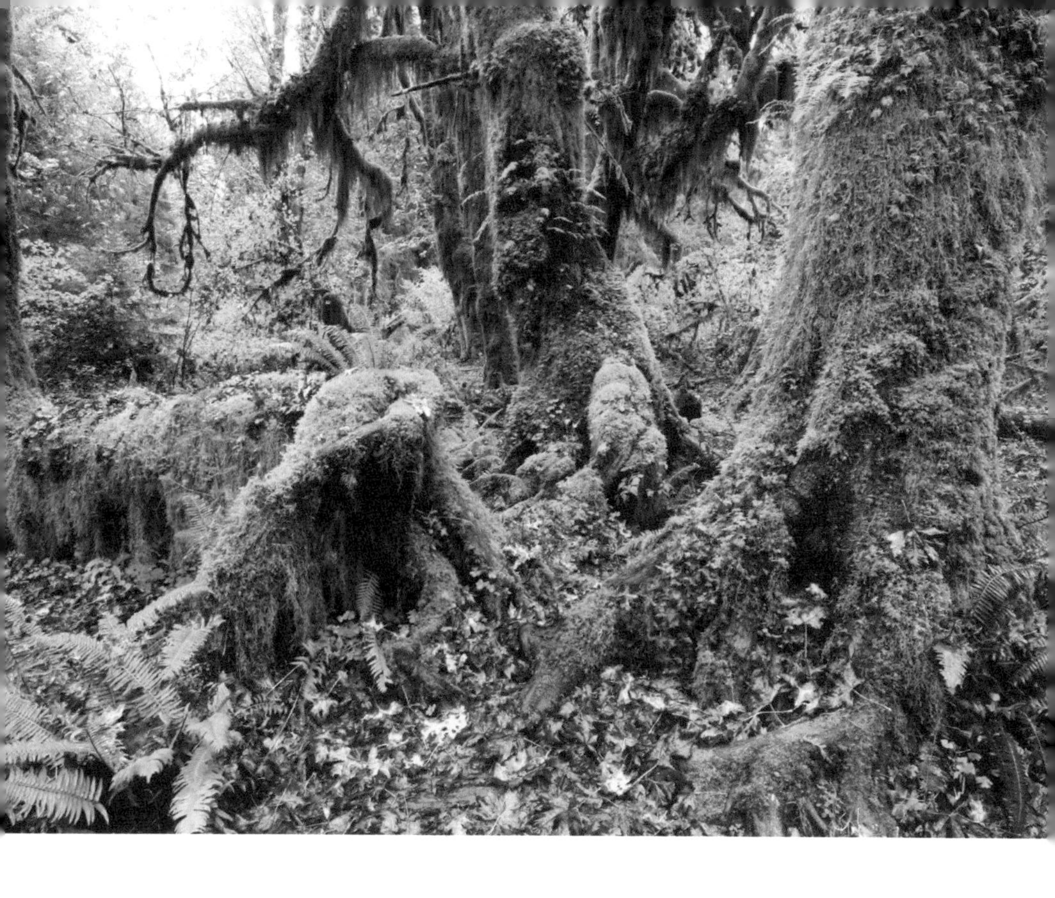

미국 호 우림

아주 조용한 장소를 상상하는 것이 어려워졌다. 호 우림은 서반구에서 가장 넓은 온대우림이다. 미개발된 해안선을 따라 만년설과 깊은 계곡이 길게 펼쳐져 있다. 이곳은 미국에서 가장 조용한 곳이며, 사람의 손길이 닿지 않고 생태적 다양성을 유지하고 있는 곳 중 한 곳이다. 그 캠페인을 하는 것은 1평방인치의 고요에 귀를 기울임으로써 환경에 대한 참된 이해자가 되는 법을 배우고 자연의 고요의 가치를 다시 한번 알게 되기를 바라서이다.

물론 자연의 고요는 완벽한 고요를 의미하지 않는다. 우리가 인간의 소음으로부터 벗어날 때 자연만이 제공하는 소리를 듣는 기회를 가질 수 있다.

소음공해에 대처하기 위해서 일본 환경부는 수백 가지 일본의 소리를 녹음한 바 있다. 사가노 대나무 숲에 바람이 스쳐 지나갈 때 나는 삐걱거리는 소리, 부시럭거리는 소리 같은 것도 있다. 세상에서 찾아볼 수 있는 가장 평화로운 소리 중 하나인 이 소리를, 복잡하고 시끄러운 교토 중심지에서 30분만 가면 들을 수 있다.

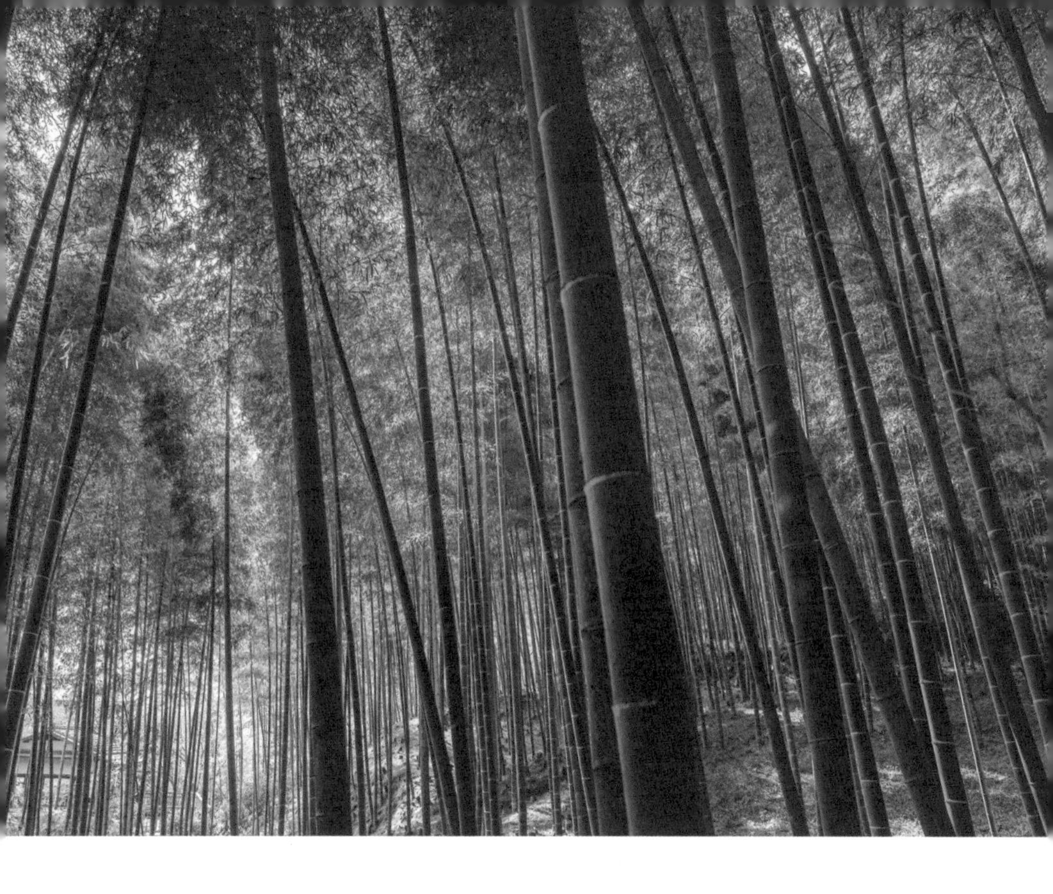

사가노 대나무 숲은 교토에서 30분 거리에 있다

자연경관 프로젝트에는 일본에서 가장 높은 쇼묘폭포의 소리도 녹음되어 있다. 그 외에 가고시마의 지가미가와강 소리, 오카야의 엔레이에서 들을 수 있는 새 소리, 후지산 기슭의 들새 소리가 포함되어 있다.

이 프로젝트에는 노시로 소나무 숲의 소리, 기타카미강 하구의 갈대 숲을 스치는 바람 소리, 17세기의 마쓰오 바쇼가 그의 유명한 하이쿠를 쓰면서 영감을 받은 야마데라 산사의 요란한 매미 소리도 포함되어 있다.

고요함
바위에 스며드는
매미의 울음

당신이 영원히 보존하고 싶은 자연의 소리가 하나 있다면, 그것은 어떤 소리일까?

쇼묘폭포는 일본에서
가장 높은 폭포이다.

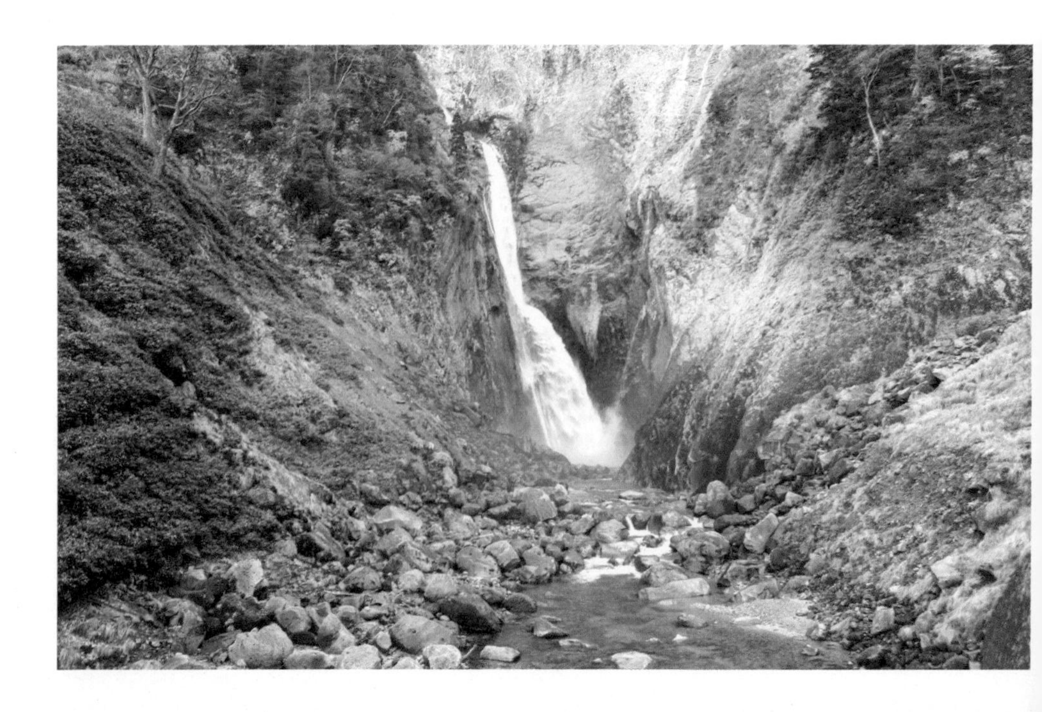

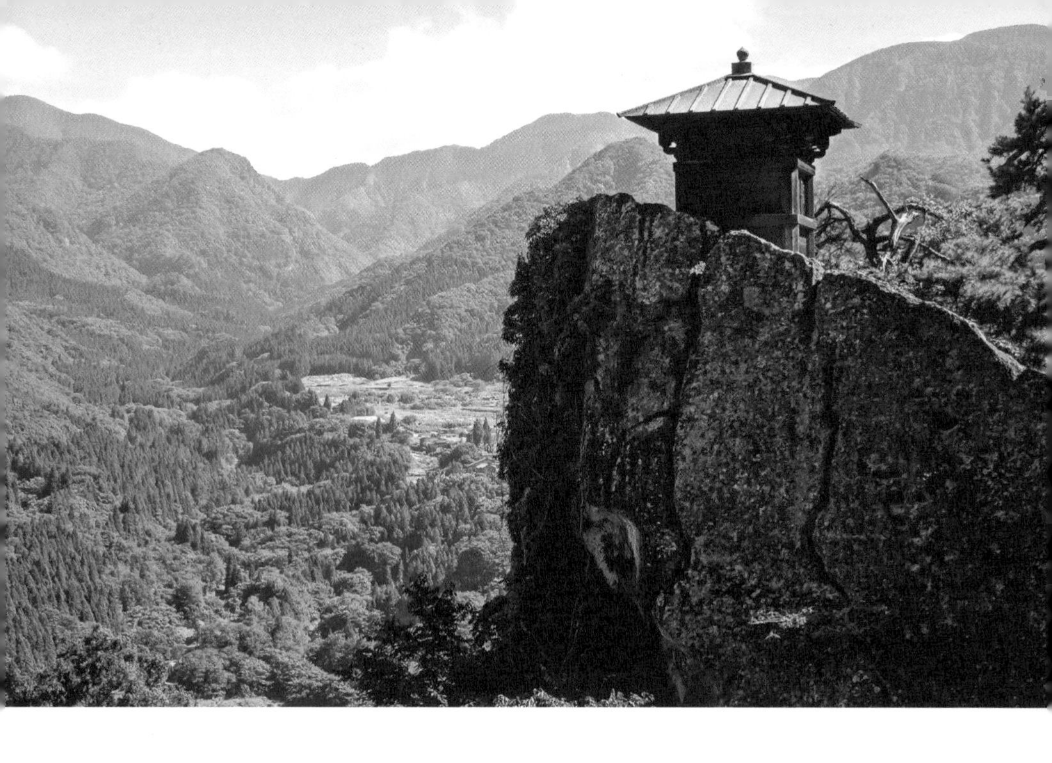

야마가타시 북동쪽에 자리잡은
야마데라 산사는
시인 마쓰오 바쇼에게 영감을
주었다.

자연의 소리를 표현한 의성어를 찾아보자.

부슬부슬 : 가랑비 소리

쏴아 : 폭우 소리

바스락바스락 : 마른 잎새를 가볍게 밟거나
뒤적일 때 나는 소리.

휘휘 : 바람이 불어오는 소리

우르릉 : 천둥 치는 소리

뽀드득뽀드득 : 발밑의 눈을 밟을 때 나는 소리

## 휴식을 위해 자연으로 돌아가라

가끔 내가 삼림욕을 할 때면 끊임없이 떨어지는 물소리가 들린다. 여름 내내 울어대는 매미 소리도 있고 봄꿩의 꺼겅꺼겅 하는 소리도 있다. 바람은 불어와 나뭇잎에 살랑거린다. 멀리서 폭포 소리가 부딪쳐 오기도 하고, 머리 위로 솔새 소리가 들리기도 한다. 자연의 고요는 사실 끊임없고 경이로우며, 끝나지 않는 교향악이다.

자연의 고요는
사실
끊임없고
경이로우며,
끝나지 않는
교향악이다.

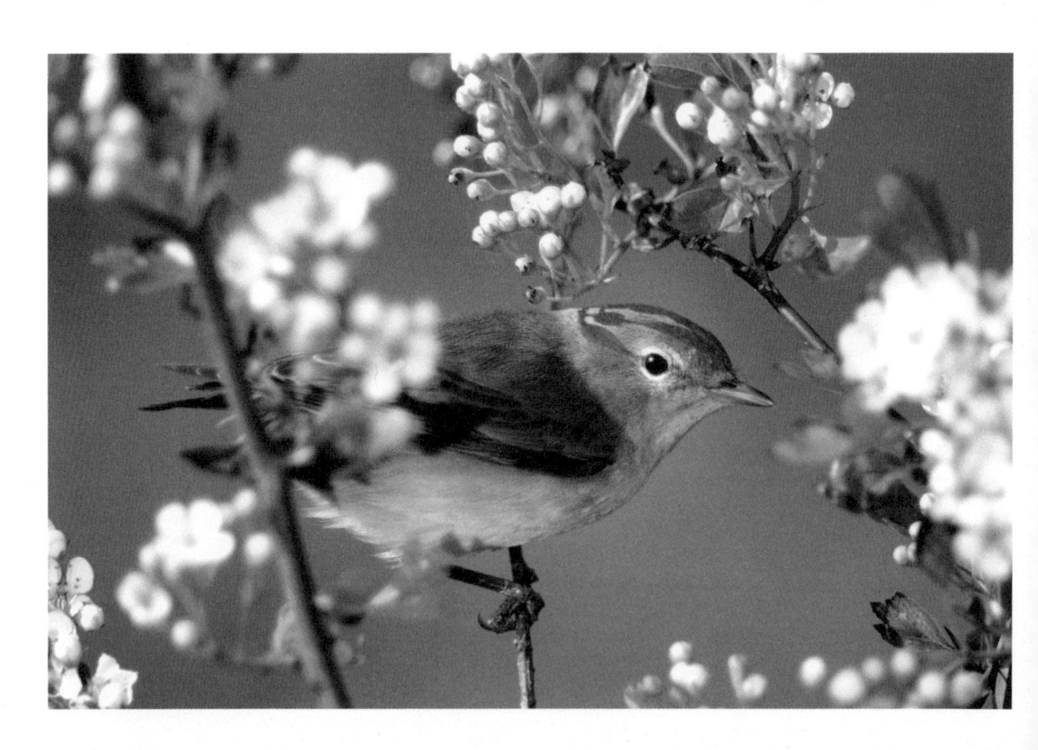

자연의 소리는 환경과 우리 자신을 연결해준다. 숲에서 우리는 우리가 들을 수 있도록 만들어진 경관에 귀를 기울이는 법을 다시 한번 배운다. 우리들은 조용할 때 자연에 귀 기울일 수 있다. 자연에 푹 빠지면 새로이 회복하는 소리의 경관 속에 있게 된다. 조용하게 있으면 고요의 소리를 듣게 되고 편안해진다.

여러 연구들이 우리가 도시의 소음보다 자연의 소리를 더 좋아하고, 자연의 소리는 스트레스를 풀어주며 새소리나 흐르는 물소리를 들으면 편안해진다는 것을 밝히고 있다. 영국의 브라이튼과 서식스 의과대학의 연구자들은 뇌와 신체, 배경 소음의 연관성에 대해 조사했다.

자연에서 나는 소리와 인공환경에서 나는 소리를 듣는 동안 사람의 뇌에 어떤 반응이 나타나는지를 살펴본 것이다.

참가자들에게는 실험이 진행되는 동안 인지적 작업을 하게 했고, 소리를 들을 때의 심박수뿐만 아니라 신경계, 혈압, 대사작용, 소화작용을 조사했다. 조사 결과를 보니 인공적인 소리를 들었을 때 참가자들의 주의력은 내향적이었다. 내향성 주의력은 걱정스럽고 시무룩한 기분과 연관된다.

자연의 소리를 들으면 주의력이 외향적으로 발산된다. 뿐만 아니라, 인공의 소리를 들을 때 참가자들은 실험에 잘 적응하지 못했다. 반면 자연의 소리는 신체의 교감신경계(투쟁하고 도피하는 부분)의 기능을 저하시키고 부교감신경계(휴식하고 회복하는 부분)를 활성화했다.

자연에
귀를
기울이면
더
편안해진다.

또 다른 연구에서는 가상현실로 구현한 숲의 이미지를 사용할 때, 숲의 소리를 포함시킨 것이 소리가 없이 보여줄 때보다 건강 회복에 더욱 효과적이고 스트레스를 줄여준다는 것을 발견했다.

우리가 좋아하는 자연의 소리들은 다음과 같다.

- 물소리
- 바람 소리
- 새가 지저귀는 소리

인간은 주파수 2,500~3,500헤르츠 정도의 소리에 가장 민감하다. 이 범위에는 새소리가 포함된다. 새의 노랫소리가 음악처럼 들리는 것이 그 때문이다.

## 인지할 수 있는 조용함

숲의 소리는 복잡한 머리를 식혀주고 정신적 피로를 덜어주며 사색할 수 있도록 고요함을 제공한다. 삼림욕을 할 때면 평화와 고요를 발견할 수 있다. 숲에서 자연계의 소리에 귀를 기울이면 오감이 생기를 되찾고 젊어진다.

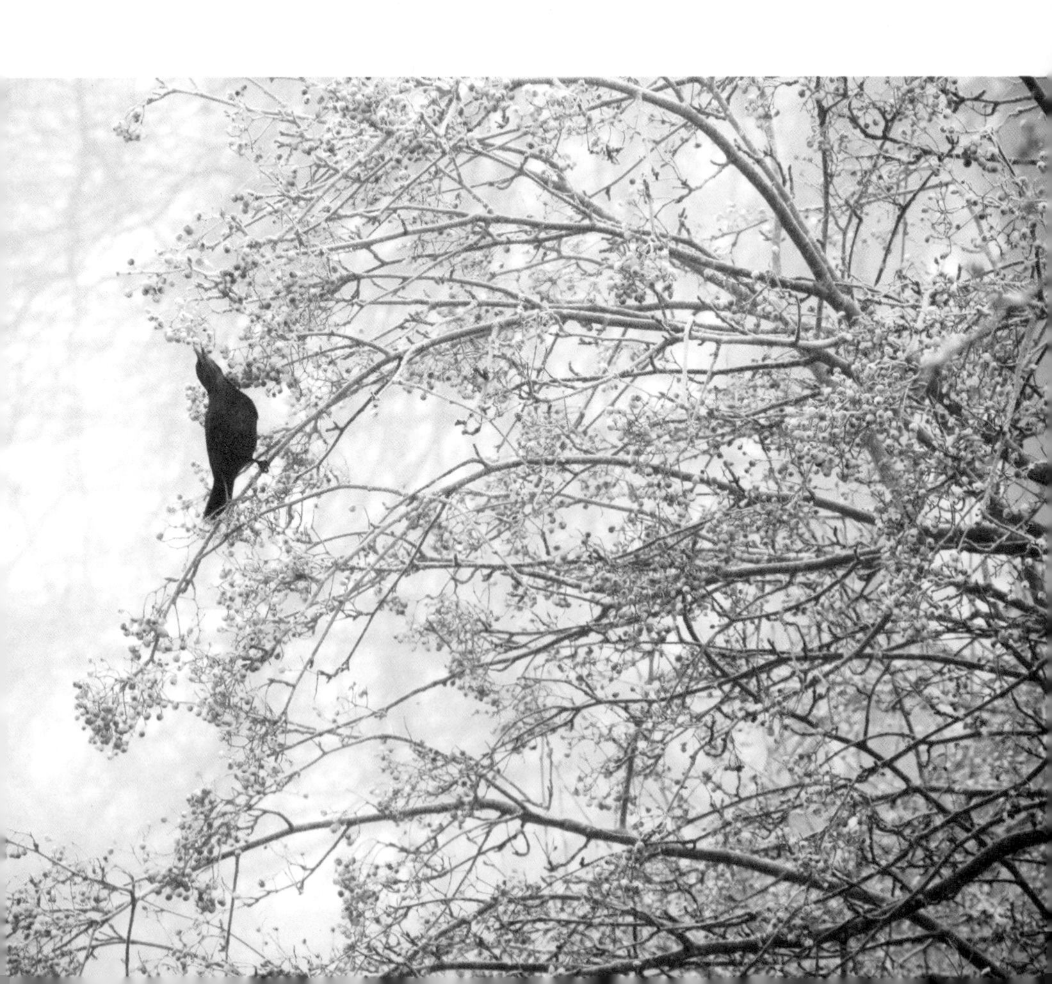

## 연습
## 조용히 앉아 자연의 소리에 귀 기울이는 법

자연의 소리에 집중하는 것은 어려울 수 있다. 우리가 소음에 익숙해져 있기 때문이다. 조용히 있을 때도 머릿속은 이런저런 생각들로 시끄럽다. 사실, 우리가 고요하고 조용해지는 때는 내부의 소음이 시작되는 때이다. 생각은 돌고 돌기 때문에 조용해지기가 쉽지 않다.

1. **천천히, 느긋하게 시작하라.** 스스로에게 시간적 여유를 주어야 한다. 생각을 떨쳐버리고 자연의 고요를 들을 시간이 필요하다. 자리를 찾아 앉아라.

2. **호흡에 집중하라.** 원하지 않은 생각들이 떠오르면 숨을 깊이 쉬는 데 집중하라. 숨을 뱉을 때는 모든 잡념을 버려라.

3. **사방에 귀 기울여라.** 잠시 후 머릿속의 소음은 고요해지고 자연의 소리를 듣기 시작할 것이다. 무엇이 들리는지 주의를 집중하라. 나무를 쪼는 탁탁탁 소리? 새가 짝을 부르는 두 가지 음색? 더 들을 수 있는지 보라.

4. **보다 집중해서 듣도록 눈을 감아라.** 조용히 앉아서 자연의 소리에 주의를 집중하면 귀가 열린다. 당신이 할 일은 조용히 앉아 듣는 것이다. 충분할 정도로 열심히 듣는다면 나무들이 피톤치드 언어로 서로 얘기하는 소리를 들을 수도 있다. 천천히 시작하라.

## 시각

시각은 모든 감각 중에서 가장 중요하다. 인간은 시각적 동물이고 눈을 통하여 대부분의 대상을 인지한다. 자연의 경이로움이나 아름다움을 경험한 것도 시각이다.

일본어에는 한 단어로 번역하기 힘든 '고모레비'라는 단어가 있다. '나뭇잎 사이로 비치는 햇빛'이라는 의미인데, 목루일(木漏日)이라는 세 개의 한자로 구성된다.

木은 나무라는 뜻이고,
漏는 새다, 도망가다.
日이 빛, 태양을 의미한다.

이 단어는 나무 밑 땅바닥에 드리워진 그림자에 잎과 빛이 교차하는 모습을 표현할 때도 사용된다.

'고모레비'는 해가 낮게 떴을 때의 특별한 아름다움이나, 새벽녘의 안개 또는 엷은 안개가 끼었을 때를 표현하기도 한다. 나는 이러한 마법과도 같은 시각에 다시 태어난 것 같은 기분을 느끼지 않을 때가 없다. 도시에 자라는 나무 밑 아스팔트 위에 해가 그리는 무늬가 아롱질 때의 아름다움에 기분 좋아지지 않을 수 있겠는가?

애석하게도 우리의 일상생활에는 '고모레비'가 많지 않다. 우리가 매일 가장 많이 보는 빛은 화면에서 나오는 빛이다. 아침에 일어나면 핸드폰을 찾고, 밤에 잠자리에 들기 전까지 마지막으로 핸드폰을 본다. 그 사이사이 컴퓨터 앞에 앉아 일을 하고 이메일을 보내고 영화를 보고 페이스북 페이지들을 갱신한다. 사무실에서는 하루 종일 컴퓨터 화면과 마주 보고 앉아 있다.

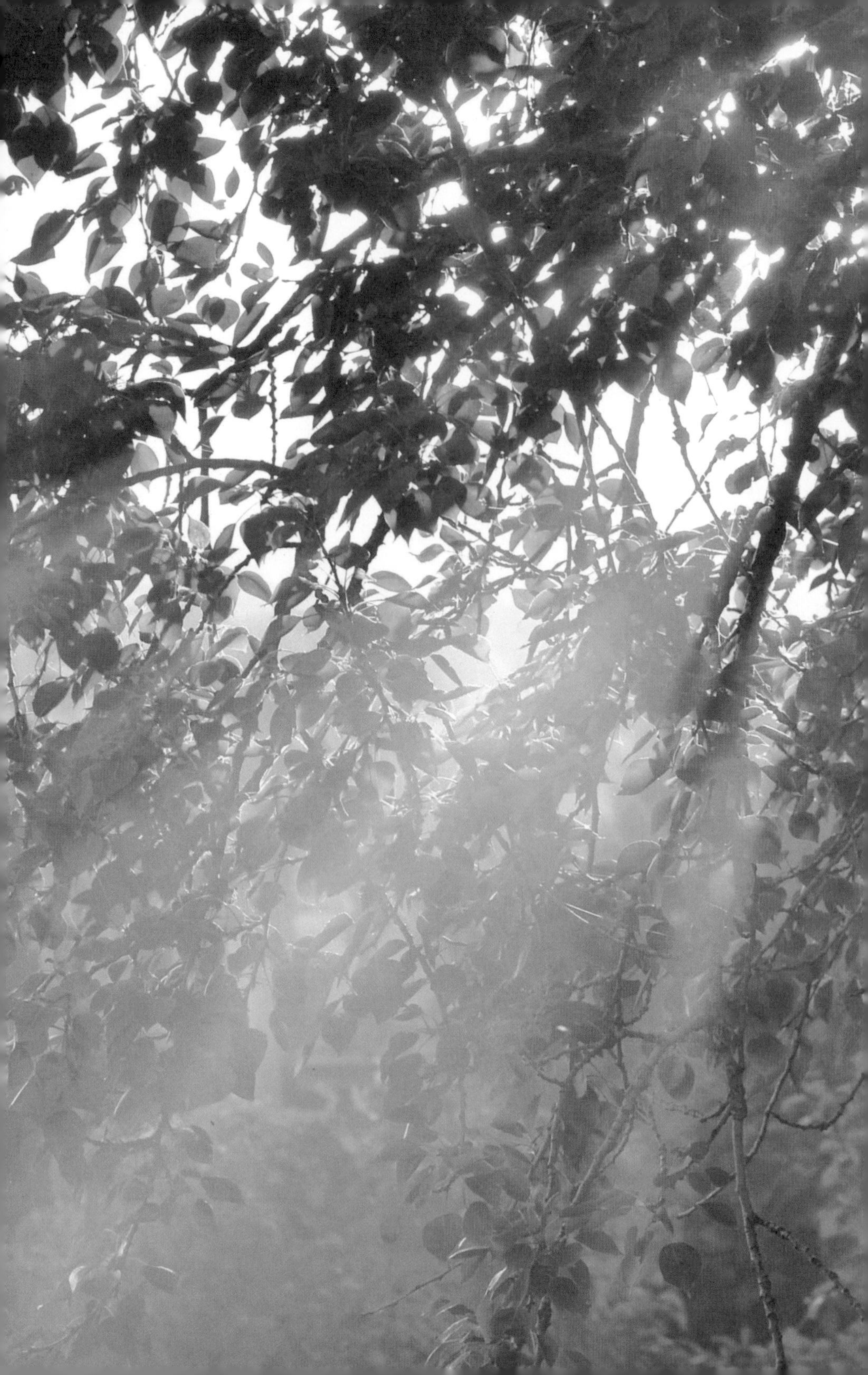

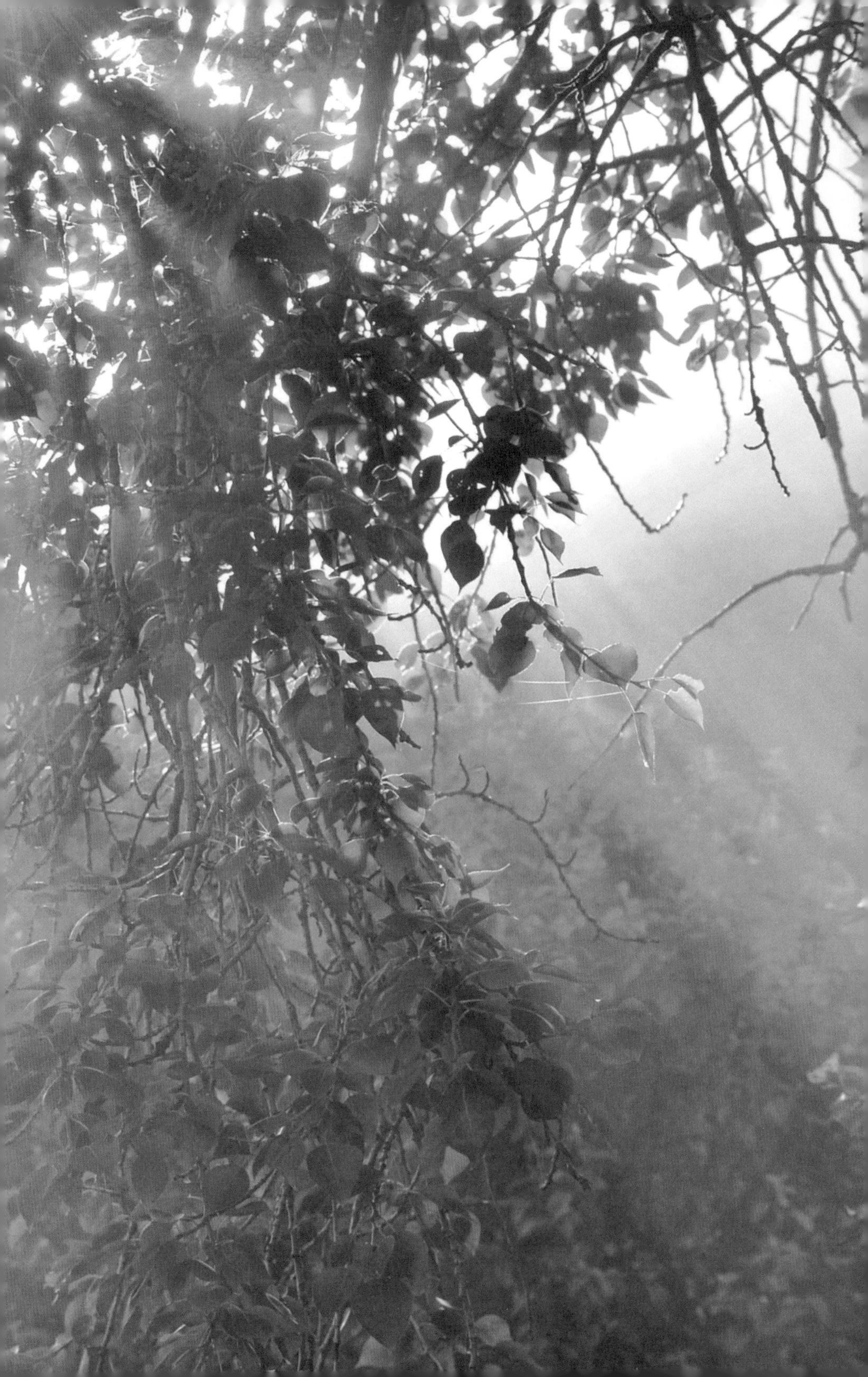

인간의 눈은 태양광선의 자외선보다 매일 보는 인공광선을 덜 여과한다. 디지털 스크린, LED, 형광등 빛은 모두 청색을 방출하는데 청색 빛은 적색이나 황색보다 많은 에너지를 포함한 고에너지 빛으로 알려져 있다. 그러나 우리는 깨어서 활동하는 낮 시간 동안 사무실에서나 각종 장치들로부터 청색 빛에 지속적으로 노출된다. 인공광 아래에서 시간을 많이 보낼수록 더 불편을 경험한다. 인간의 눈은 화면을 보도록 설계되지 않았다. 오랫동안 컴퓨터를 보면 머리가 아프고 눈이 피로해지는 등, 테크노스트레스가 유발될 수 있다.

인간의 눈 역시 도시 경관을 보도록 만들어지지 않았다. 색깔이 정서에 미치는 영향에 관한 연구들은 자연의 청색과 녹색이 우리 눈에 가장 편안하다는 것을 증명해준다. 화를 덜 내게 하고 스트레스를 줄여주는 색이다. 반면 도시의 회색은 기분을 불행하게 하고 더 공격적으로 만든다는 보고가 있다.

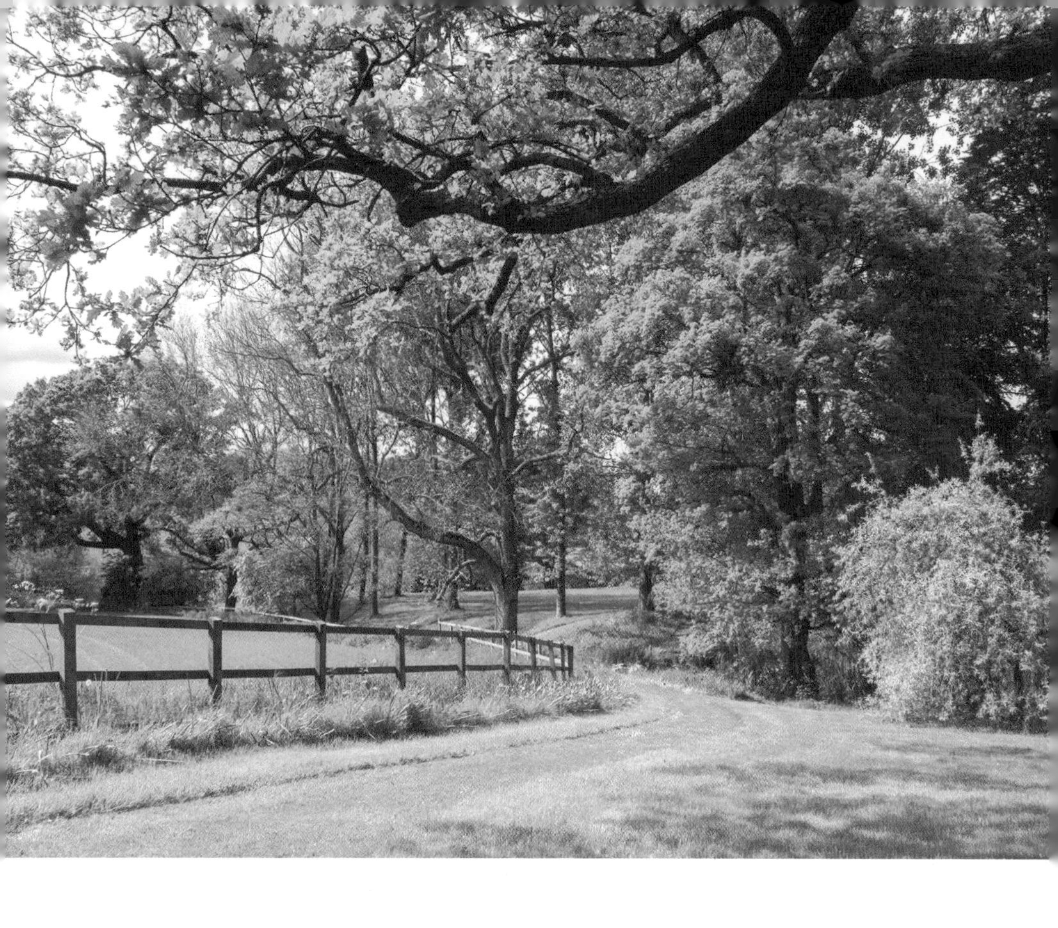

물론, 우리가 존재하는 대부분의 기간 동안 인간은 녹색에 둘러싸여 있다. 자연은 바라보기 익숙한 대상이다. 아주 원시적인 수준에서 녹색은 안심을 주는 것이었다. 녹색이 있는 곳에는 물이 있다. 그리고 물이 있는 곳에서는 먹거리를 발견할 수 있다. 주변의 세상에 녹색이 풍부하다면 우리는 배고프지 않으리라는 것을 알고 편안해질 수 있다. 녹색이 그런 긍정적 영향을 준다는 데에는 이상할 게 없다.

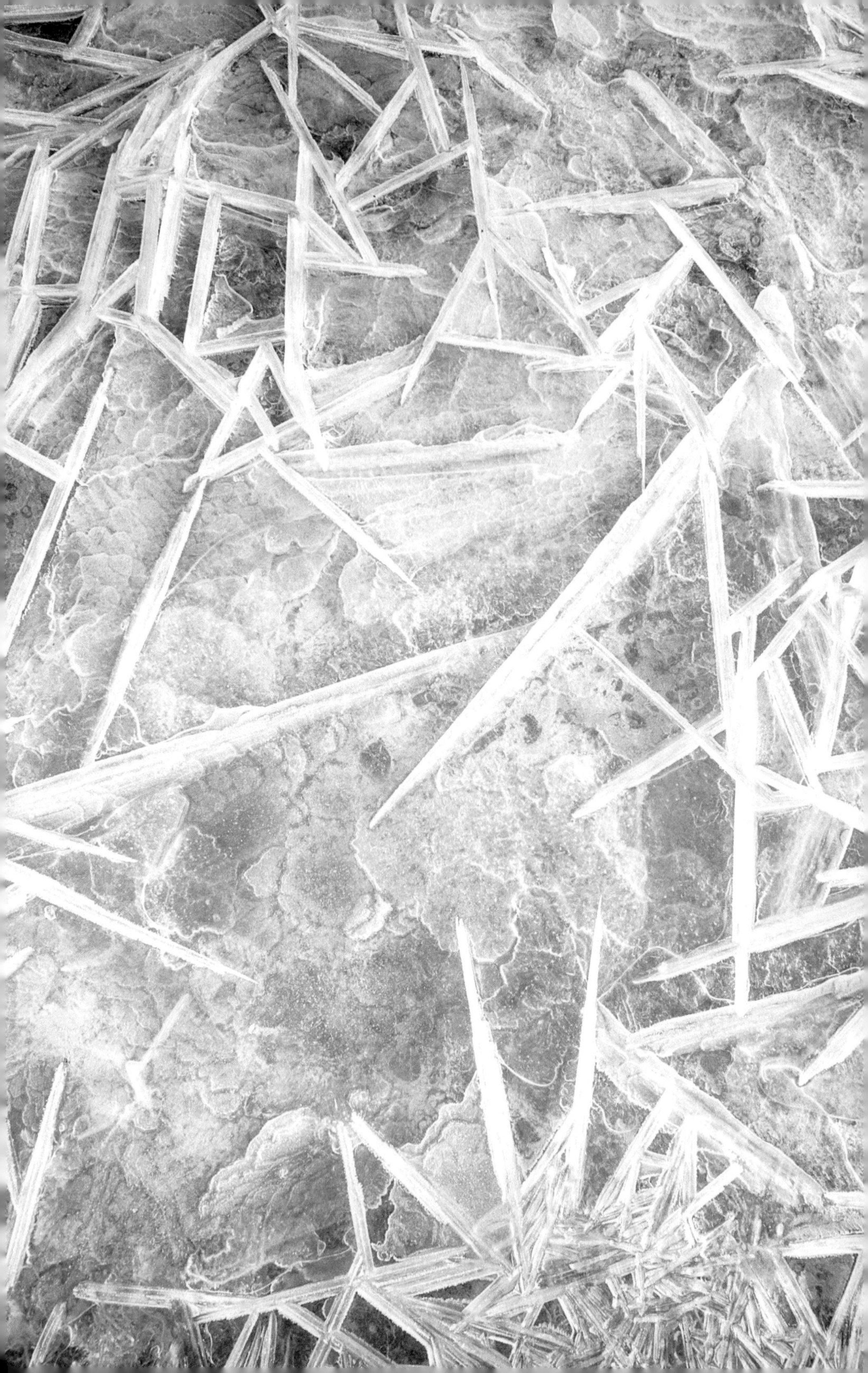

그러나 자연은 녹색만이 아니다. 또한 자연은 아름답다. 자연은 보이는 모든 곳을 아름답게 만든다. 꽃잎, 눈송이, 조개껍데기의 나선형 무늬 등. 솔방울 껍질로부터 잎의 배열과 고사리가 펼쳐지는 것까지, 만물에는 패턴이 있다.

이러한 자연의 패턴을 프랙탈 도형이라고 한다. 이것들은 바닷물결, 등대, 해안가나 강가뿐만 아니라 꽃, 나무, 구름과 눈의 결정에서도 보인다. 프랙탈은 계속 반복되어 어느 부분을 보든 똑같은 모양을 확인할 수 있다.

이것은 자연의 어디에나 있다. 나무가 자라는 것을 생각해보라. 한 줄기는 두 가지로 나누어질 때까지 자라고 두 가지는 다시 둘로 나뉘며 또 둘로 계속 분지된다. 그리하여 조그만 가지가 이루는 도형이나 거대한 편백나무가 이루는 도형이나 마찬가지 패턴을 보인다. 당신이 무엇을 보든 가지들의 패턴은 일정할 것이다.

눈송이 모양은 프랙탈 도형의 한 예이다.

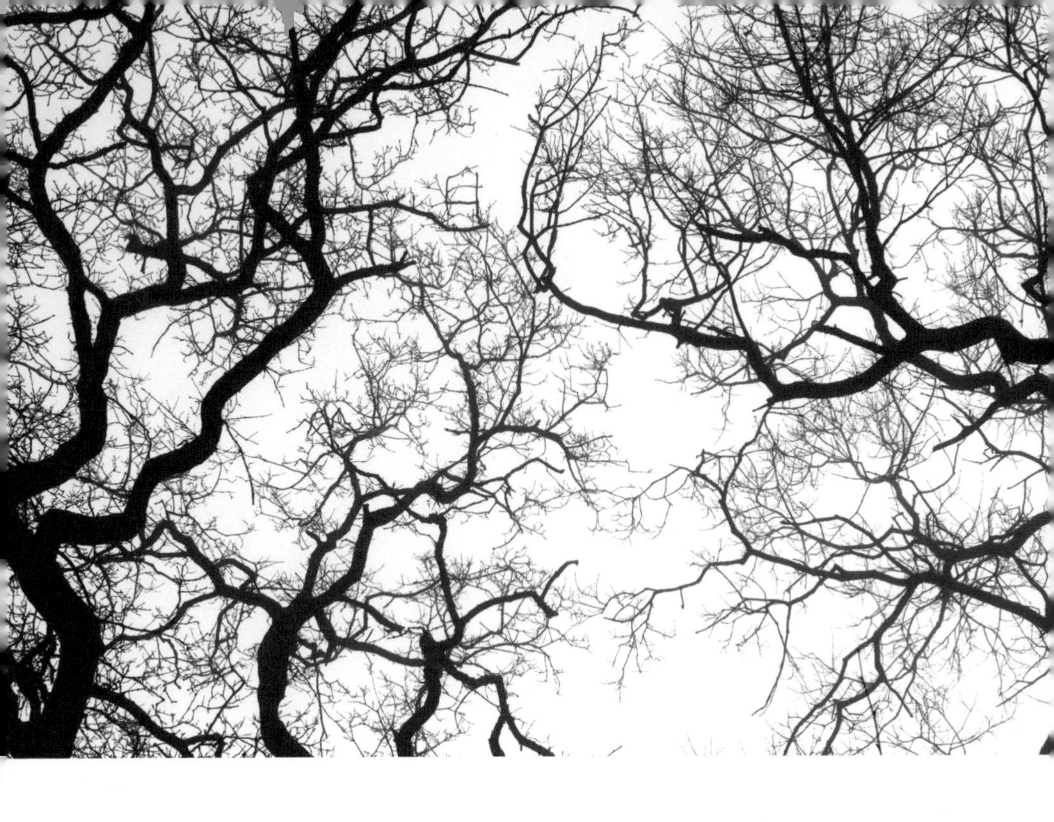

이러한 자연의 무한한 패턴은 아무리 복잡한 것이라도 보는 이를 편안하게 해준다는 것이 과학적으로 증명되고 있다. 오리건에 있는 재료과학연구소의 물리학, 심리학, 예술 교수 리처드 테일러는 뇌 활동을 측정하는 눈동자 추적 장치와 기계들을 이용해 프랙탈 모양을 볼 때 일어나는 현상에 관한 여러 가지 연구를 수행하고 있다. 그는 우리가 자연에서 발견되는 여러 종류의 프랙탈 도형에 단단히 묶여 있고, 이런 자연적 패턴을 보는 것은 스트레스를 60% 줄여준다는 사실들을 발견했다.

**자연적인 프랙탈 도형을 보는 것은 스트레스를 60% 줄여준다.**

테일러 교수가 발견한 것은 우리가 자연계의 패턴에 시각적으로 영향을 받고 있다는 것이다. 인간은 자연계의 경관 속에서 진화해왔기 때문에 그 패턴에 쉽게 동화될 수 있다. 그 패턴을 보면 편안해진다. 자연을 보는 것이 좋기 때문에 자연 속의 모양새를 보며 즐기는 것이다.

그러나 자연 속의 패턴들은 단순히 우리를 편안하게 하고 위로해주는 데서 그치지 않는다. 우리를 경탄하게 할 수도 있고 곤란하게 할 수도 있다. 아리스토텔레스가 말했듯이 "자연의 모든 것에는 뭔가 신비스러운 것이 있다." 많은 사람들은 이것이야말로 숲속에서 더 기분이 좋아지는 느낌이 드는 경이로움의 감각이라고 말한다.

노벨상을 수상한 심리학자 다체르 켈트너 박사(Dr. Dacher Keltner)는 "현재 주변에 있는 것들을 이해하는 것을 초월하여 무엇인가 거대하거나 인간의 범위를 넘어선 존재를 느끼는 감각"에 대해 서술하고 있다. 마음이 자연경관에 대한 경이로움으로 가득 찰 때 우리는 바깥 세상을 생각하기 시작한다. 경이로움은 삶의 속도를 늦추고 걱정을 멈춘다. 부정적 감정을 긍정적 느낌으로 변환시킨다. 발걸음을 멈추게 하고 기쁨을 가져다 준다.

경이로움은 우리의 발걸음을 멈추게 하고 기쁨을 가져다 준다.

## 연습
## 프랙탈 도형을 이용해 행복해지기

숲이나 공원 혹은 정원으로 가서 앉을 자리를 찾아라.

구름이나 하늘을 올려다보거나 연못 물결을 바라보라. 졸졸 흐르는 개울물을 보거나 나뭇가지가 갈라진 모양을 보라.

잎맥을 가까이에서 들여다보거나 꽃잎 모양을 자세히 관찰하라.

그러면 바로 주위의 모든 패턴이 보이기 시작할 것이다.

이러한 행동을 하기 전과 후의 스트레스 수치를 검사해두면 자연의 프랙탈 도형이 우리를 얼마나 편안하게 하는지 확인할 수 있다.

주변의 세상이 얼마나 많은 패턴으로 이루어져 있는지를 보면 자연계의 경이로움이 느껴지기 시작한다. 그것은 당신에게 고요함만큼의 기쁨을 선사할 것이다.

## 후각

모든 감각 중에서 후각은 가장 원시적이다. 다른 감각은 몸과 마음에 직접 영향받지 않는다. 그러나 냄새는 기분과 행태에 영향을 준다. 냄새는 정서에 연관되고 기억력에도 연계된다. 즉각적인 반응을 유발하고 사라진 후에도 오랫동안 영향을 끼친다.

삼림욕의 가장 강력한 효과 중 한 가지는 나무가 방출하는 향기, 피톤치드이다. 숲을 거닐면 피톤치드의 치유력을 호흡하게 된다. 당신이 해야 할 일은 숲에 가는 것뿐이다.

숲을 거닐면
피톤치드의
치유력을
호흡하게 된다.

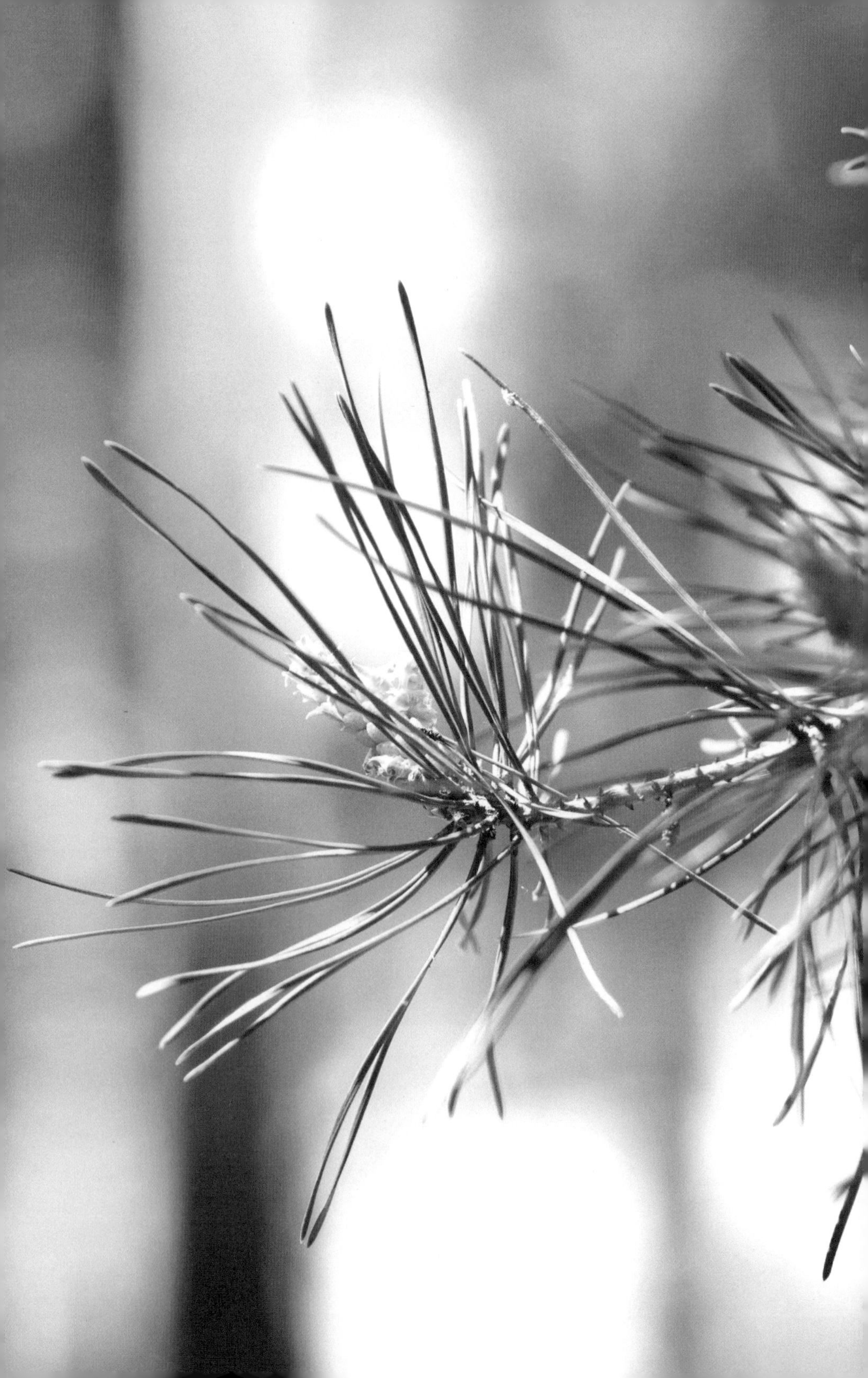

## 숲의 냄새는 어떨까

숲의 향기는 거기에 어떤 나무가 자라고 있는지에 달려 있다. 물론 나무마다 냄새가 다르다. 나무의 향기는 매우 다양하다.

어떤 나무에서는 시원하고 톡 쏘는 향기가 난다. 깊이 있는 나무 냄새가 나는 것도 있다. 전나무나 가문비나무 종류로부터는 레몬 냄새나 송진 냄새를 맡을 수 있다. 자극적인 냄새가 나는 나무도 있고, 상쾌한 냄새가 나는 나무도 있다. 종류에 따라서는 살짝 소금 냄새가 나는 나무도 있다.

가장 향기로운 나무는 침엽수이다. 그 나무들은 가을에 잎이 떨어지고 봄에 다시 새 잎이 돋는 낙엽활엽수들과는 달리 대부분 상록이어서 일년 내내 바늘 모양의 잎을 달고 있다.

침엽수들은 수백 년을 산다. 몇천 년을 살기도 한다. 침엽수는 3억 년 전 지구에 등장한 최초의 향기식물이었다. 그래서 침엽수 숲을 거닐 때면 우리는 태초로 돌아간 것 같은 냄새를 맡게 된다.

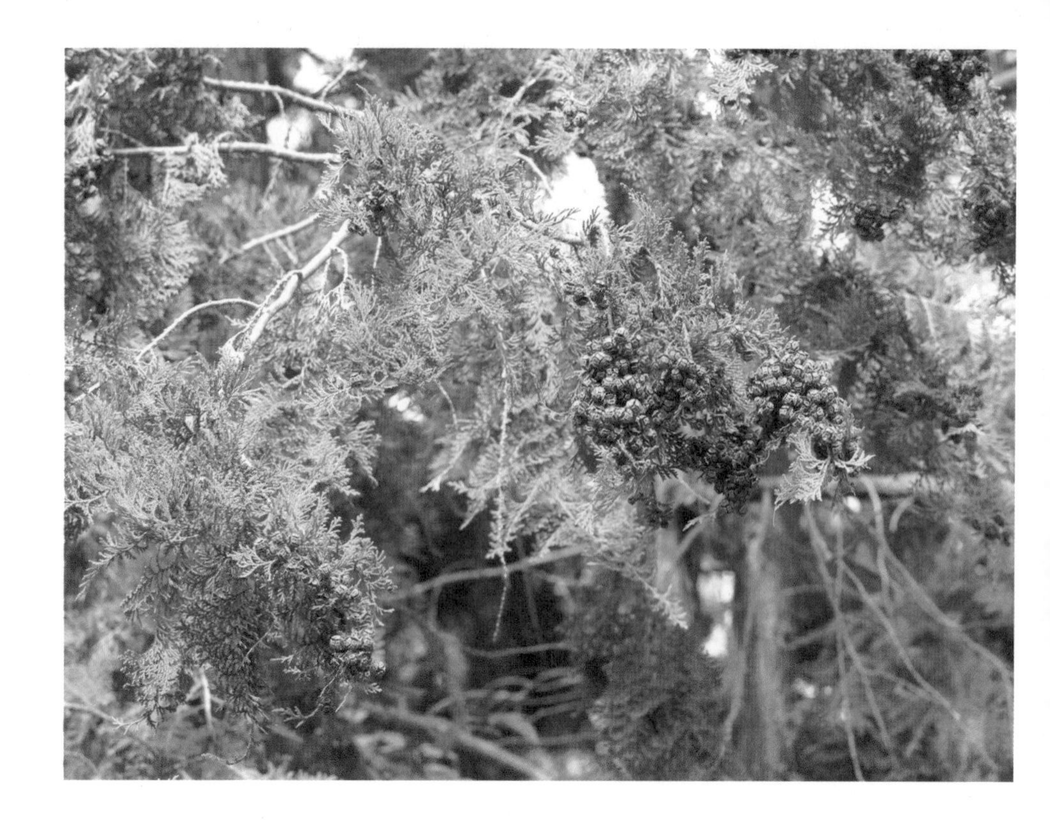

일본에서는 어느 곳에서나 편백나무 향기를 맡을 수 있다.

**편백나무(Hinoki)**

편백나무 향기는 내가 가장 좋아하는 나무 향기다. 아름답고 신선하며, 레몬 향이 나고 약간은 연기 냄새도 난다. 많은 일본인들에게는 고향의 냄새이다. 일본에서 산다면 편백나무 향기를 피할 수 없다. 숲에서뿐만 아니라 온 사방에서 맡게 될 것이다. 편백나무로 집도 짓고 절도 짓고 사당도 짓는다. 온천에 있는 나무 욕조도 편백나무다.

### 유럽적송(Scots pine)

전 세계에 가장 널리 퍼진 침엽수 중 한 가지다. 당신도 이 나무에서 나는 풀냄새 같은, 신선한 소나무 냄새를 알지도 모른다. 유럽적송의 향기는 강하고 담백하며, 살짝 송진 같은 냄새가 난다. 향치료사들은 유럽적송의 정유를 정신적, 육체적 피로를 풀고 흐트러진 마음을 다잡고 집중하는 데 이용하고 있다.

유럽적송은 전 세계에 가장 널리 퍼진 침엽수다.

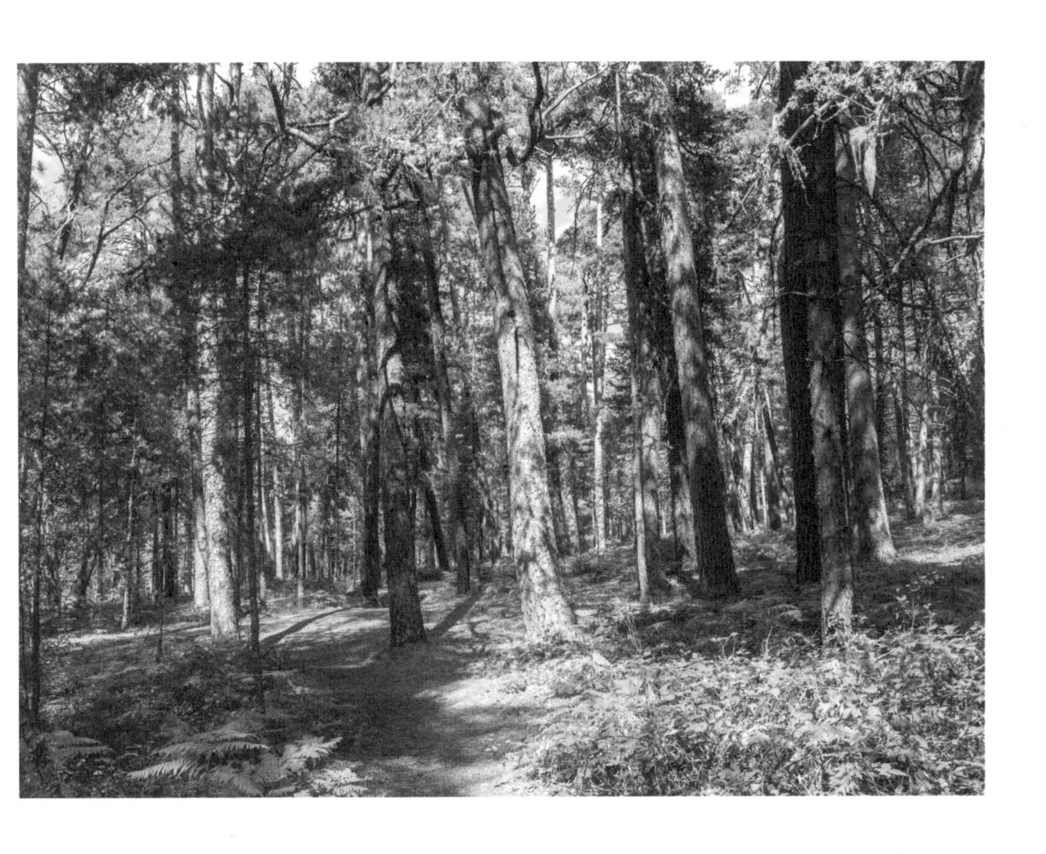

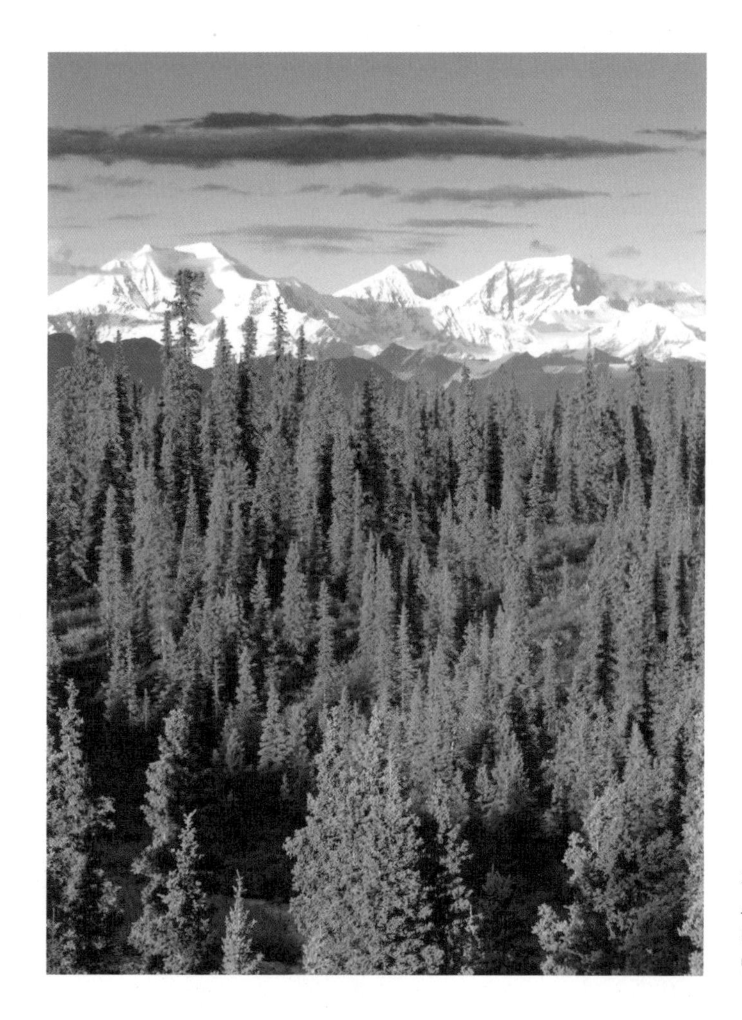

가문비나무는
소나무보다 짙고
더 흙냄새 비슷한
냄새가 난다.

**가문비나무(Spruce)**

가문비나무의 냄새는 소나무와 비슷하지만 더 짙고 흙냄새가 난다. 향치료사들의 말에 의하면 가문비나무 향기는 접지(接地) 효과가 있고 다양한 감각을 자극할 수 있다.

**미송(Douglas fir)**

미송은 깊은 유자 향기를 풍긴다. 풍부한 수지 냄새이다. 향치료사들은 편안함을 주기 위해 미송의 정유를 사용한다. 이 향기는 명상에서 얻은 것과 같은 심신 안정 효과를 가져온다고 한다.

미송의 정유는
안정 효과가 있다.

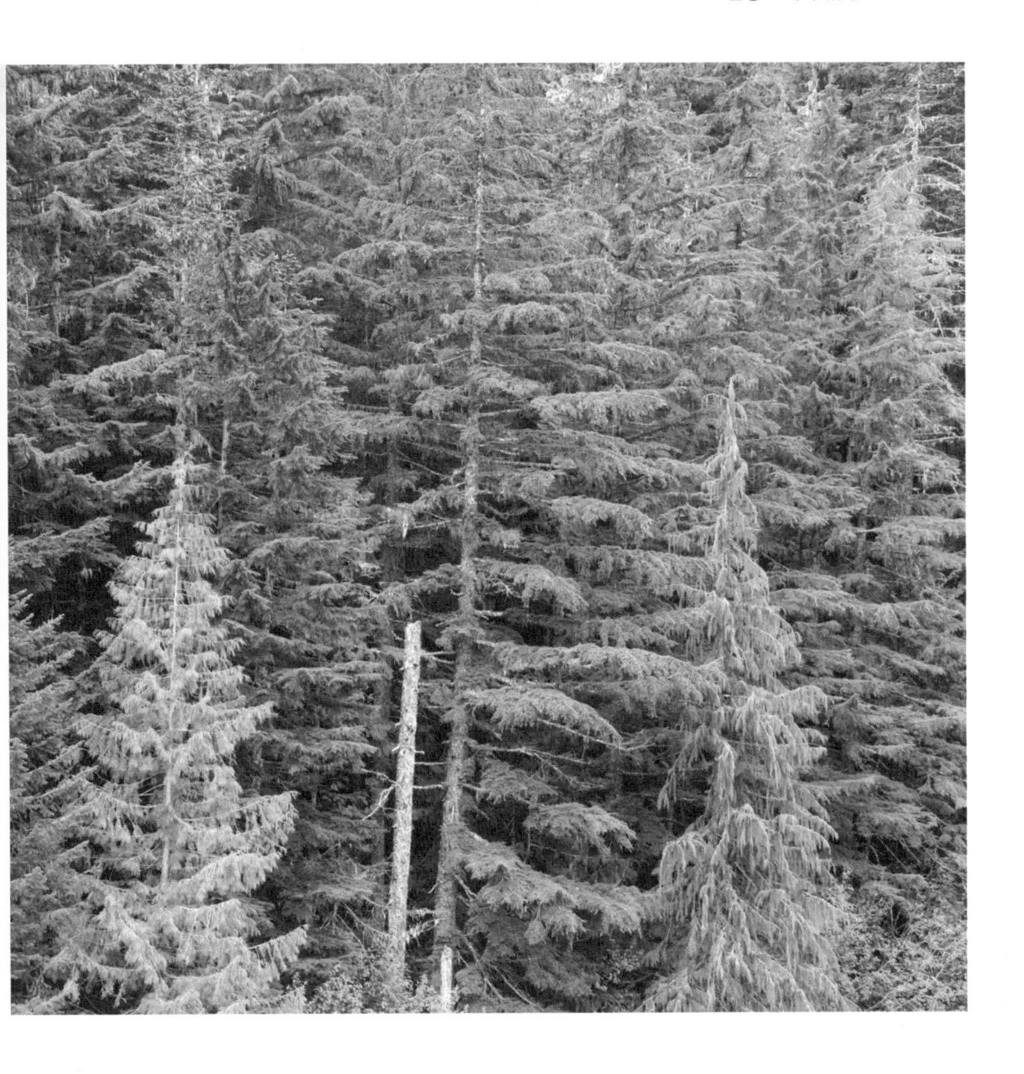

**삼나무(Cedar tree)**

삼나무 껍질을 벗기면 깊고 신비한 냄새가 풍긴다. 삼나무 향기는 발삼 비슷한 나무 냄새나 흙냄새 또는 매운 냄새로 묘사된다. 때로는 따뜻하고 매우 달콤한 수지 냄새로 느껴질 수도 있다.

삼나무의 정유는 다른 상록수처럼 잎이나 가지가 아니라 목질부에서 채취된다. 이 목질부에서 나는 냄새는 나방이나 벼룩, 개미, 모기 같은 해충을 퇴치한다. 속옷이나 침구 보관함을 만드는 데 가끔 삼나무를 쓰는 것도 그 때문이다. 고대 이집트에서는 이 향기를 향수로 썼을 뿐만 아니라 미라 방부제로도 사용했다. 목질로부터의 얻은 고농도의 기름이 부패를 막아준다. 세계에서 가장 오래된 목재 구조물들은 삼나무로 만들었다. 달콤한 목질 기름은 명상할 때 이용되었고 고대에는 기도할 때에 썼다. 이 나무의 향기가 기도하는 사람들을 격려하고 신에 가까이 다가가도록 한다고 생각했기 때문이다. 삼나무는 솔로몬 왕의 성전을 건축하는 데에도 쓰였다.

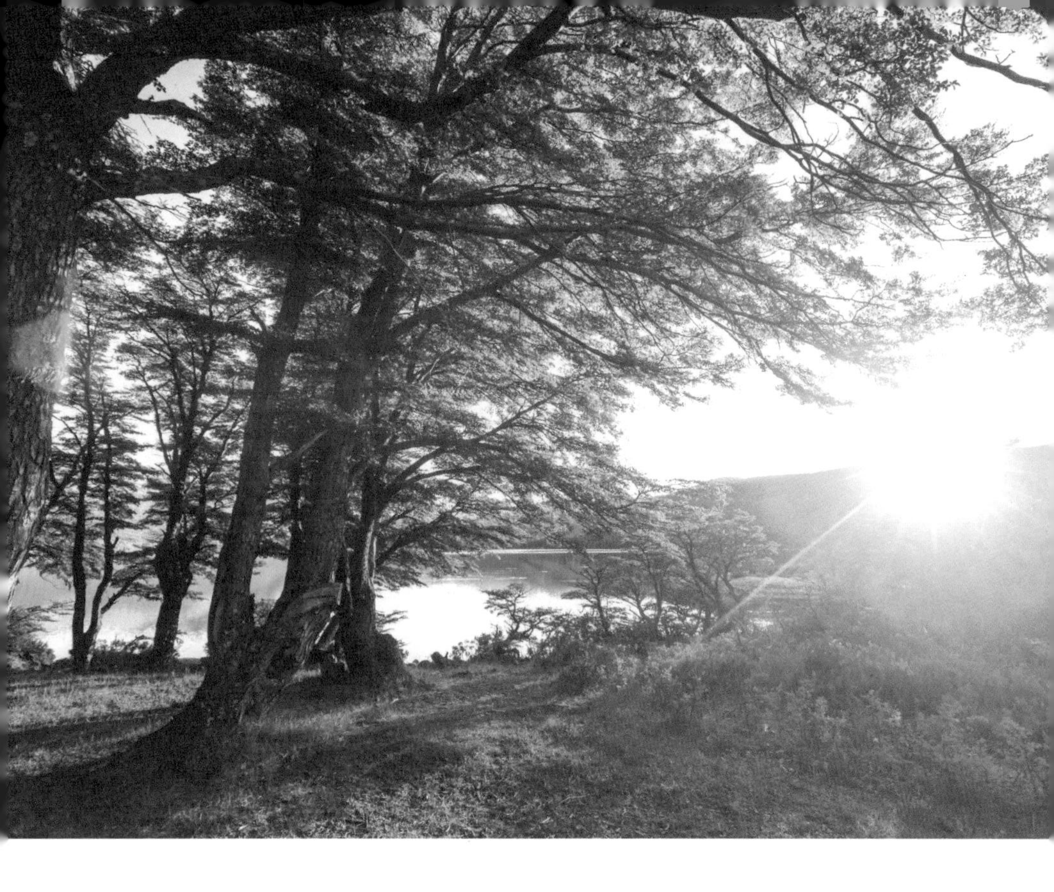

삼나무 정유는 잎이나 가지가 아니라 목질부에서 채취된다.

오늘날 사용되는 대부분의 삼나무 정유는 사실 붉은삼나부(red cedar)으로 알려진 노간주나무(juniper tree) 정유인데 그 자극적인 냄새는 막 깎은 연필 냄새 비슷하다. 아니나 다를까, 붉은삼나무는 연필을 만드는 데 사용된다.

삼나무 향기는 신경을 편안하게 하고 정신을 맑게 한다고 한다. 향치료사들은 정서적인 힘을 자극하고 자아수용적인 느낌을 증진시킬 때 이 향기를 사용하고 있다.

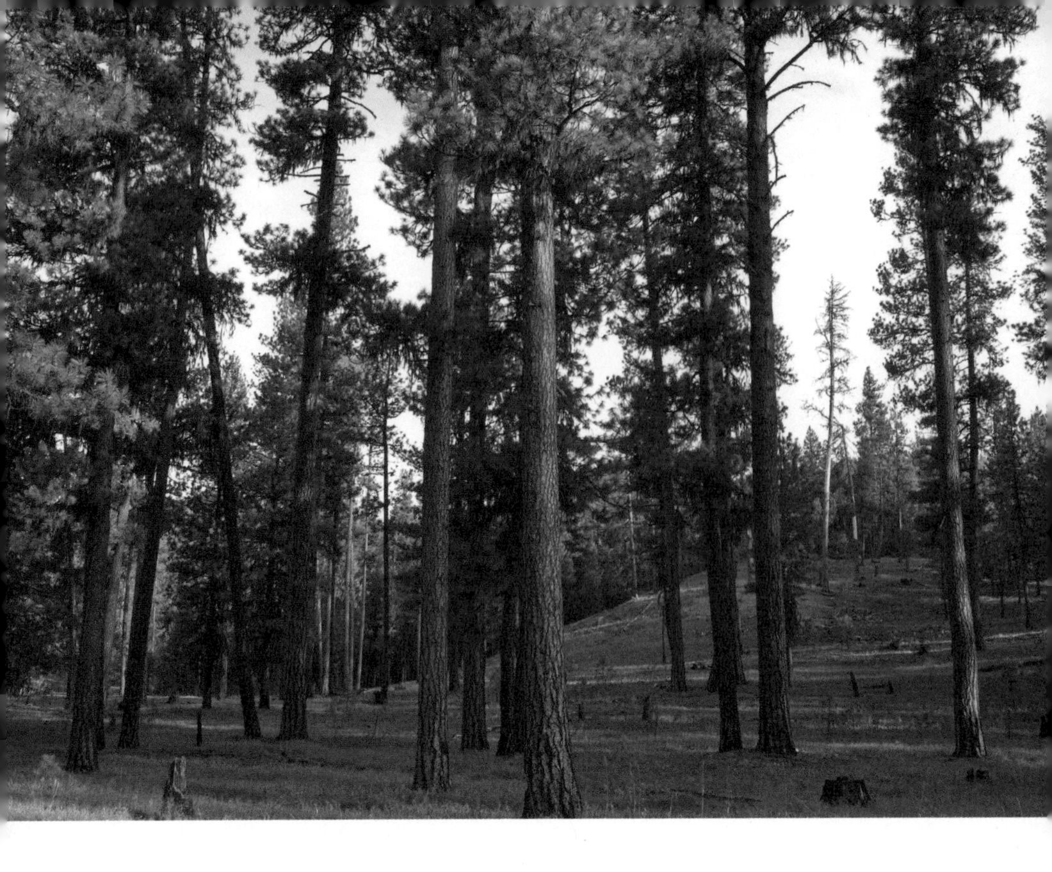

폰데로사 소나무의 노란 목질부
계피 냄새, 버터스카치나
바닐라 향기가 난다.

### 폰데로사 소나무(Ponderosa pine)

소나무 종류 중에서 다른 향기를 내는 것이 폰데로사 소나무이다. 미국 블랙힐스 산지의 메마른 바위 언덕과 로키산맥 일대에 분포되어 있는 이 소나무에서는 비스킷 굽는 냄새가 난다. 120년쯤 자라면(폰데로사 소나무로 봐서는 어린애) 흑색 껍질이 벗겨지고 지역에서 '노란 배(yellow belly)'라 불리는 노란 심재를 보인다. 이 노란 배에서는 계피나 버터스카치, 바닐라 향기 같은 맛있는 냄새가 난다.

나무마다 숲마다 독특한 향기가 있다. 각자 사는 곳의 숲에서 나무를 연구해보고 다음에 삼림욕을 할 때는 스스로 냄새를 경험해보라. 냄새를 어떻게 묘사할지도 생각해보라.

가을에 나뭇잎이 떨어진다면 그 나무는 낙엽수이다. 낙엽수는 정유가 없지만, 나뭇잎과 흙과 이끼에서 나는 냄새에는 치유 효과가 있다.

## 일본의 나무에서 얻는 네 종류의 정유

### 편백나무

일본에서는 편백나무를 히노키라 부른다. '히'는 '불'을 의미하고 '키'는 나무를 의미하니, 히노키는 '불의 나무'란 뜻이다. 신사에서 불을 피우는 데 주로 쓴 나무라서 그런 이름이 붙었다. 이 나무는 기소(木曾)의 다섯 가지 신성한 나무 중 하나로서 일본에서 가장 성스러운 신사로 받드는 이세 신사가 이 나무로 지어졌다.

짙은 암갈색 나무로부터 증류되는 정유는 나무 향이 난다. 이 향기는 정신을 편안하고 고요하고 담백하게 가라앉혀준다. 향치료사들은 근육 통증을 없애는 데도 이용한다. 욕조에 편백나무 정유를 두세 방울 떨어뜨려 목욕을 하면 아픈 부위가 부드러워진다. 나의 경험을 말하자면, 편백나무 정유를 애용한 후부터 겨울 내내 감기를 멀리하고 있다.

편백나무 정유 두 방울을 손에 떨어트리고 숨을 들이마시면 기분을 고조시키고 활력이 생긴다.

편백나무 정유는 향기로운 껍질로부터 증류되고 통증을 치료하는 데 사용될 수 있다.

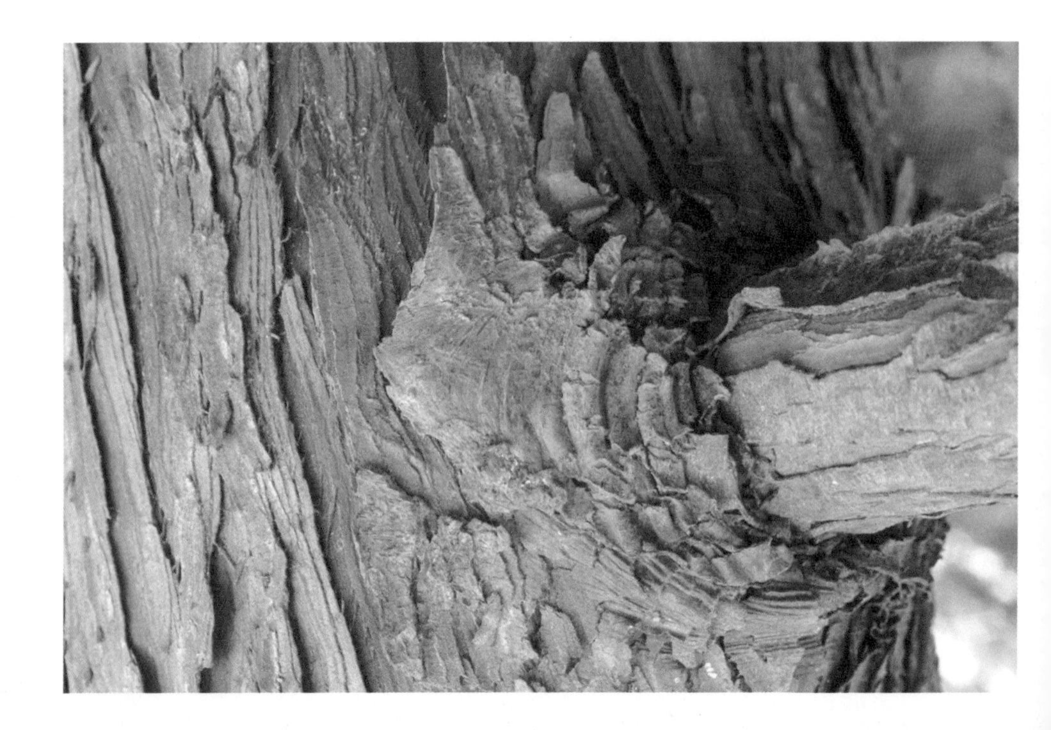

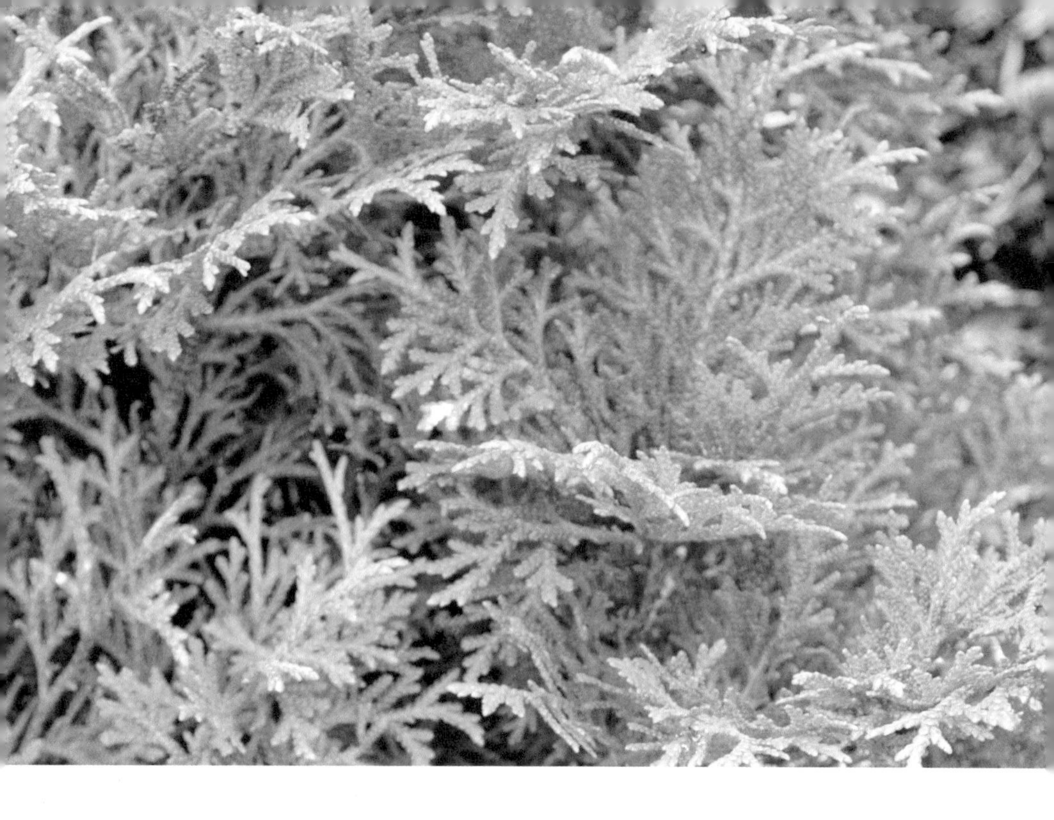

**나한백**

일본에서는 나한백을 신성한 나무로 생각한다. 이 나무는 향기 덕분에 높은 평가를 받고 있는데 해충을 쫓기 때문이다. "나한백으로 지은 집에는 삼 년간 모기가 얼씬거리지 못한다"는 속담이 있을 정도이다.

잎보다는 목질에서 정유가 추출되고 약간 삼나무 같은 연기 냄새와 나무 냄새가 난다. 향치유에서는 분노를 가라앉히고 몸을 편안하게 하는 데 쓴다. 자기 전에 주변에 뿌리면 잠이 잘 온다.

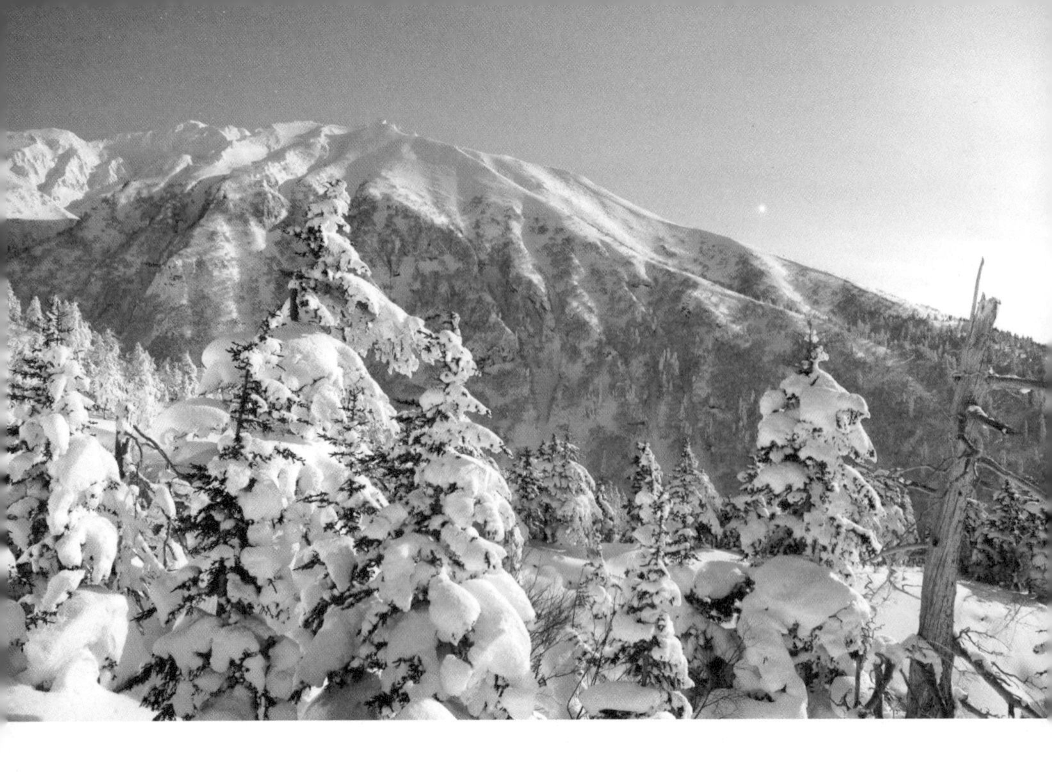

눈이 쌓여 있을 때에도 홋카이도 전나무는 늘 푸르다.

### 홋카이도 전나무

홋카이도 전나무는 홋카이도 북부와 사할린섬에 자라는 상록전나무의 일종이다. 정유는 잎과 가지에서 증류되며 사할린산 전나무에서 다른 지방 침엽수보다는 정유가 많이 나온다.

홋카이도 전나무는 눈이 덮여 있을 때도 잎을 볼 수 있기 때문에 생명력의 상징으로 여겨진다. 향치유에서는 신경을 안정시키고 스트레스를 줄이는 데 이 정유를 이용한다. 호흡기 질환을 치료할 때도 쓴다.

## 삼나무

삼나무에서는 청량하고 달콤한 향기가 난다. 정유는 잎과 목질로부터 추출된다. 향치유사들은 이 정유를 정서적 고양에, 호흡기 질환과 근육통에 사용하고 있다.

삼나무는 수백 년, 때로는 수천 년까지 산다. 그렇기 때문에 이 나무의 정유가 영혼의 영원성을 상기시킨다고 생각하는 이들도 있다.

일본 삼나무는 수피가 적갈색이라 일본붉은삼나무(Japanese Red cedar)이라고도 불린다.

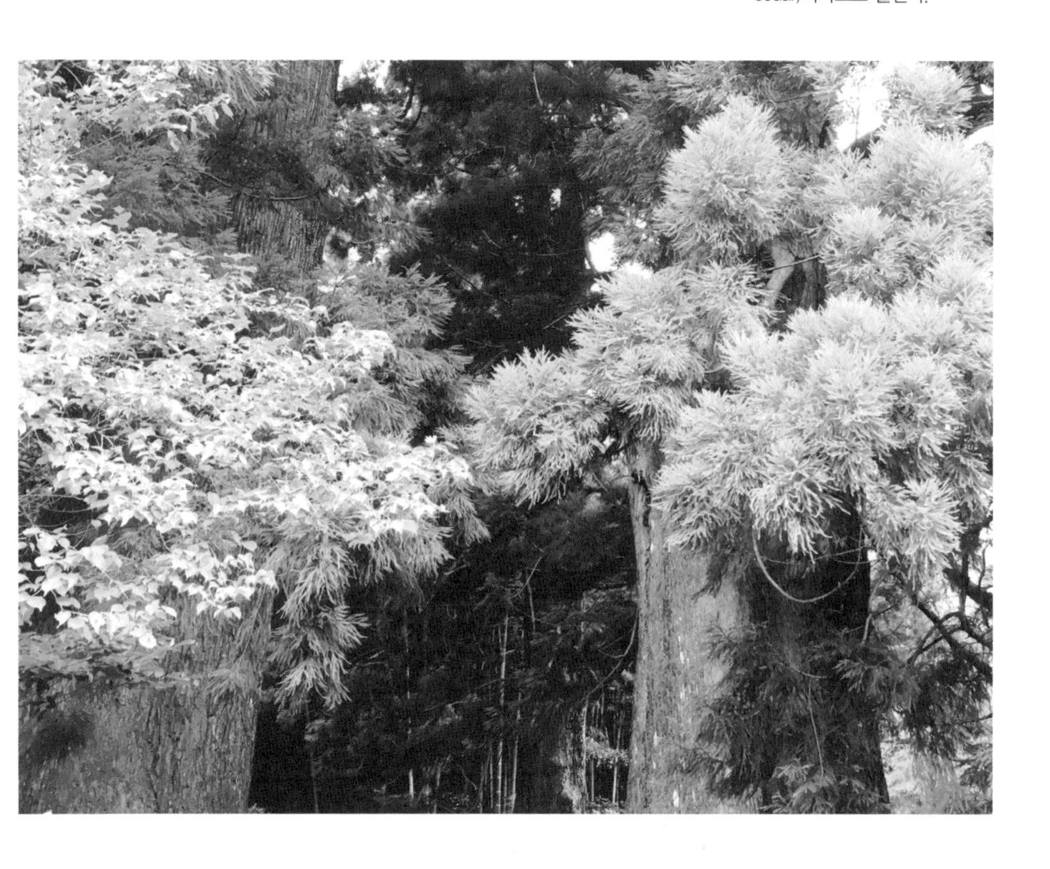

## 다른 나무들의 향기

또한 금목서나무의 조그만 주황색 꽃의 향기도 일본 사람들이 좋아하는 냄새이다. 이 나무는 일본 어디에서나 볼 수 있고 여름 막바지 무렵에 꽃이 핀다. 금목서는 구리향(九里香)이라고도 하는데, 향기가 9리, 약 4.5킬로미터까지 퍼져나간다고 해서 붙은 별명이다.

정유에 대한 자세한 설명은 233쪽을 참고하라.

금목서의 꽃은 환상적인 향기를 풍긴다.

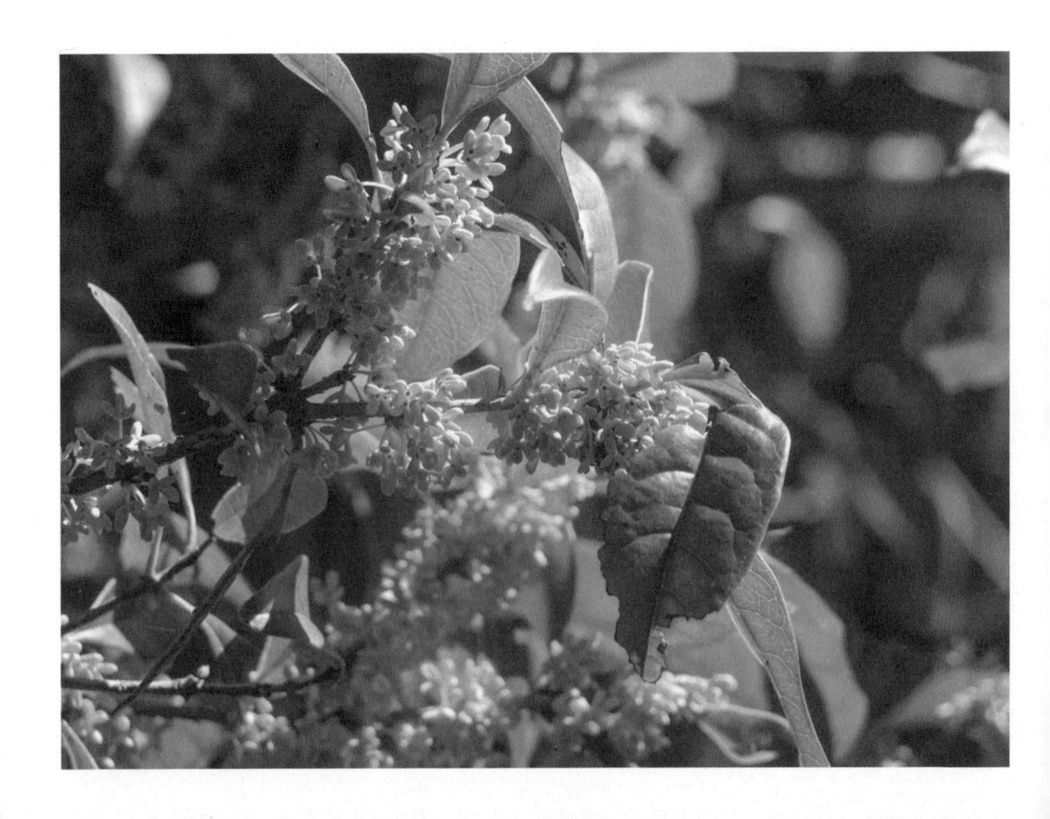

### 흙냄새

숲속의 공기 속에는 다른 향기들도 있다. 예를 들면 흙냄새, 비 냄새 같은 것이다.

앞장에서 무해한 박테리아 마이코박테리움 바카에에 관해 이야기했던 것을 기억하는가? 이 박테리아에도 냄새가 있다. 과학자들은 이 냄새를 지오스민(geosmin)이라 부른다. 흙 묻은 비트나 당근에서 나는 흙냄새 같은 것이 이 냄새이다.

사실 이 흙냄새를 풍기는 식재료들은 더 다양하다. 프랑스에서는 이 냄새를 테루아(terrior)라고 부른다. 흙에서 느껴지는 풍미라는 것이다. 더 자세히 말하면 토양 미생물 맛이다. 포도주나 치즈에서 이 냄새를 느낄 수 있다. 초콜릿에서도 난다.

날씨가 오랫동안 건조하면 이 냄새가 더욱 강해진다. 인간은 이 지오스민에 매우 예민해서 1조 분의 5만큼 포함되어 있어도 냄새를 맡을 수 있다고 한다. 인류의 진화 과정에서 특히 오랜 가뭄 끝에 식재료를 찾는 데 도움이 됐던 화학물질이었으리라 추정된다.

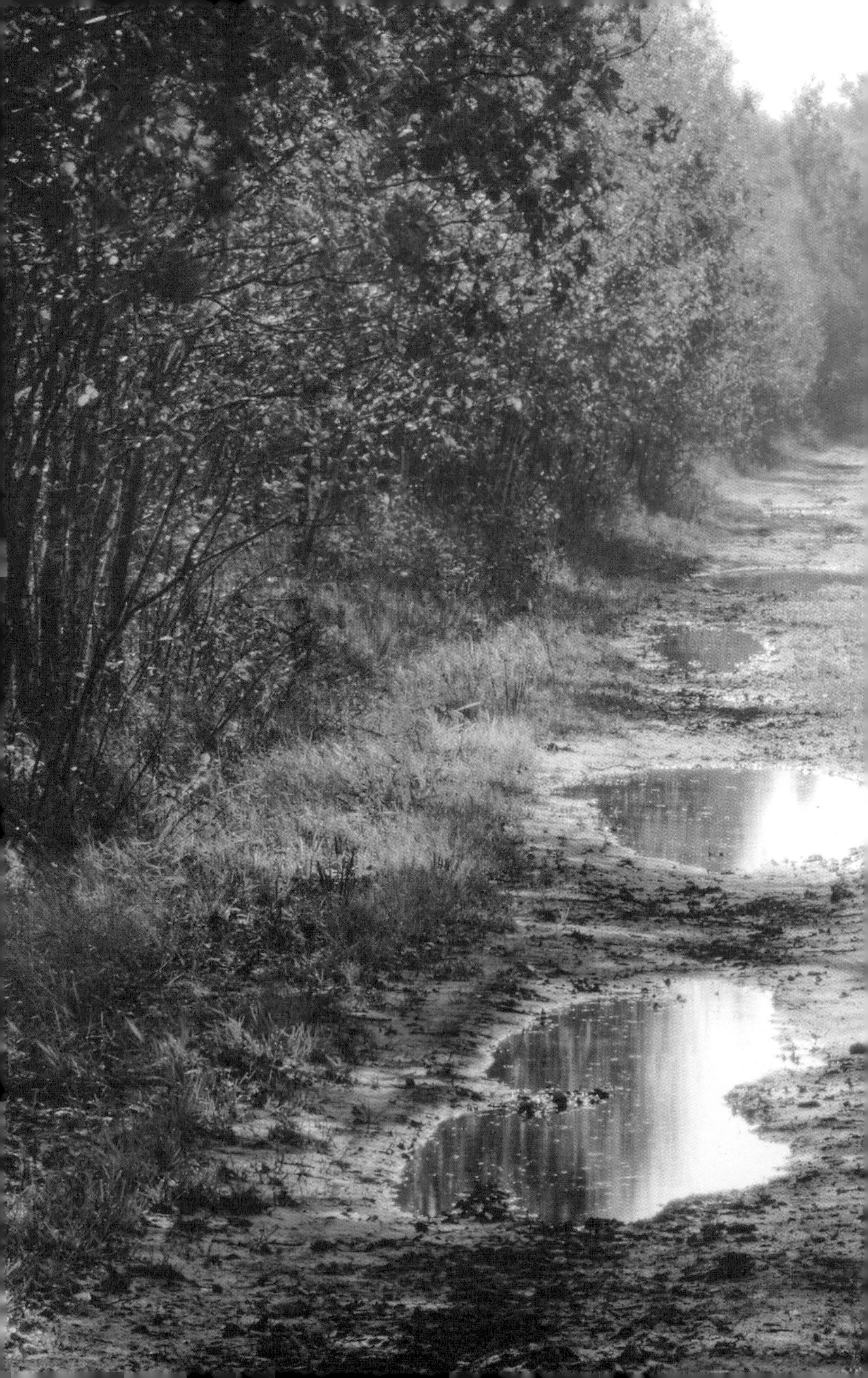

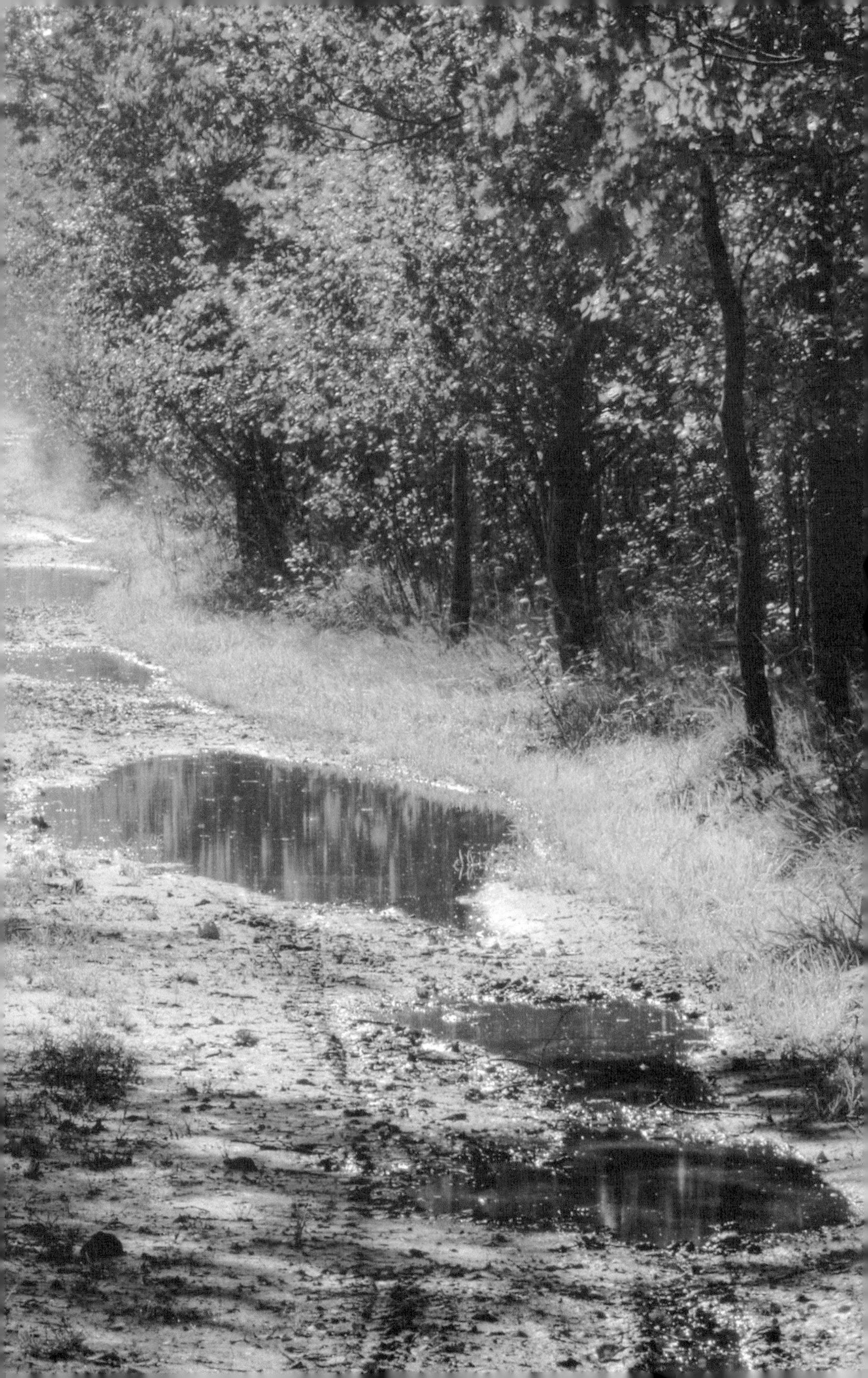

그런가 하면 비가 내린 후의 상쾌하고 청량한 냄새가 있다. 오랫동안 가물면 식물 정유는 토양이나 바위에 저장된다. 이는 식물이 오랜 가뭄에서 생존할 수 있도록 해주는 방법이다. 비가 오면 바위에 저장된 정유가 흘러나가면서 공기가 그 냄새로 가득 차게 된다.

이 냄새에도 이름이 있다. 과학자들은 이를 페트리코(petrichor)라 부른다. 라틴어로 페트라(petra)는 '돌'이고 이코(ichor)는 신의 동맥에서 흐르는 피를 뜻한다. 정유를 신의 피로 본 것이다. 그래서 페트리코는 문자적으로 '바위의 정수'을 의미하며, 이는 생명의 냄새다!

### 음이온

숲의 냄새는 산에 갔을 때 느낄 수 있는 중요한 혜택이다. 그러나 공기 중에는 자연 속에 있을 때 더 기분이 좋아지는 뭔가 또 다른 것들이 있다. 냄새로 맡아지는 것은 아니지만 이것은 공기의 음이온이다.

이온이란 공기에서 분리된 입자들이다. 양이온도 있고 음이온도 있다. 음이온이 좋은 물질인데 에너지를 가득 채우고 활기를 되찾아주는 효과가 있으며 정신을 맑게 하고 편안함을 준다. 실내보다 옥외에 음이온이 더 많다. 숲이나 폭포, 강, 개울 근처에 특히 풍부하다. 폭포 근처의 공기에는 1입방센티미터 100,000개의 음이온이 있는 반면 사무실 공기에는 단지 100개밖에 없다. 그래서 폭포 근처를 걷다 보면 매우 힘찬 느낌을 가질 수 있는 것이다. 개울이나 강가를 걸으면 음이온을 많이 호흡할 수 있어 활력이 충만해진다.

음이온은
정신을
맑게 하고
평안감을 준다.

### 숲에서 호흡하기

호흡은 중추신경계에 이르는 가장 쉬운 길 중 하나이다. 일본의 몇몇 삼림욕 센터에는 요가 호흡을 할 수 있는 곳들이 있다.

요가 호흡은 침착해지는 데 도움을 준다. 심박수와 혈압을 줄이고 근육을 편안하게 하며 숲속의 천연 치유향을 마실 수 있는 좋은 방법이다.

### 연습
### 마운틴 포즈로 호흡하기

요가 자세 중에 '마운틴 포즈'라는 것이 있다. 팔을 바깥으로 향하고 서라. 코로 숨을 들이마시며 손을 천천히 머리 위로 올려라. 넷을 셀 때까지 멈춰라. 그리고 나서 더 높이 올리고 발끝으로 서서 손을 밖으로 향하게 돌려라. 천천히 숨을 뱉으며 손을 내려라. 맨 처음 자세로 다시 돌아오면서 허파를 숲의 신선한 공기로 가득 채워라. 이것을 세 번 반복해라.

## 촉감

신체적으로 그리고 문자 그대로 자연과의 재접촉을 시작할 수 있는 감각은 촉감이다.

히포크라테스는 "질병은 우울로부터 오는 게 아니다. 질병은 자연을 거스르는 매일의 사소한 죄로부터 발전된다. 죄가 많이 축적되면 질병이 갑자기 나타날 것이다"라고 말했다. 많은 질병, 스트레스, 분노가 자연과의 접촉이 부족하기 때문에 일어난다. 자연계에 손을 대는 것은 자연과의 연결을 도울 것이다. 얼굴에 닿는 산들바람을 느껴보고, 손에 물방울을 떨어뜨려보고, 주저앉아 신발을 벗고 맨발로 걸어보라.

## 온천

우리는 온천의 자연치유력에 문자 그대로 온몸을 푹 담글 수 있다.

일본은 세계에서 최대의 온천 국가이기도 하다. 지하의 화산으로부터 뿜어져 나오는 2만 7천 개소의 온천이 있다.

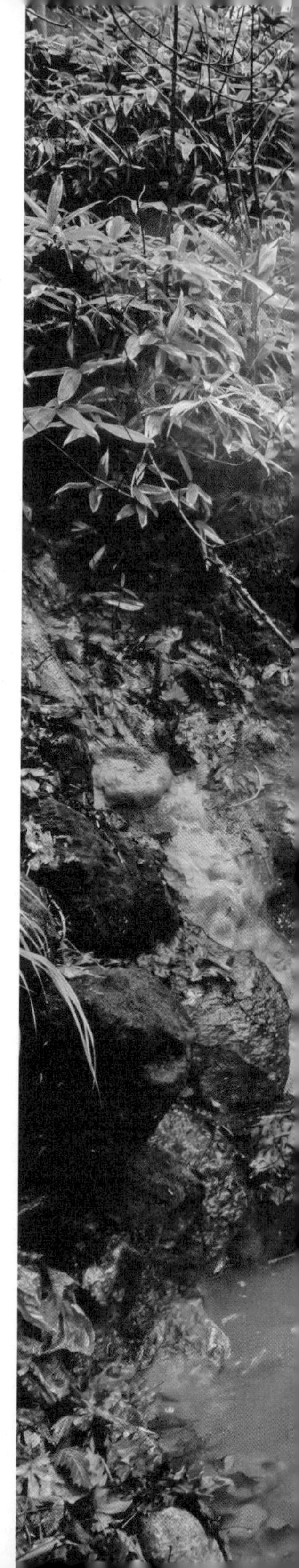

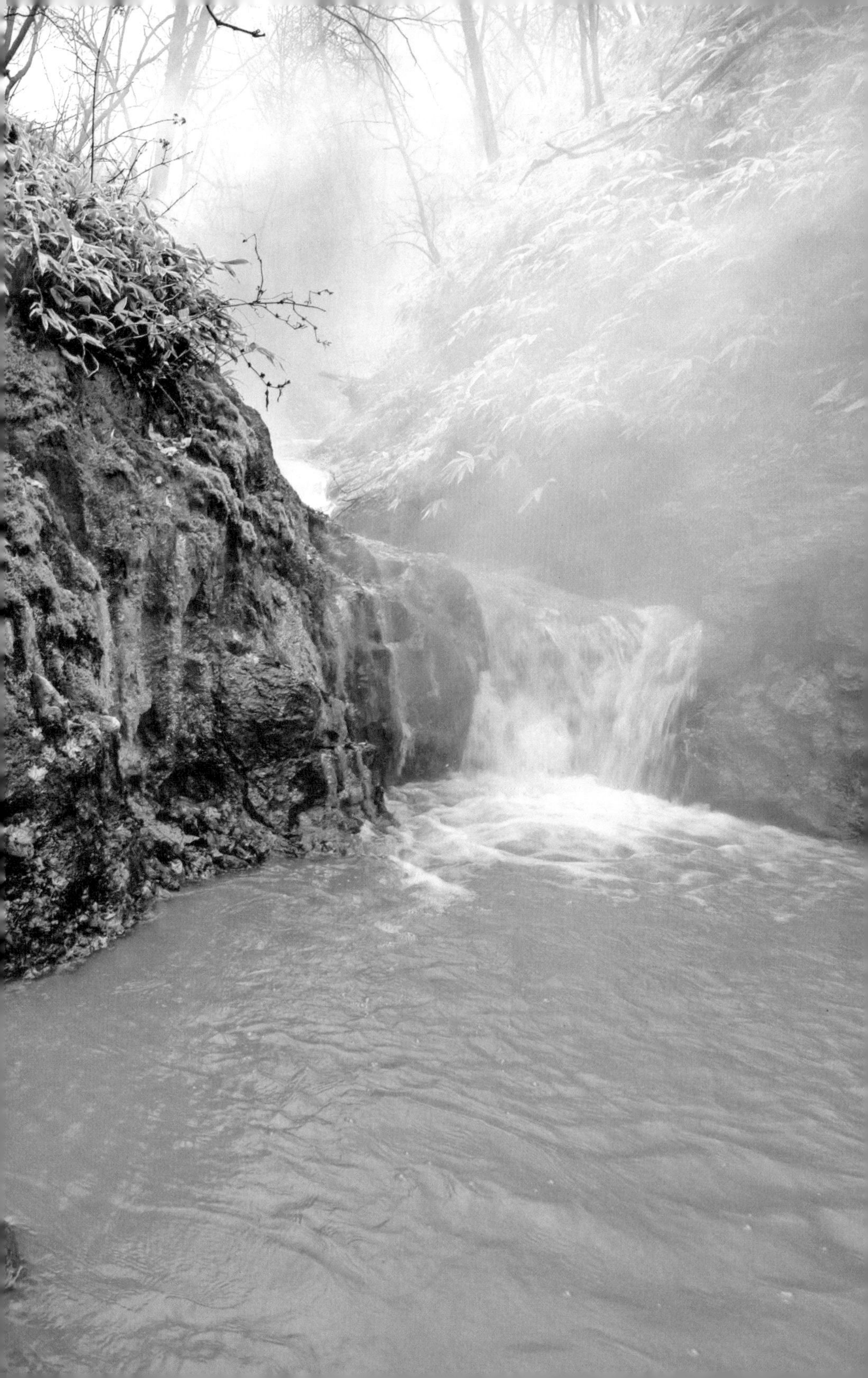

약 1,300여 년 전 문헌인 『이즈모 풍토기』에 시마네현의 다마쓰쿠리에 있는 온천에 관한 기록이 실려 있다. “온천에서 단 한 번만 목욕하면 피부가 깨끗해지고, 꾸준히 목욕하면 통증이나 고통이 치유된다. 옛부터 누구나 이와 같은 효과를 보았기에 사람들은 이 온천을 ‘신들의 물’이라 부르고 있다.”

약품이나 화장품을 쓰지 않아도 미용과 건강에 온천욕의 효과적이라는 것은 이상한 일이 아니다. 유럽에서도 젊음을 되찾게 하고 병을 고쳐주는 효능이 있다고 하여 온천은 ‘젊음의 샘’으로 알려져 있다.

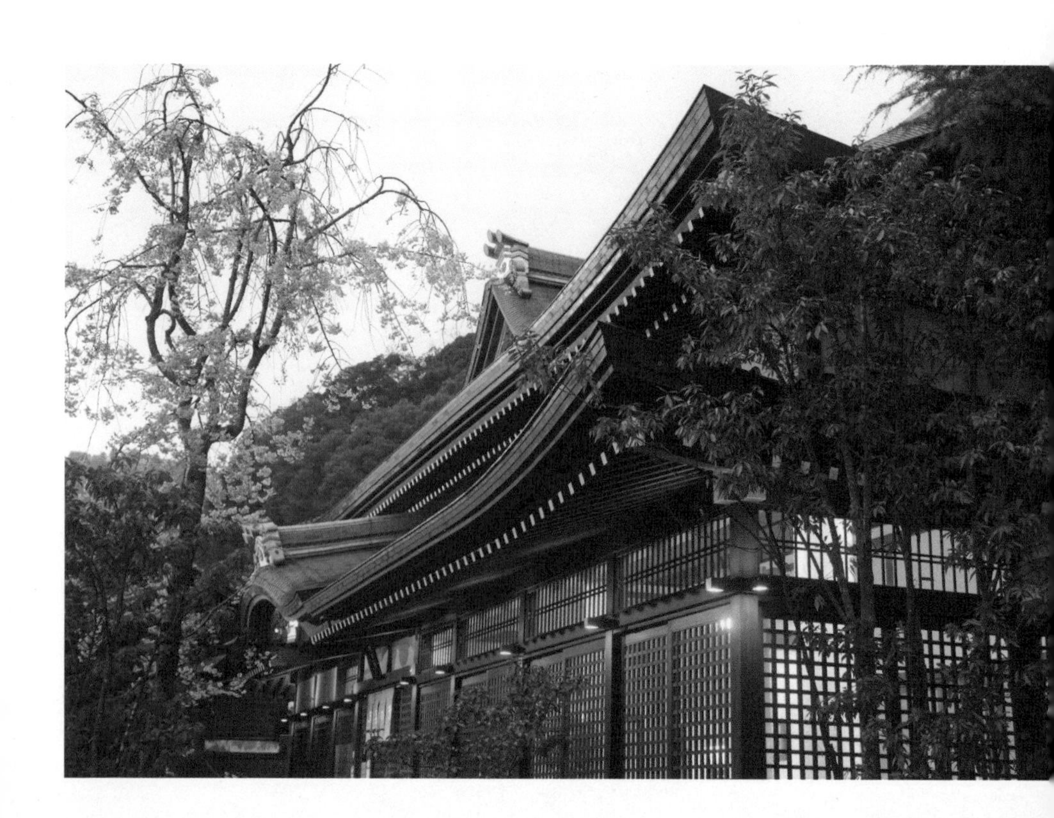

지하에서 솟아나는 물은 '원천괘류(源泉掛流)' 라고 하여 가장 치유력이 좋다고 알려져 있다.

원조 온천 의사는 고토 곤잔(後藤艮山, 1659~ 1733)이었다. 약 300년 전, 곤잔은 만병의 근원은 신체의 에너지 흐름이 막혔기 때문이라는 이론을 발전시켰다. 그는 막힌 흐름을 풀어주려면 온천욕이 특효이고, 뜨거울수록 더 좋다고 추천했다. 그가 추천한 온천은 깊숙한 골짜기에 감추어진 곳이었지만 점점 유명세를 탔다. 그리하여 효고현의 기노사키 온천은 찾아가기는 힘들어도 아직 일본에서 가장 유명한 온천 지역이다.

### 자연에서 땅에 접촉하기

온천욕과 함께 삼림욕을 끝내지 못할 경우에도 땅에 접촉할 다른 방법이 있다. 자연계와 당신 신체 사이에 에너지의 흐름을 유지시켜라. 신발을 벗어라!

모래밭, 풀밭 혹은 흙바닥을 맨발로 걷는 게 얼마나 느낌이 좋은지 아는가? 딱딱한 신발이나 높은 하이힐을 벗어던질 때의 해방감 정도가 아니다. 맨발로 땅을 밟으면 땅의 강력한 치유 전자파를 받을 수 있다.

땅을 거대한 배터리라고 생각해보자. 땅은 자연적으로 낮은 수치의 전기를 발생시킨다. 가전제품 같은 것을 설치할 때 우리는 항상 그 한 부분을 도선으로 땅에 연결한다. 안전을 위해서다. 이를 접지라고 한다.

사람도 마찬가지다. 사람이 두 다리로 땅을 딛고 섰다는 말은 그가 탄탄하고, 강하고, 균형과 중심이 잡혀 있다는 뜻이란 걸 우리는 알고 있다. 우리 몸도 마찬가지다. 몸은 땅의 전하(電荷)에 접속하여 그 힘을 받아들인다. 우리는 끊임없이 땅의 전기 에너지에 접속되어 있다. 우리가 전기적으로 접지될 때, 우리는 자연과 조화를 이룬다.

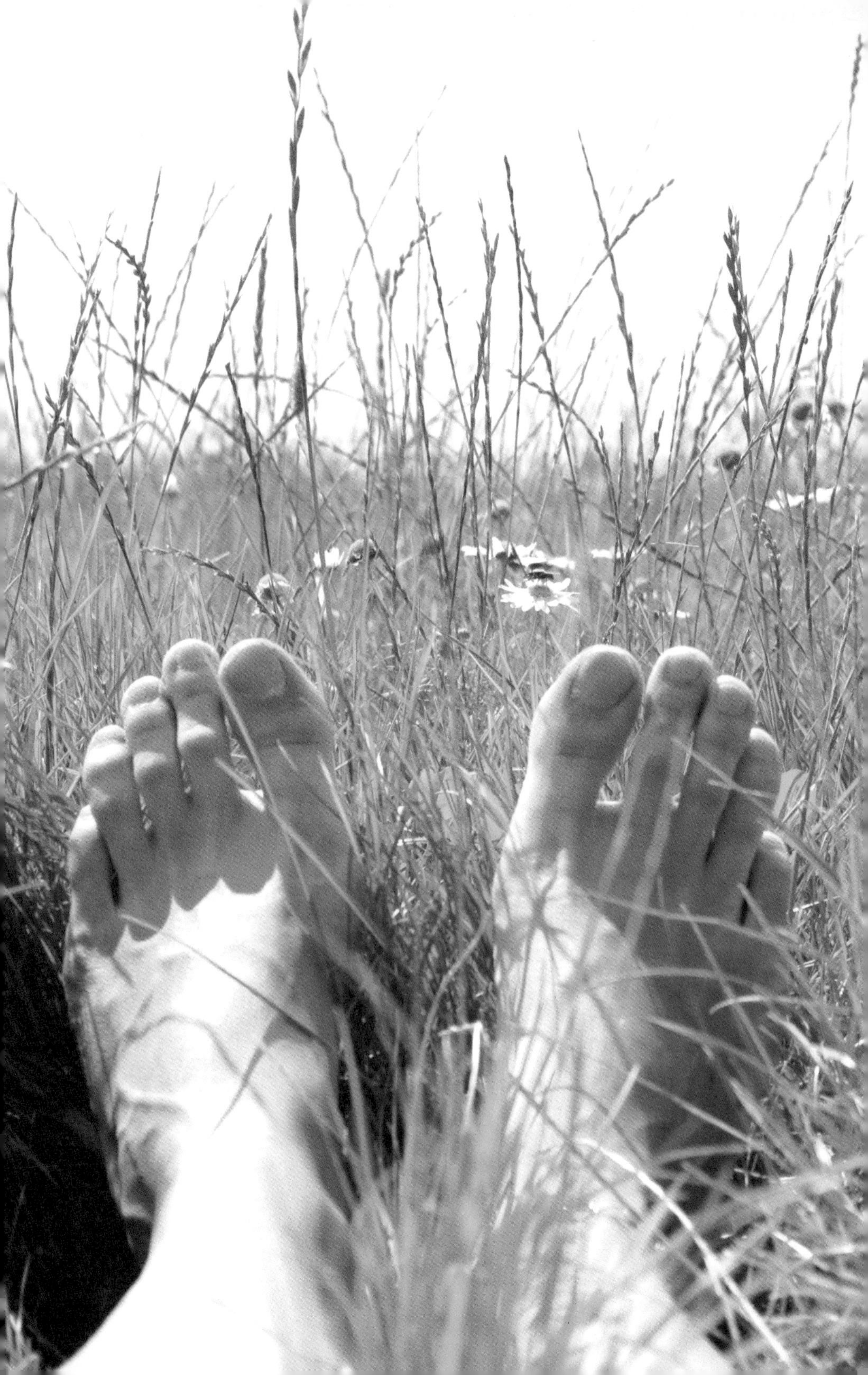

슬프게도 우리 현대인들의 삶은 자연이라는 전력원과 떨어져 있다. 많은 사람들이 하늘나라에서 사는 것처럼 빌딩에서 일하면서 산다. 마천루의 사무실이나 아파트 단지에서 지내는 건 멋진 전망을 즐기는 데에는 좋을지 모르나 땅에서는 떨어져 사는 것이다. 땅바닥에 누워 자는 사람은 이제 거의 없고, 집 밖으로 나갈 때는 신발을 신어 발을 보호한다.

조상들은 동물의 가죽이나 나무로 만든 신발을 신었다. 가죽 신발은 전자가 통하기 때문에 사람과 땅 사이의 전기 연결을 유지시켜준다. 그러나 고무 신발은 그렇지 않다. 지면과 절연된 신발을 신으면 전자의 흐름이 막히고 신체 기능을 적절히 도와주는 연결이 끊어진다.

그래서 인간의 발명품 중에 가장 위험한 것이 신발이라고 말하는 사람도 있다. 지면에 접속하려면 맨발로 걸어야 한다.

### 맨발로 걷기

다행히도 지면에 접속하는 매우 쉬운 방법이 있다. 잠시 동안이라도 맨발로 걷는 것이다. 되도록 모래나 흙, 풀밭이 좋다.

1. 우선, 양말과 신발을 벗고 밖으로 나간다.

2. 흙이나 잔디 혹은 모래 위에 선다.

3. 전기회로를 형성하기 위한 접촉 포인트는 두 가지다. 일단 지면에 맨발로 서는 게 제일 좋다. 눕는다면 발과 팔꿈치에 회로를 연결할 수 있다.

4. 가장 좋은 결과를 얻으려면 매일 20분씩 땅에 머물러라.

5. 유리 조각을 조심하고 농약을 뿌린 풀밭에는 서지 말라.

더 자세한 것을 알고 싶다면, 여기 접지 전문가들이 추천하는 두 가지 접지 기술을 소개한다.

1. 밖에서 맨발로 있는 동안 앉거나 서서, 발에 모든 주의를 기울이고 무엇을 느끼는지 집중하라.

2. 두 발을 나란히 하고 어깨 너비만큼 벌려라. 턱을 내리고 척추를 곧게 펴라. 팔을 자연스럽게 내려라. 곧게 서서 모든 긴장과 무게가 발에 집중되도록 하라. 발에서부터 그 아래 땅으로 뿌리가 퍼져가고 있다고 상상하라.

많은 사람들은 맨발 삼림욕을 좋아한다. 신발을 벗고 숲을 걷는 것은 인간과 자연계 사이에 단절된 관계를 회복시키는 데 도움이 될 것이다. 신발을 벗고 싶지 않으면 다른 방법으로 자연과 접촉하라. 손을 나뭇잎 더미 속에 넣거나 시냇물 바닥의 자갈을 줍거나 피부에 와닿는 산들바람을 즐기거나 혹은 나무에 기대거나…… 옳지! 팔로 나무를 감싸 안을 수도 있다.

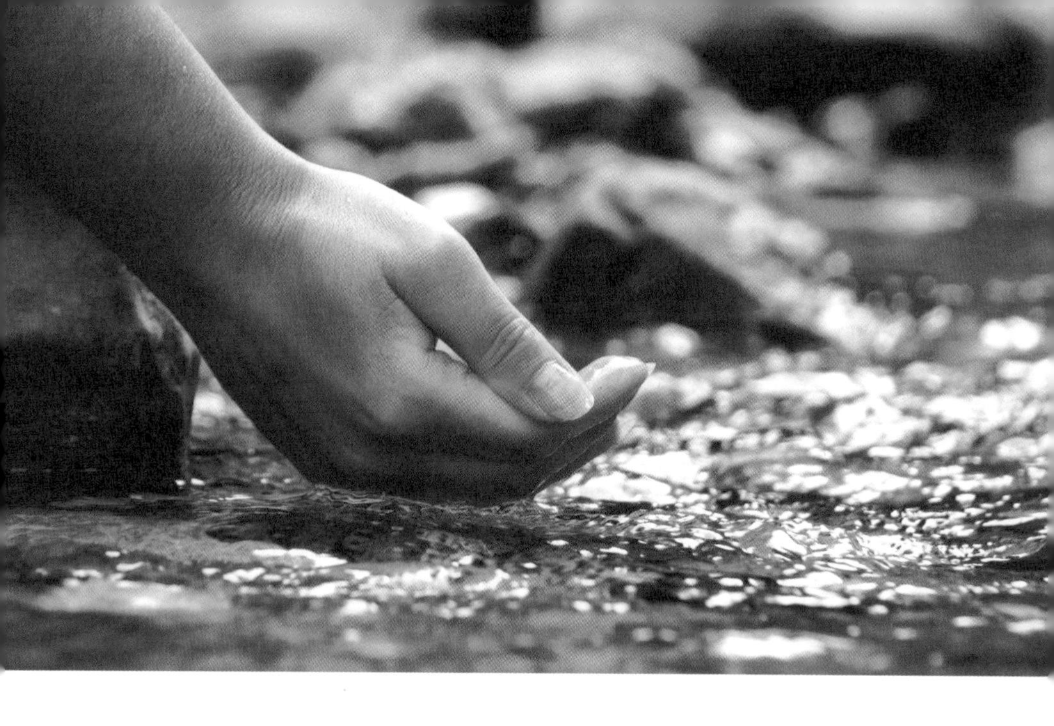

## 미각

숲과 연결되는 또 다른 방법은 자연을 먹거나 마시는 것이다. 일본의 삼림치유 기지나 산책길에는 많은 식당이나 가게가 있어 삼림욕 음식을 팔고 있다. 삼림욕을 하며 걷고 있는 그 지역 특산물로 만들어진 삼림치유 음식들을 통해 지역의 맛을 볼 수 있다. 음식들은 영양학적 관점에서 신중하게 선택된 것이다. 예컨대 점심 도시락에는 면역계를 진작시키는 식재료나 풍부한 비타민 D를 제공하는 것들이 포함된다. 물론 패스트푸드는 안 되고, 천천히 즐기는 슬로푸드들이다.

## 산채

숲에는 먹을거리가 가득하다. 단지 어디서 찾고 무엇을 찾아야 되는지만 알면 된다.

'산채'는 '산에서 나는, 먹을 수 있는 풀이나 나뭇잎'을 뜻한다. 산이 아니더라도 덤불이나 풀밭, 숲 등 야생에서 나는 채소를 다 산채라고 한다. 사람들은 아주 옛날부터 야생에서 먹거리를 채취해왔다. 산채는 가뭄이나 자연재해로 먹을 것이 부족할 때 대체 식량이 되어주었다. 일본에서는 2차 대전 이후 식량이 부족했을 때 도시 사람들도 언덕을 갈아엎어 고사리, 두릅, 고비 같은 산채를 캐다 먹었다.

요즘엔 많은 사람들이 봄 여름이면 자연이 무료로 베풀어주는 맛있는 먹거리를 찾아 숲으로 간다. 산채로는 다양한 요리를 만들 수 있다. 샐러드뿐만 아니라 삶거나 볶아 먹기도 하고 끓여서 국을 만들거나 튀김옷을 입혀 튀길 수도 있다. 또 피클이나 잼으로도 만들 수 있다.

연근은 오랫동안 일본의 전통 요리에 사용되어온 재료이다. 죽순 역시 친근한 먹거리이다. 많은 사람들이 6월이면 죽순을 캐러 원정을 간다. 겨울에도 막 땅에서 올라오는 모소대나무 죽순을 캔다.

자기가 좋아하는 야생 산채가 어디에 많은지를 비밀로 해두고 몰래 캐러 다니는 사람들도 있다. 아마 일본에서 가장 맛이 좋은 산채의 왕, 두릅순을 어디서 발견할 수 있는지 말해주는 사람을 찾아보기란 좀처럼 쉽지 않을 것이다.

산채는 비타민 이상의 영양소를 제공한다. 산의 야생초를 먹으면 땅의 에너지도 함께 먹게 되는 것이다.

**경고**

야생 식재료를 먹을 때는 조심해야 한다. 독초도 많고, 그 독초들은 얼핏 보면 먹을 수 있는 식물과 생김새가 비슷하다. 100% 확신이 없을 때는 절대 야생 식재료를 먹지 마라.

## 일본의 8대 산채

1. 원추리 : 이른 봄에 볼 수 있다. 국을 끓이기도 하고 튀기기도 한다. 튀기면 양파 맛이 난다.

2. 머위 : 약간 쓰지만 바삭바삭한 맛이 난다. 줄기는 부드럽고 통통하다.

3. 삼엽채 : 봄에 매우 인기가 있다. 파슬리 비슷한 맛이 나는데 샐러드나 국에 사용된다.

4. 고비 : 칼륨과 비타민 A가 풍부하다. 주로 볶아 먹고 참기름을 곁들인다.

5. 고사리 : 줄기는 먹고 뿌리로는 전분을 만들어 여름에 '와라비모치'라는 전통 과자를 만든다.

6. 엉겅퀴 : 여름에 인기 있다. 된장국에 넣어 먹기도 하고, 오래 보관하기 위해 장아찌로 만들기도 한다.

7. 호장근(虎杖根) : 호장근을 식용으로 쓴다는 것이 놀랍지만, 일본에서 매우 흔한 식재료이다. 새순이 늦겨울에 나오고 다양한 반찬에 사용된다.

8. 얼레지 : 산에서 발견되는 야생 백합과 식물로 구근을 먹을 수 있다. 일본에서는 국이나 튀김 등 많은 전통 반찬에 이용된다.

## 다도와 함께하는 삼림욕

때로는 숲속의 풀이나 나뭇가지, 잎, 꽃, 수피를 발효시킨 차를 마시기 위해 삼림욕을 가기도 한다. 내 생각에 다도는 자연계와 조화를 이루고 숲과 하나가 되는 멋있는 의식이다.

### 다회(茶會)

다도는 '차의 길'이라는 뜻이며, 다회는 차를 마시는 의식이다.

다회는 녹차를 준비하고 대접하는 예술적 의식을 통해 자연과 조화를 이루고 마음의 평화를 얻도록 설계된 영적 훈련을 포함한다. 차의 4원칙은 화경청정(和敬淸寂)이다.

다도의 중심에는 일기일회(一期一回)라는 개념이 있다. '이번만' 또는 '일생에 단 한 번'이라는 뜻이다. 풀어보면, 오늘 이 순간은 일생에 단 한 번이기 때문에 순간순간을 열심히 살자는 의미가 된다.

다회는 차 준비, 다기 씻기, 의식의 예술적 감상이 전부다. 의식에 관한 토론 말고는 말하는 것이 허용되지 않는다.

대신 참석자들은 순간순간이 의미가 있으며 그러한 삶을 충분히 만끽해야 한다는 깨달음을 얻는다. 다회는 티파티가 아니다. 마음으로부터 찻잔을 준비하는 고요와 묵상의 전통이다.
16세기 다도 거장 센노 리큐(千利休)는 다회의 일곱 가지 원칙을 정리한 바 있다.

1. 차는 맛있게 준비하라.
2. 물이 끓도록 숯을 넣어라.
3. 들판에 핀 것처럼 꽃을 꽂아라.
4. 방은 여름에는 시원하게, 겨울에는 따뜻하게 해라.
5. 미리미리 준비하라.
6. 비가 올 것을 대비하라.
7. 다른 손님들을 배려하라.

이것은 우리가 가슴과 마음으로 잘 살아갈 수 있도록, 자연의 단순함을 즐길 수 있도록, 준비성 있고 사려 깊고 친절하게 살아가도록 하는 심오한 삶의 법칙이기도 하다.

### 상록수 차

모든 종류의 잎, 꽃, 수피는 차로 만들 수 있다. 그 효능도 다양하다. 안전이 확인된 식물이 있다면 걷는 동안 잎이나 가지를 몇 개 따다가 삼림욕 후에 차 한 잔을 만들어 마셔보라.

이 책을 쓰면서 나 역시 차를 만드는 방법을 생각하고 있었다. 그러다 보니 가문비나무, 전나무, 소나무 잎으로 차를 만들면 좋겠다는 생각이 났다. 이와 같은 상록침엽수는 비타민 A와 C가 풍부한 좋은 재료이다. 레몬 향기를 뿜는 솔잎이 레몬의 다섯 배, 오렌지의 여덟 배나 많은 비타민 C를 함유하고 있다는 것을 알고 나는 그다지 놀라지 않았다. 솔잎으로 겨울에 감기를 이겨내는 데 유용한 차를 만들어보자. 상록수이니 일 년 내내 채취할 수 있을 것이다. 침엽수 잎으로 만든 차는 과일 맛, 송진 맛부터 레몬 맛, 연기 맛, 허브 맛까지 다양한 맛을 선보인다. 늙은 잎은 좀 쓰겠지만 어린 잎은 부드럽다.

## 물

산에는 맛있고 신선한 물도 있다.

일본 환경부는 최소한 200곳의 샘이나 시내를 좋은 물로 선정하여 보호하고 있다. 일본 사람들이 고대부터 마셔온 샘이나 강이 선정되었다. 최고의 물은 물론 일본에서 가장 높은 후지산 기슭에서 솟아나는 샘들에서 얻어지는 물이다. 샘 하나에서 하루에 수백만 제곱미터의 물을 생산하고 있다.

산속을 걸으면서 마시기 좋은 샘이나 개울을 찾아보라. 한 움큼 떠서 마셔보라.

산속에 먹거리나 마실 물이 없으면 그냥 심호흡만 하라. 신선한 공기 맛을 즐길 수 있을 것이다.

## 여섯 번째 감각

자연은 우리의 영혼을 먹여 살리고 즐겁게 해준다.

많은 이들이 인간에게는 오감 이상의 감각이 있다고 생각한다. 여덟 가지나 열두 가지의 감각이 있다고 주장하는 사람들도 있다. 그러나 대부분, 말로는 표현할 수 없지만 자신 이상의 세계에 연결된 여섯 번째 감각이 있다는 데 동의하고 있다. 여섯 번째 감각이란 아마도 행복감일 것이다.

이 감각에는 표현하기 힘들지만 자연에서 느낄 수 있는, 경외, 흥분, 초월, 황홀감까지도 포함된다. 그리고 나무가 많을수록 우리는 이런 기분을 더 느끼게 된다. 경관이 아름다울수록 인간은 더욱 행복을 느낀다는 것을 연구 결과가 증명하고 있다.

인간이 온갖 감각을 동원해 자연과 연결될 때 신비로운 일이 일어나고 삶이 변화된다. 자연계에 흠뻑 젖어들어 있으면 삶의 경이와 우리 자신보다 더 큰 무언가에 연결됨을 경험할 수 있다. 자연은 우리 몸의 혼탁한 기운을 가져가고 새로운 기운을 준다.

사실, 자연에 연결되는 감각은 그 순간 기쁨이 몰려올 뿐만 아니라 미래에도 행복할 수 있다는 가르침을 준다. 캐나다의 연구자들은 자연과 연결해서 얻은 감정은 행복감을 고조시킨다는 연구 결과를 발표했다. 자연과 연결되면 우리가 얼마나 행복감을 느낄 수 있는지도 예측할 수 있다는 것이다. 다른 말로 하면 오늘 숲속에서 행복했다면 내일도 행복하리라는 의미이다.

자연 속에는 우리를 행복하게 하는 무언가가 있다. 친구나 가족과 함께할 때의 행복 또는 음악을 들을 때 얻는 행복과는 다른 것이다. 자연과의 연결은 독특한 경험이며 그때의 행복은 유일한 것이다. 자연 속에서 즐거움을 느낄 수 있다면 당신은 진짜 삼림욕을 하고 있는 것이다.

자연은
우리 몸의
혼탁한 기운을
가져가고
새로운 기운을
준다.

## 연습
## 숲속에서 느낌 찾기

숲에 있을 때 당신의 정서적 반응도 거기 있는지 주의해보라.

눈을 감고 시작하라. 어느 쪽으로 걷고 싶은가. 직관을 이용하라.

숲이 주는 모든 감각적 즐거움에 주의를 기울여라.

나무 사이로 부는 산들바람, 새들의 노랫소리, 무슨 느낌인가?

주변의 나무들을 보았을 때 무엇을 느끼는가?

숲의 향기를 맡았을 때 무엇을 느끼는가?

햇볕이 얼굴에 따뜻하게 내리쬘 때, 바닥에 누웠을 때 무엇을 느끼는가?

신성한 공기를 맛볼 때 무엇을 느끼는가?

시간이 흘러가도록 하라. 자연과 함께 있으면서 세속 걱정을 멀리하라.

이제 무엇을 느끼는가?

## 삼림욕을 위해 주는 최고의 조언

- 숲에서 보내기 적당한 시간은 5킬로미터 정도 걷는 데 걸리는 4시간가량이다. 그러나 더 짧아도 삼림욕 효과가 작용한다. 아침에만 걸을 수 있다면 약 2.5킬로미터씩 2시간 걸으면 된다.

- 피곤을 느끼면 어디서나 언제나 쉰다.

- 목이 마르면 어디서나 언제나 물이나 차를 마셔라.

- 좋아하는 장소를 찾아라. 그곳에서 잠시 앉거나 책을 읽거나 주변의 아름다운 경관을 즐겨라.

- 각자의 필요에 맞는 삼림욕 길을 선택하라.

- 면역계를 진작시키고 싶으면 2박 3일 삼림욕 여행을 떠나라.

- 삼림욕은 질병의 예방조치일 뿐이다. 병으로 쓰러졌다면 의사를 찾아가라.

# 3
# 실내에서 숲을 즐겨라

## 집을 식물로 채워라

분명한 듯 보일지 몰라도, 집을 숲같이 만들기 위해 실내에 식물을 들여놓는 데는 보다 많은 이유가 있다.

첫째로 식물은 우리를 숨쉬게 한다. 인간은 숨을 들이마실 때는 몸에 산소를 받아들인다. 숨을 뱉을 때는 탄산가스를 배출한다. 식물들은 그 반대로 호흡한다. 탄산가스를 들이마시고 산소를 배출한다. 그래서 식물을 실내에 두면 집 안에 산소가 증가하여 우리 몸에 좋다. 산소는 우리 몸의 구석구석에 영향을 미치며 좋은 공기를 마시는 것은 우리 건강에 필수적이다.

많은 식물이 밤이면 산소를 흡수하고 탄산가스를 배출하는 것으로 전환되지만 모든 식물이 그런 건 아니다. 난이나 다육식물은 밤에도 산소를 배출한다. 이와 같은 식물을 방에 들여놓으면 자는 동안에도 산소 농도를 높여준다.

실내 공기는 실외보다 2배에서 5배까지 더 오염될 수 있다. 식물은 천연 공기청정기이다. 식물은 스펀지처럼 페인트, 섬유, 담배 등에서 나오는 유독한 화학물질을 빨아들이고 정화한다. 우주선의 공기를 정화하기 위해 NASA는 열 가지 공기정화 식물의 목록을 언급했다.

스파티필름
스킨답서스
아이비
국화
거베라
산세베리아
관음죽
왜철쭉
드라세나
접란

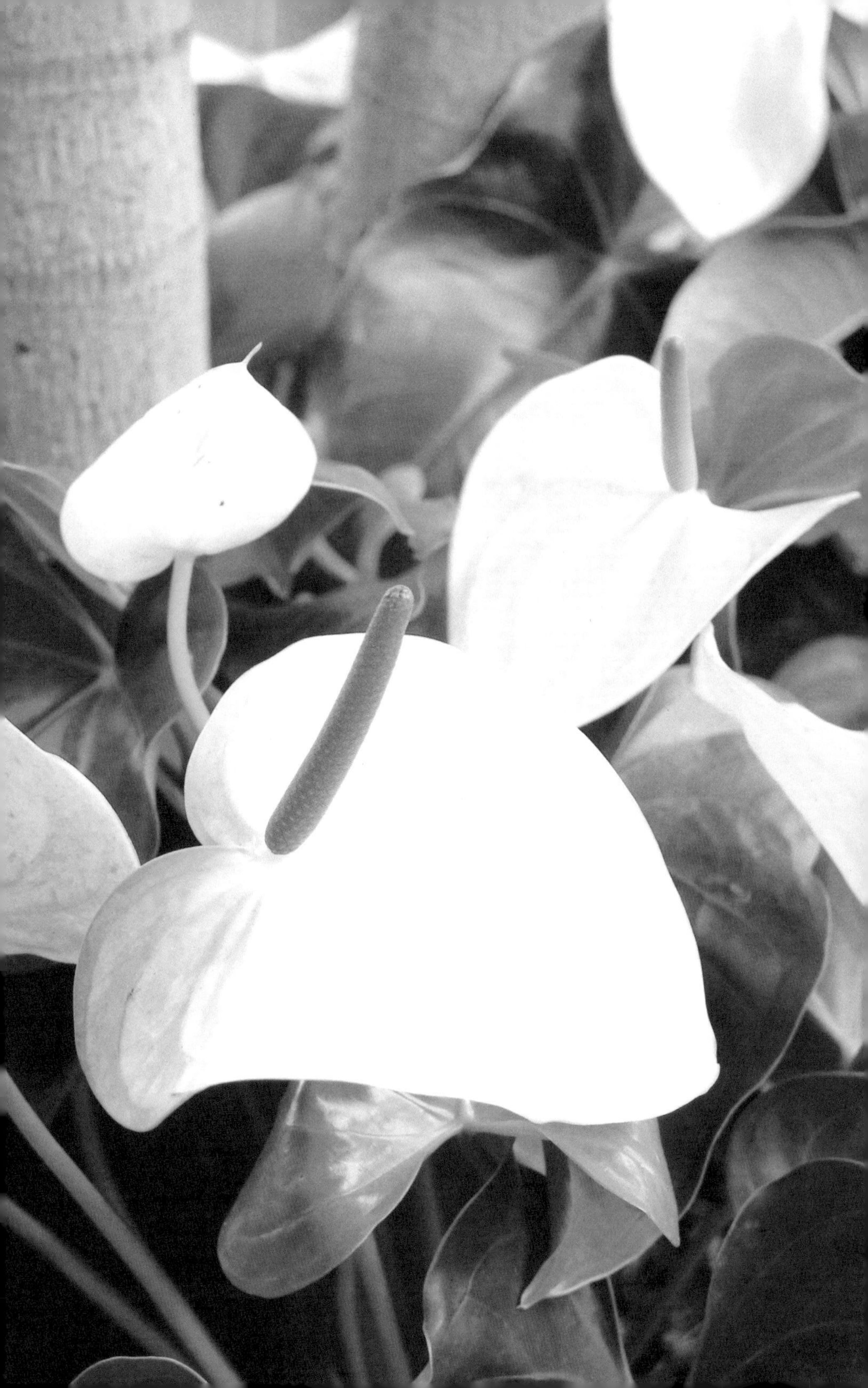

미국 폐 연구소는 거실에는 아글라오네마나 아레카야자를, 침실에는 거베라나 산세베리아를, 그리고 당신이 좋아하는 어디에나 스킨답서스를 놓도록 권장하고 있다.

식물은 실내에서 습도를 높이기 때문에 병을 예방하는 데도 좋다. 식물이 공기 중에 습기를 배출하여 호흡기 질환, 감기, 목 통증으로부터 몸을 보호해준다.

물론 식물은 기분을 차분하게 가라앉히고 행복하게 해주며 미감을 만족시켜준다. 이러한 이유로 이미 기원전 610년부터 실내를 실외처럼 꾸미기 시작했다. 바빌론의 네부카드네자르 왕이 고향의 푸른 언덕과 나무 우거진 정원을 그리워하는 메디아 출신 아미티스 왕비를 위해 만든 공중정원이 바로 그것이다.

## 바깥의 향기를 집 안으로

삼림욕을 하러 바깥으로 나갈 수 없다면 숲의 향기를 담은 정유를 집 안에 가져오면 된다. 내가 즐겨 사용하는 정유는 편백나무 정유이지만, 집에서 숲속의 아름다운 분위기를 느끼기 위해 쓸 수 있는 정유는 그 외에도 많다. 침엽수의 정유는 숲의 평화롭고 고요한 분위기를 상기시킨다. 집을 떠나지 않아도 숲의 강한 효과를 가져올 수 있다.

정유를
사용하면
집 안에
숲을
가져올 수 있다

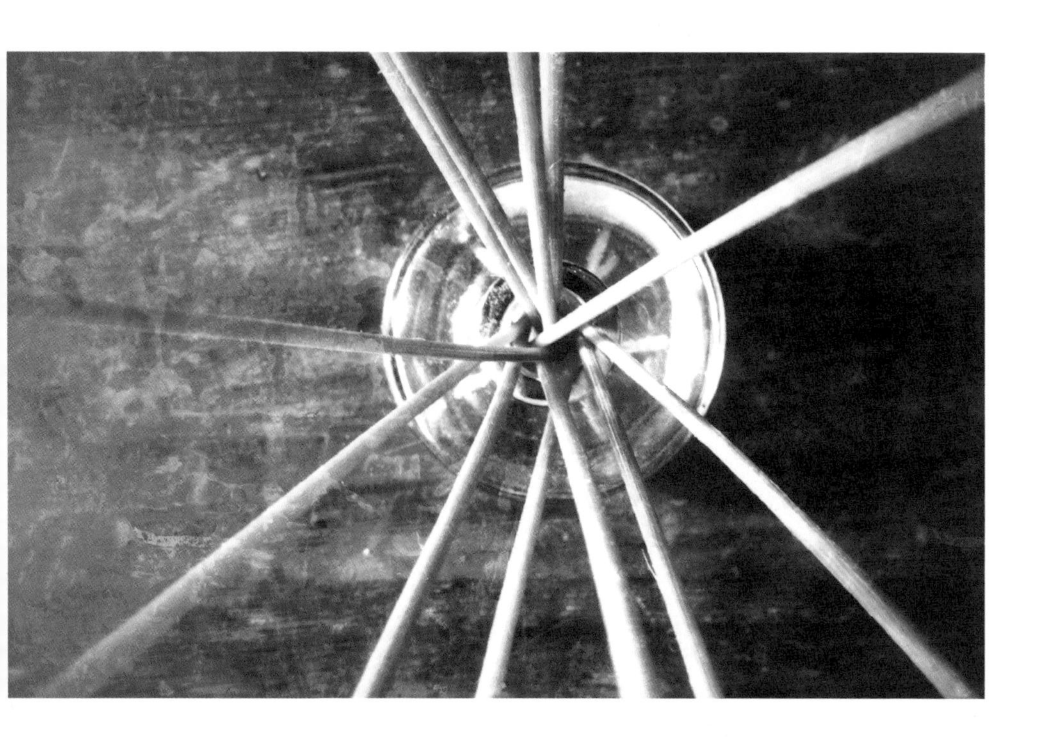

집 안에서 정유를 사용하는 방법들을 소개한다.

### 1. 디퓨저

디퓨저는 양초를 대신하는 좋은 대체재이다. 연기 때문에 숨을 쉬지 못할 일도 없고 원래 형태 그대로의 정유를 사용하면 된다. 디퓨저 안에 물과 정유 몇 방울만 채우면 끝이다. 정유의 입자는 매우 작아서 몇 시간 동안 공기 속에 머문다.

정유 디퓨저는 정유를 몸속으로 흡입하는 가장 효율적인 방법이다. 각자 좋아하는 향기와 분위기를 선택해서 직접 조제할 수도 있다. 내가 좋아하는 숲의 힘을 집 안으로 직접 끌어들이는 방법으로 매우 적절하다.

일본식 삼림욕을 경험하려면 화이트 사이프러스, 편백나무 잎과 줄기, 로즈마리, 삼나무, 유칼립투스, 소나무를 포함한 일본식 정유 혼합물을 쓰면 된다.

## 2. 리드 디퓨저

리드 디퓨저는 갈대 같은 작은 막대를 정유에 꽂아서 공기 중에 향을 퍼뜨리는 방향제이다. 작은 병에 정유와 그것을 녹일 수 있는 용매, 또는 순수 알코올을 섞어 담고 조그만 막대 한쪽 끝을 담근다. 정유는 막대를 따라 올라와 공기 중에 퍼진다. 리드 디퓨저는 목욕탕같이 디퓨저를 전기에 꽂을 수 없는 장소에서 유용하다.

### 리드 디퓨저 만들기

**준비물 :**

- 조그만 자기나 유리 그릇 또는 꽃병. 주둥이가 좁은 것으로 선택하라. 주둥이가 좁을수록 정유의 증발 속도가 느리다.

- 액체를 끌어올릴 수 있는 갈대나 대나무 꼬챙이, 또는 마른 가지, 나무줄기 등. 용기보다 두 배 길어야 정유를 잘 퍼뜨린다.

- 당신이 선택한 정유.

- 용매. 정유를 녹일 용매로는 아몬드 기름같이 가벼운 식물성 기름을 사용하라. 무거운 기름은 막대가 잘 빨아들이지 못한다. 그렇지 않으면 보드카 같은 알코올이나 물을 사용하라.

## 방법

1. 기름을 베이스로 한다면 정유 30%에 용매 70%를 섞는다. 알코올과 물을 베이스로 한다면 뜨거운 물 1/4 컵에 정유 20~25방울을 넣고 보드카를 몇 숟갈 더한다.

2. 혼합물을 병에 붓는다.

3. 병에 갈대 꼬챙이를 꽂는다. 몇 시간 동안 갈대에 혼합물이 스며들게 한 다음 꺼내서 혼합물이 묻은 끝이 밖으로 나오게 돌려 꽂는다.

4. 일주일에 한 번씩 갈대 꼬챙이를 돌려 꽂아 숲의 환상적인 향기가 새로 퍼지게 한다.

5. 더 이상 냄새가 나지 않으면 갈대 꼬챙이를 교체하고 정유 혼합물도 새 것으로 갈아준다.

### 3. 양초

편백나무 향기가 나는 양초로 기소 골짜기의 연기 냄새가 섞인 따뜻한 향기를 집에 채울 수 있다. 일본의 전통 양초 공방에서는 야생화나 삼나무 향기가 나는 양초를 만들고 있다. 집에서 그런 양초에 불을 붙이면 실내에 마치 숲속과도 같은 향기가 감돈다.

서구에서는 석유화합물로 초를 만드는 데 반해 일본에서는 옻나무에서 추출한 왁스로 만든다. 심지도 실이 아닌 골풀로 만든다. 이 풀의 줄기를 종이로 감아 왁스에 담근다. 그렇게 하면 외풍에도 끄떡없는 밝고 강한 불꽃이 타오른다.

## 4. 편백나무 대팻밥

이것은 편백나무 숲의 향기로 집을 채울 뿐만 아니라 나방이나 벌레의 침입을 막아준다. 대팻밥 주머니를 서랍이나 옷장에 넣어두면 효과적이다. 현관 앞에 편백나무 대팻밥을 한 바구니 놓아두면 집에 돌아올 때마다 숲의 향기가 당신을 반겨줄 것이다.

홀 안의 한 바구니의 편백나무 대팻밥은 집에 돌아올 때마다 숲의 향기로 여러분들에게 인사할 것이다.

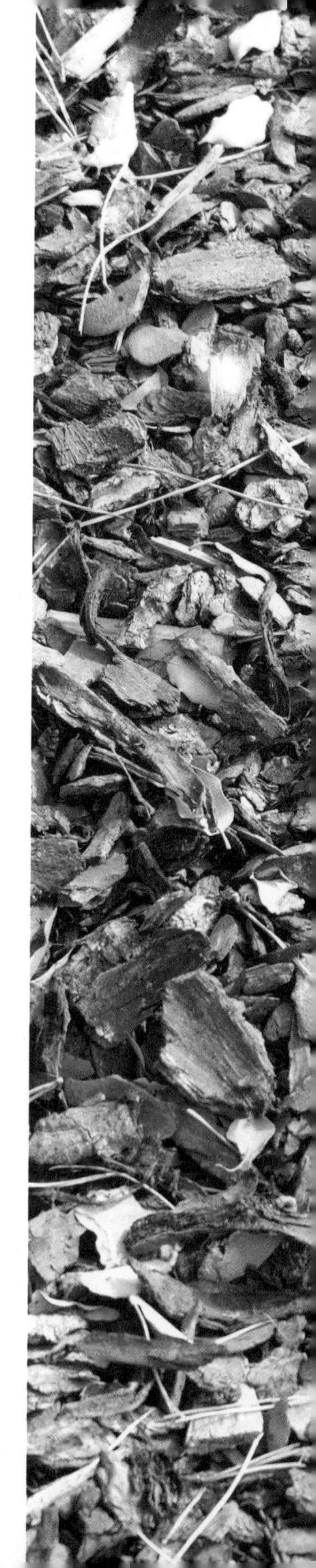

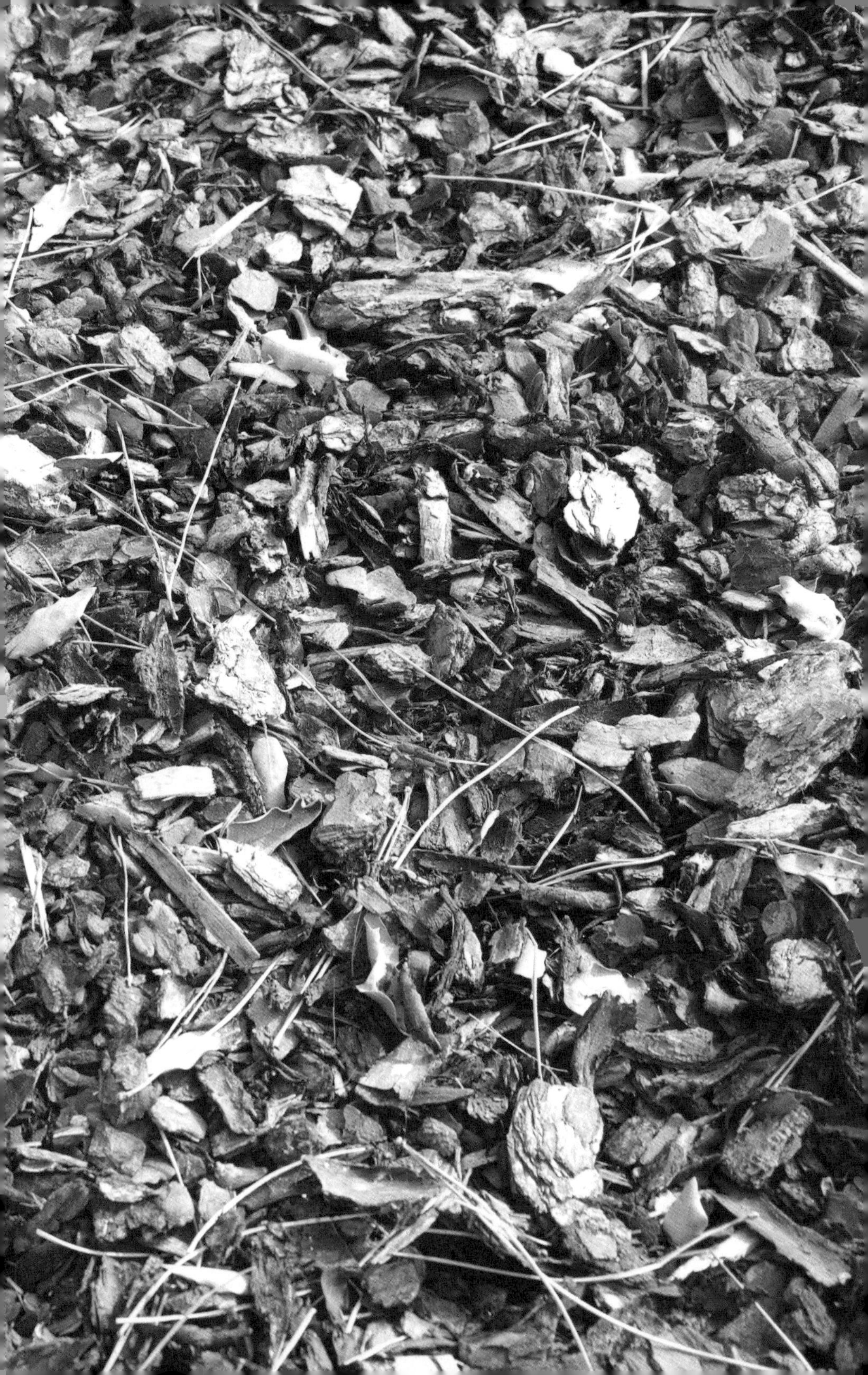

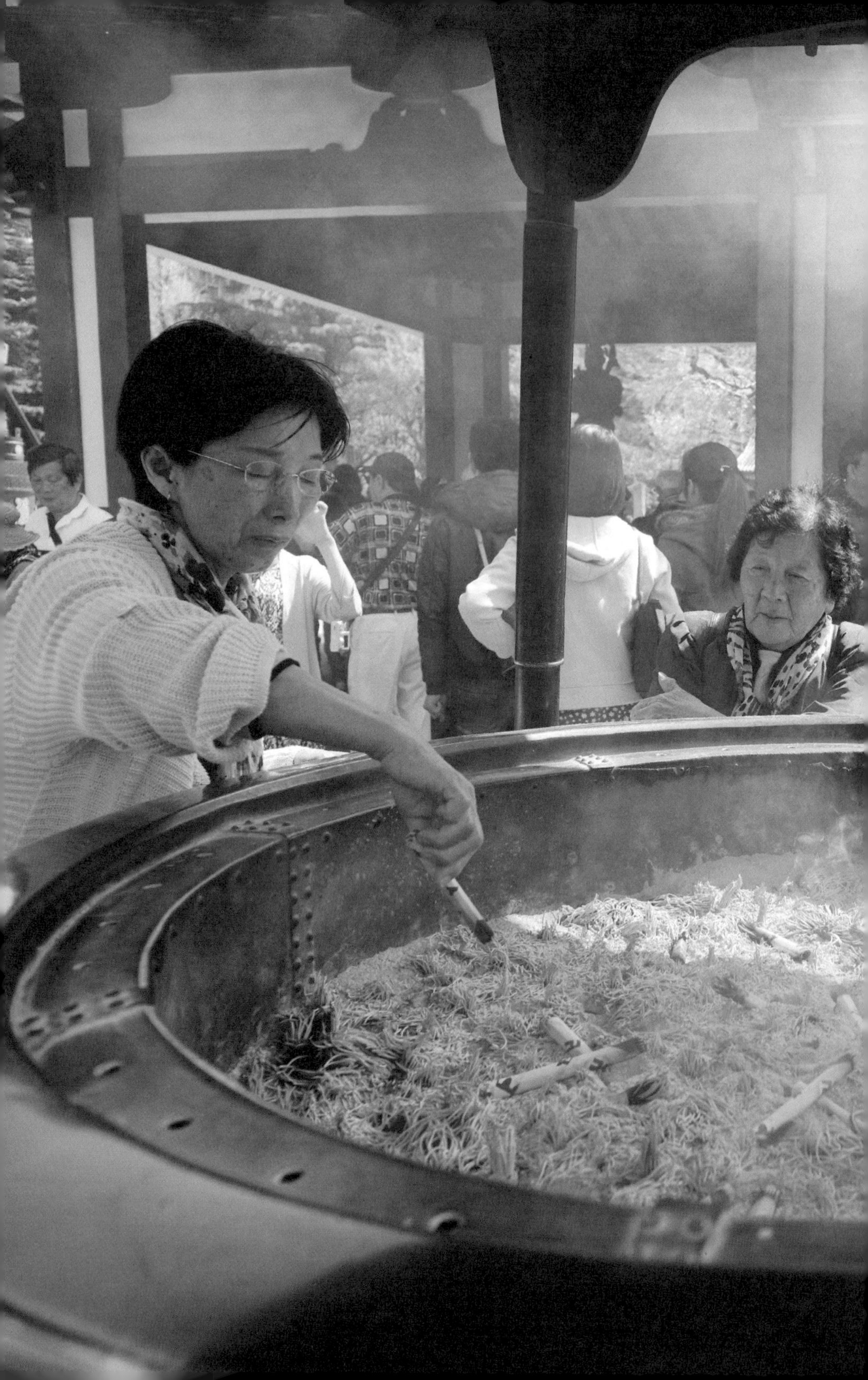

## 향의 10덕

400년 전 한 이름 없는 승려가 향의 이로움을 다음과 같이 정리했다.

1. 초월자들과의 교감을 가져온다.
2. 몸과 마음이 상쾌해진다.
3. 부정함을 씻어낸다.
4. 영성을 일깨운다.
5. 고독의 동반자가 되어준다.
6. 혼란스러울 때 차분하게 해준다.
7. 아무리 많아도 질리지 않는다.
8. 적어도 충분하다.
9. 나이가 들어도 그 힘이 변하지 않는다.
10. 매일 사용해도 해롭지 않다.

도쿄 센소지(淺草寺)에 있는 것과 같은 향로를
일본에서는 흔하게 볼 수 있다.

## 구급상자 속의 숲

우리들이 사용하는 대부분의 약은 나무에서 온다. 아스피린의 주요 성분이 버드나무 껍질에서 추출된다는 것을 아는가? 고대 이집트 사람들은 열을 내리기 위해 버드나무 껍질을 씹었다. 히포크라테스는 고통을 가라앉히고 염증을 치료하기 위해서 버드나무 껍질로 만든 차를 권했다. 서양흰버드나무가 그 원재료인데, 이 나무의 심재와 수피는 위경련이나 편두통 등의 증상에도 유용한 성분을 함유하고 있다.

모든 정유는 항생제이자 항균제, 항바이러스제이다. 호흡곤란, 두통, 피부병, 위경련 등 일상적인 질환에 다양한 용도로 사용할 수 있다.

## 소나무

소나무는 의약적으로 가장 효과가 큰 정유 중 하나이다. 진통제와 소염제로서 소나무 정유를 가벼운 식물성 기름과 섞어 아픈 근육에 마사지하고 고통을 줄이기 위해 아픈 관절에 바른다. 피부과 의사들은 피부가 가렵고 아플 때, 뾰루지, 건선에 처방한다. 데었을 때, 상처, 긁히거나 아픈 데에도 사용할 수 있고 항균성분이 있어 무좀에도 좋다. 소나무는 식중독에도 좋다. 소나무를 처방하면 신체의 제독 능력이 향상되기 때문이다.

소나무 정유는 감기나 비염에도 탁월하다. 날씨가 을씨년스러우면 물을 한 병 끓여라. 거기에 소나무 정유를 세 방울의 떨어뜨린 뒤 수증기 위에 고개를 숙여라. 머리를 수건으로 싸고 입과 코로 증기를 마셔라.

정유를 뜨거운 욕조에 몇 방울 떨어뜨리거나 샤워 후에 그 맑은 향을 흡입해도 좋다. 정유의 증기를 들이마시는 것은 직접적인 향기치유법으로서 피톤치드를 몸속으로 받아들이는 것이다.

소금 파이프나 소금 흡입기는 감기 치료에 사용하는 또 다른 정유 사용법이다. 소금 파이프 사용법은 간단하다. 파이프에 정유를 몇 방울 떨어뜨린 후 입마개를 통해 깊이 들이마셔라. 정유의 분자들이 소금으로부터 흡수되어 호흡계로 깊이 들어간다. 소나무, 편백나무, 전나무 정유가 소금 흡입기에 넣기에 좋은 것들이다.

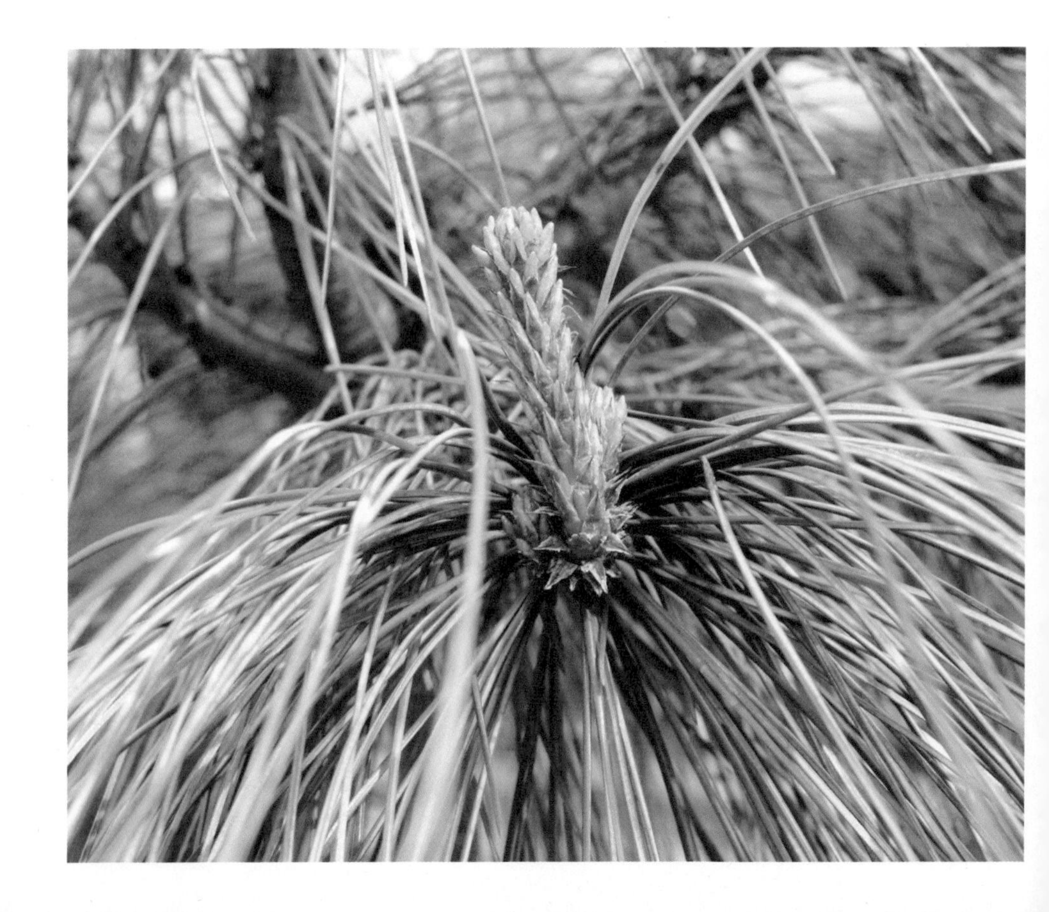

### 미송

미송 정유는 세정제로 쓰기에 적절하다. 비누나 보디워시에 미송 정유를 넣어 써보라. 청소할 때도 유용하다. 양동이에 더운 물을 채우고 액체세제 두 숟가락, 미송 정유 열 방울, 흰 전나무 정유 다섯 방울, 편백나무 다섯 방울을 섞으면 마룻바닥을 닦는 세척제가 된다.

### 가문비나무

가문비나무 정유는 향치료사들이 감기나 기침에 처방하는 정유다. 가슴에 몇 방울 문지르면 숨결이 편안해진다. 상처를 치유하는 데도 매우 좋다. 치유 속도를 높이고 감염을 예방한다. 상처 부위를 씻은 뒤 가볍게 물로 적시고 필요하면 과산화수소를 바르고 나서 깨끗한 무명천에 가분비나무 정유를 묻혀 소독한다.

### 티트리

티트리 정유는 실제로 나무에서 추출된 게 아니고 호주산 멜라루카 알터니포리아(Melaleuca alternifolia)라는 덤불에서 추출된다. 하지만 내가 여기에 포함시킨 것은 나무에서 나온 것 같은 이름 때문에 진짜 나무 정유 같아 보이지만 강력한 방부, 항생, 항균 성분을 가지고 있기 때문이다. 지금까지 티트리 정유의 항생 효과에 대해 327건 이상의 연구가 이루어졌다.

티트리 정유는 동상, 두드러기, 귀 아린 데, 곰팡이 오염, 기침, 머릿니, 건성 피부, 벌레 물린 데, 햇볕에 탄 데, 비듬, 여드름에 사용된다. 티트리 정유에 코코넛 기름, 베이킹 소다를 섞어 방향제나 치약을 만들 수 있다. 코코넛 오일 한 숟가락, 티트리 정유 다섯 방울, 라벤다 오일 다섯 방울을 섞으면 습진을 치료하는 연고가 된다. 티트리 정유에 식물성 기름을 섞어 화장품을 만들 수도 있다.

**경고**

눈에 들어가지 않게 주의하라.

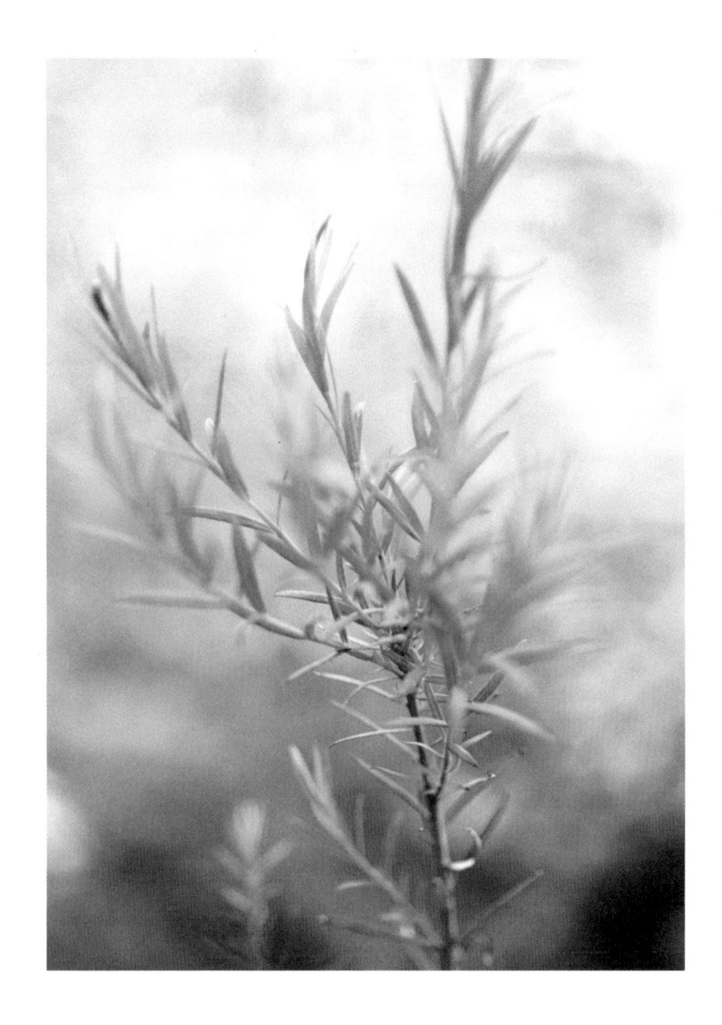

티트리 정유는 호주산 멜라루카 알터니포리아라는 덤불에서 추출된다.

## 전나무 잎

고대 이집트 사람들은 두피가 건강해지고 머리털이 잘 자라게 하기 위해 전나무 잎 정유를 두피에 뿌리고 마사지했다. 모든 침엽수 정유와 마찬가지로 겨울이면 찬장에 넣어 보관한다. 전나무 잎 정유를 들이마시면 박테리아성 호흡기 감염을 늦출 수 있다고 한다.

## 숲에서의 수면 효과

인간은 24시간 주기로 밝아졌다 어두워졌다 하는 자연의 시계, 즉 생체시계를 지니고 진화됐다. 아침에 밝아지면 일어나서 낮 동안 얼굴에 자연광을 받고 어두워지면 잠을 자는 게 이상적이다. 해가 졌는데도 빛에 노출되면 인간의 신체는 낮 상태가 된다. 심박수가 올라가고 뇌는 경계를 하며 수면 호르몬인 멜라토닌의 생산이 억제된다. 오늘날에는 어두운 밤에도 불을 켜기 때문에 낮이 길어졌다. 침실에 늦게 들어가고 충분한 수면을 취하지 못하고 있다.

그러면 우리를 깨워 일으켜 세우는 것은 무엇일까? 컴퓨터 화면, 전화, 태블릿, 특히 스크린에서 퍼져나오는 빛이다. 연구에 의하면 잠들기 전 몇 시간 태블릿이나 스마트폰을 보면 취침 시간이 한 시간 늦어진다.

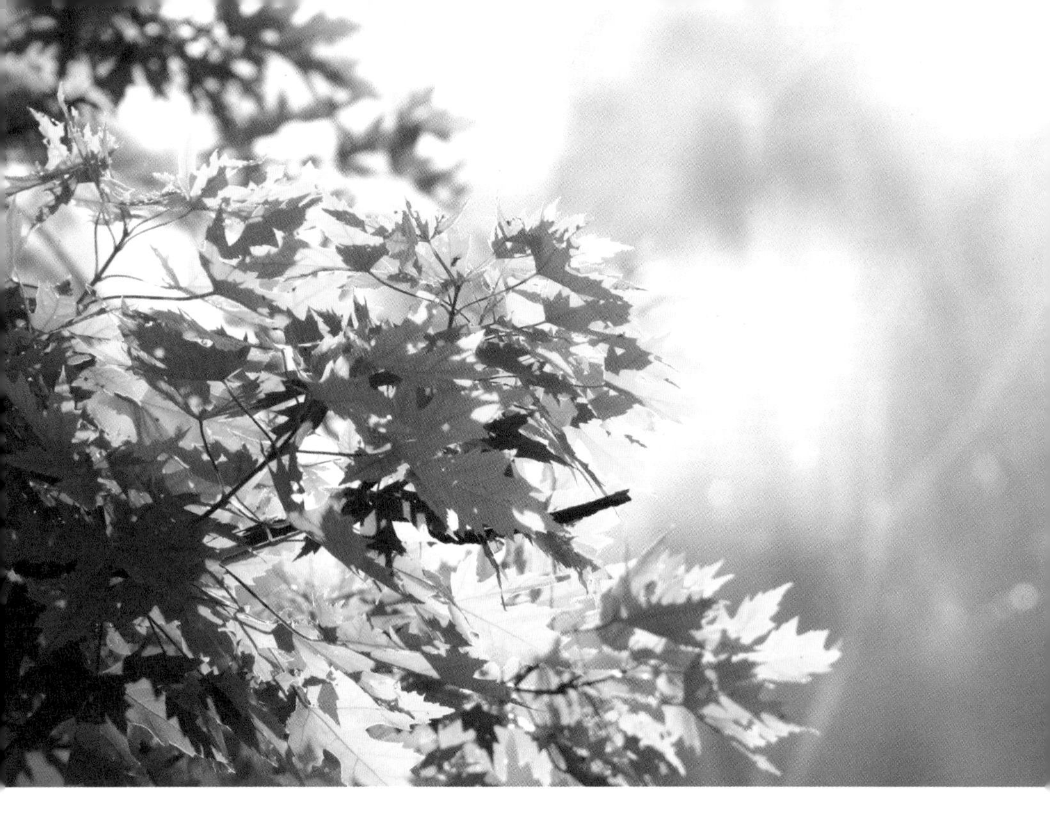

과학과 국민건강에 관한 미국의사회(The American Medical Association Council on Science and Public Health)는 "전자제품을 포함해 밤에 지나치게 광에 노출되면 수면을 방해하고 특히 어린이나 노인들의 수면을 방해할 수 있고 수면장해를 촉진한다"고 한다.

어린이들은 어른들보다 밤에 빛에 두 배나 민감하다. 그래서 빛을 조절하는 것이 건강의 관건이다.

우리들은 생활에서 인공광의 양을 줄이기 위해 여러 가지를 조치를 취하면서 신체가 자연광과 조화를 이루도록 노력해야 한다.

- 사용하지 않을 때는 불을 꺼라.

- 스마트 조명을 설치하라. 이것은 낮에는 청색광, 저녁에는 따뜻한 빛으로 시간에 따라 밝기와 색을 조정할 수 있는 조명이다. 켜지고 꺼지는 것을 미리 프로그램에 입력해둘 수 있다. 아침에 자연스럽게 깨워주는 알람 기능을 할 수도 있다.

- 해가 지면 주변 환경에서 모든 청색광을 차단하라. 이를 위해 컴퓨터 화면에서 나오는 빛을 변경해주는 에프룩스(f.lux) 같은 애플리케이션을 사용하면 좋다. 에프룩스 개발자들의 말에 의하면, "낮 동안에는 컴퓨터 화면이 좋아 보인다. 컴퓨터 화면은 비유하자면 태양 같은 것이다. 그러나 밤 9시나 10시, 또는 새벽 3시에는 아마 태양이 좋아 보이지 않을 것이다. 해가 지고 깔리는 땅거미는 빛을 제어해주는 자연의 위대한 애플리케이션이다."

- 나는 아침이면 밖으로 나가 체조나 태극권을 한다. 일본의 삼림욕 기지에서 하듯 공원에서 녹색 요가를 해보는 것도 좋을 것이다.

- 2박 3일 삼림욕 여행을 떠나라. 자연광과 함께 하면서 숲속에서 이틀밤을 보내면 당신의 생체시계는 숲 시간에 맞춰질 것이고, 자연의 순환이 복원되어 밤에 숙면할 수 있게 될 것이다.

## 녹색 운동

영국 에식스대학교에서 수행한 연구에 의하면 녹색으로 둘러싸인 야외에서 운동을 하면 실내에서 운동하는 것보다 덜 피곤하고 에너지가 고조되면서 더욱 행복해진다고 한다.

연구자들은 집 밖에서 운동을 하면 실내에서 운동한 것보다 운동 효과가 좋다는 것을 발견했다. 녹색운동의 결과는 매우 빨리 느낄 수 있다. 멀리 산으로 하이킹을 가지 않더라도 몸이 좋아진다는 것을 느낄 것이다. 짧은 시간의 실외 운동이 기분에 큰 영향을 줄 수 있다.

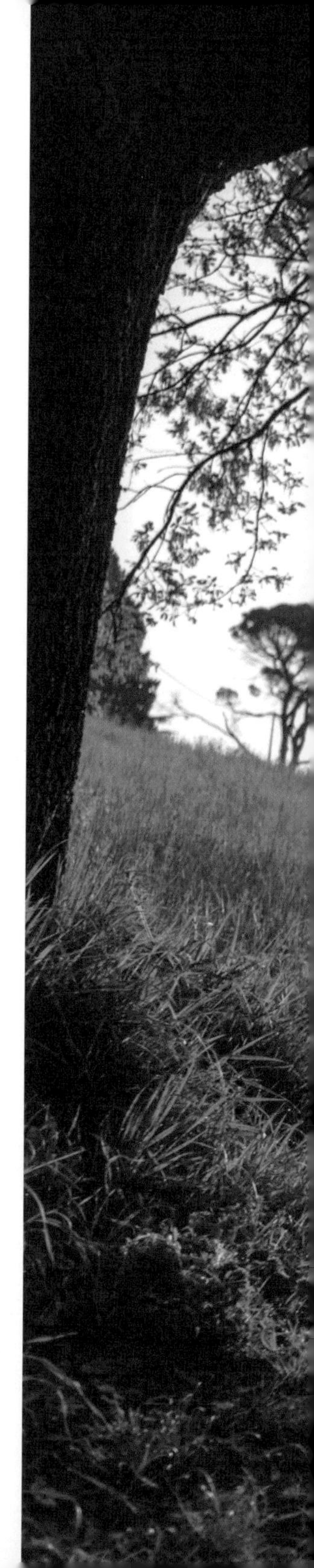

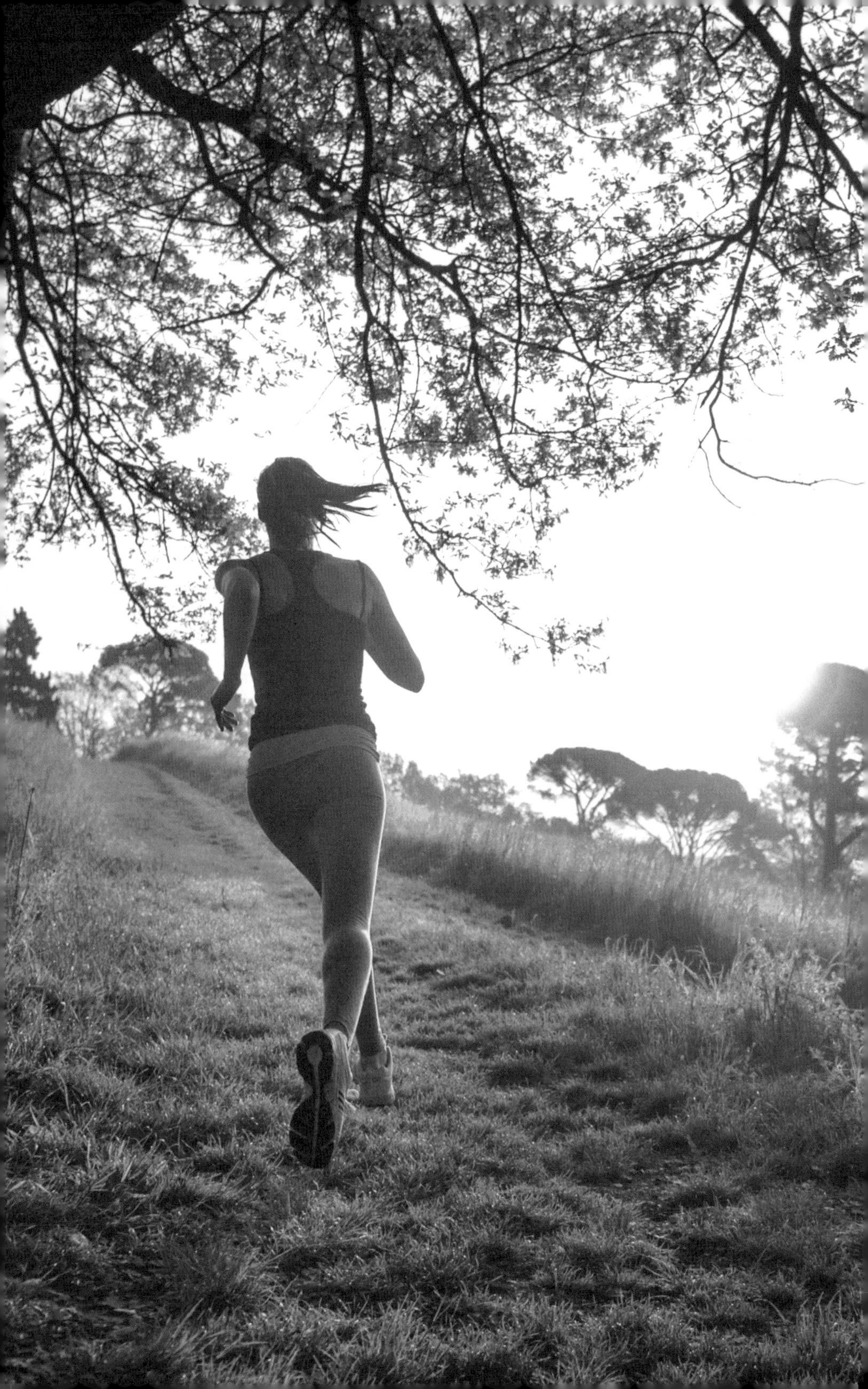

또한 실외 운동은 더 쉽다. 정확히 말하면, 더 쉽게 느껴진다. 멋진 환경에서 운동을 하면 힘이 덜 든다. 밖에서 활기차게 걷는 것은 비슷한 거리를 걷더라도 실내체육관에서 걷기 운동을 하는 것보다 훨씬 쉽다.

즐겁게 한 운동은 다시 하고 싶어진다. 밖에서 운동하면 운동이 좋아진다는 것을 보여주는 연구도 있다. 운동을 좋아하게 되는 건 좋은 일이다.

녹색 운동을 하기 위해 꼭 산으로 가지 않아도 된다. 도시의 공원을 비롯해서 자연환경이라면 어떤 것이든 좋다. 파란색이나 녹색을 보면서 하는 운동은 그 효과가 엄청나다. 그러므로 야외로 녹색 운동을 하러 간다면 되도록 물이 있는 곳으로 가라.

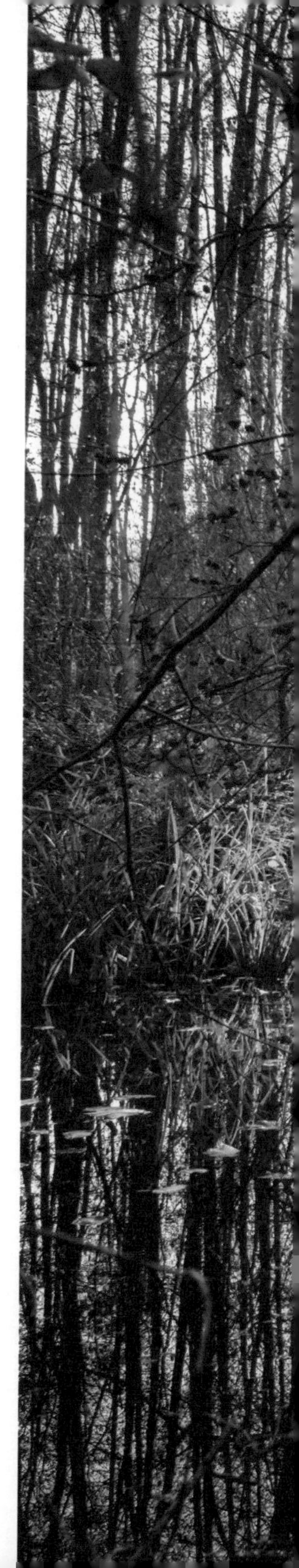

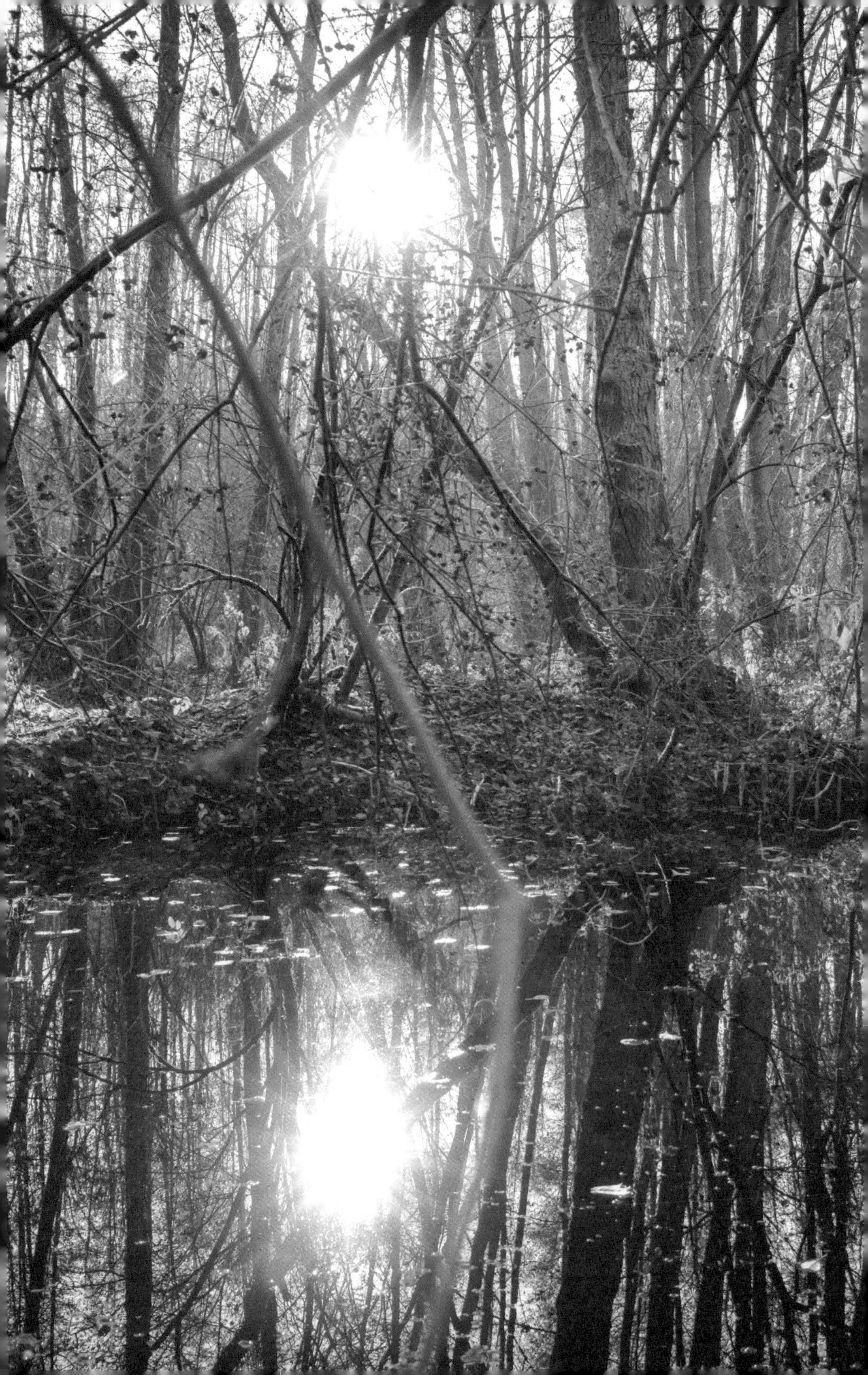

## 일하면서 즐기는 삼림욕

사무실 근무자들은 1년에 평균 1,600시간을 일한다. 50년간 일한다고 가정하면 깨어 있는 시간의 약 35%가 근무 시간인 셈이다. 그러므로 일할 때 자연과 연결될 수 있도록 작업 환경을 조정하는 것은 절대적으로 필요한 일이다.

### 생산성을 높여주는 식물

식물은 건강한 사무실 환경을 만드는 관건이다. 작업 공간에 자연을 끌어들이는 것은 기분만 좋게 해주는 게 아니라 실제로 건강을 향상시켜준다. 식물이 있는 사무실은 사기를 돋구어줄 뿐만 아니라 병가와 무단결근을 줄여준다. 식물은 피부질환, 목의 통증, 두통, 무기력, 성급함, 집중력 감퇴 등 사무실피로증후군(Sick Building Syndrome)과 연관된 질병들을 줄여준다고 증명하고 있다. 가정집에 들여놓는 식물과 마찬가지로 사무실의 식물은 카펫이나 프린터, 실내장식물로부터 발생되는 공기 중 독성을 제거해줄 것이다.

또한 식물은 사무실 내 습도를 높여준다. 건조한 공기는 호흡기 질환과 피부 문제를 일으키는데 대개의 사무실은 냉난방 때문에 습도가 낮다. 사무실 실내 공기에는 음이온(건강에 좋음)도 적은데 전자제품들이 음이온을 빨아들이기 때문이다. 사무실에 식물을 두면 식물이 음이온을 돌려줄 수 있다. 이는 오후의 두통이나 나른함이 개선되는 것 이상의 역할을 한다. 사무실 에어컨 때문에 감기에 걸린 것 아닌가 하고 의심스럽다면, 그 의심이 맞다. 식물부터 방출되는 음이온은 공기를 정화시키고 보다 건강한 호흡을 할 수 있게 한다. 음이온은 먼지 입자, 공기 중의 곰팡이, 박테리아, 알레르기 유발 물질들을 묶어두거나 제거해준다. 세균도 박멸한다.

식물을 사무실에 두고 일하는 사람들이 더욱 정력적이고 스트레스를 덜 받으며 집중력이 좋은 것은 의심할 여지가 없다. 식물이 있는 사무실에서 일하는 것이 더욱 생산적이고 능률적이며 창의적이다. 식물 없는 사무실에서 일하는 이들에게서는 긴장도나 분노치가 높게 나타난다.

식물이 있는
사무실에서
일하는 것이
더욱 생산적이고
능률적이며
창의적이다.

사무실에 나무를 들여놓을 수 없다면 미 항공우주국(NASA)에서 선정한 식물들(230쪽 참조)을 창가나 책상 위, 선반에 놓아두라. 스파티필름은 빛을 비춰주고 1주일에 한 번씩 물만 주면 된다. 산세베리아는 빛이 약해도, 물을 조금만 줘도 잘 자라고 탄산가스와 포름알데히드를 정화시킨다.

관리가 가장 쉬운 식물은 대나무 종류다. 햇볕이 필요 없고 사실 흙도 필요 없다. 약간의 물에 담가만 놓아도 된다.

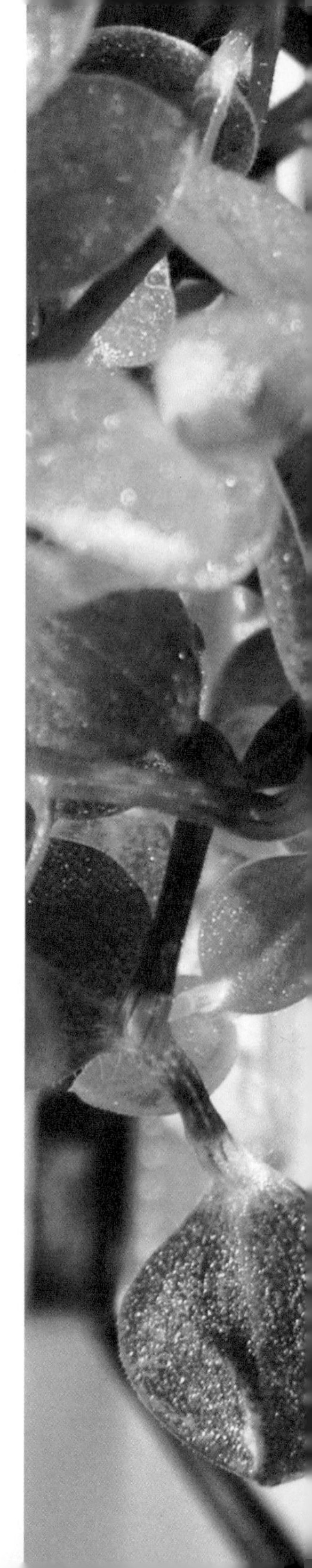

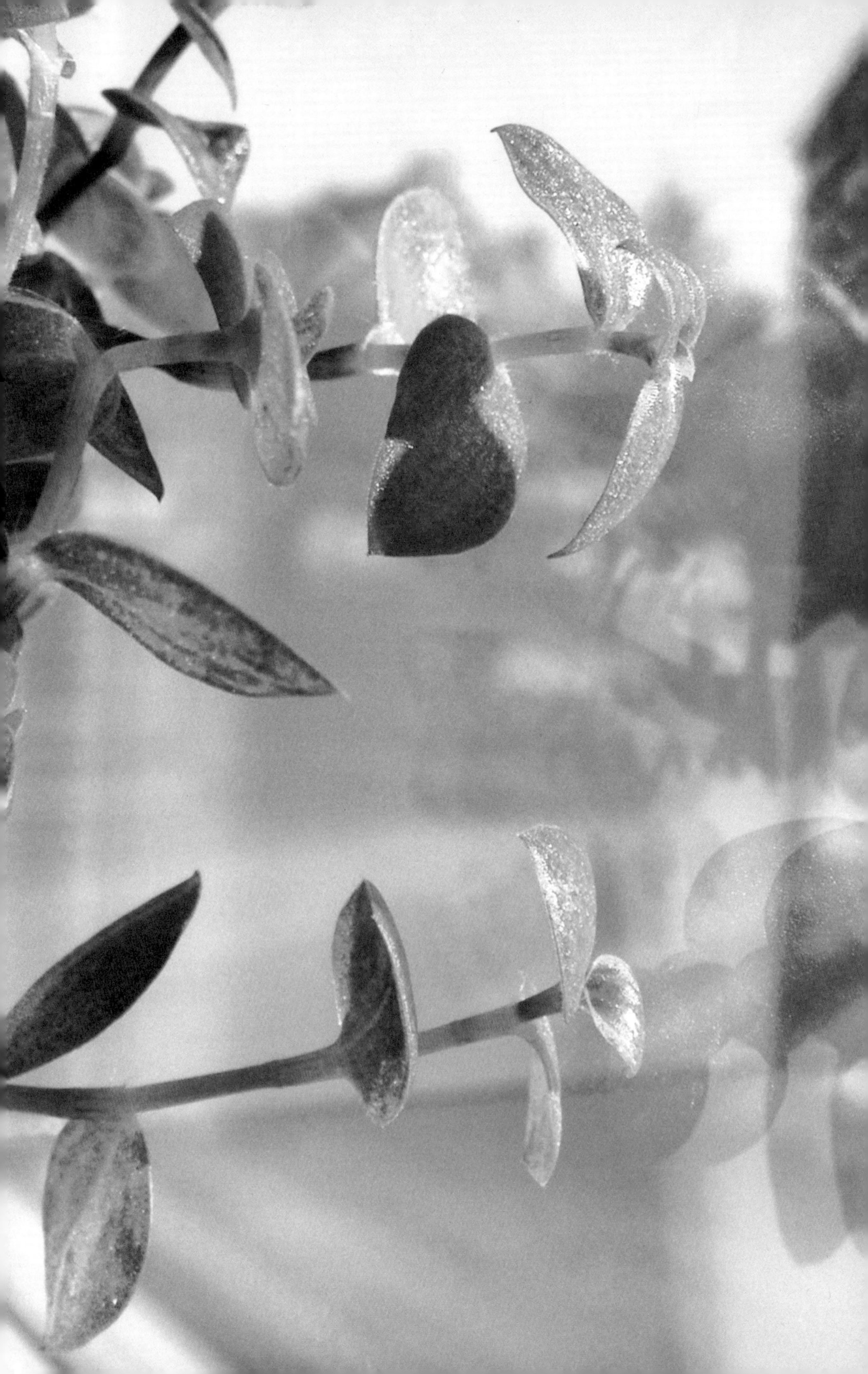

## 사무실 바깥의 소리

숲속에서 듣는 자연계의 소리가 인지능력 회복에 효과가 있다는 것은 익히 알려진 사실이다. 그러므로 일할 때 자연의 소리를 들으면 업무에 집중된다는 연구 결과 역시 놀라운 일이 아니다.

2015년 미국음향학회에서는 자연의 소리를 듣는 것이 생산적일 뿐만 아니라 작업환경을 더욱 긍정적으로 느끼게 해준다고 보고했다. 사무실에서 자연의 소리를 들을 수 있다면 사무실 소음이 자연음악을 막거나 전혀 소리가 없을 때보다 행복감을 더 느끼게 된다는 것이다.

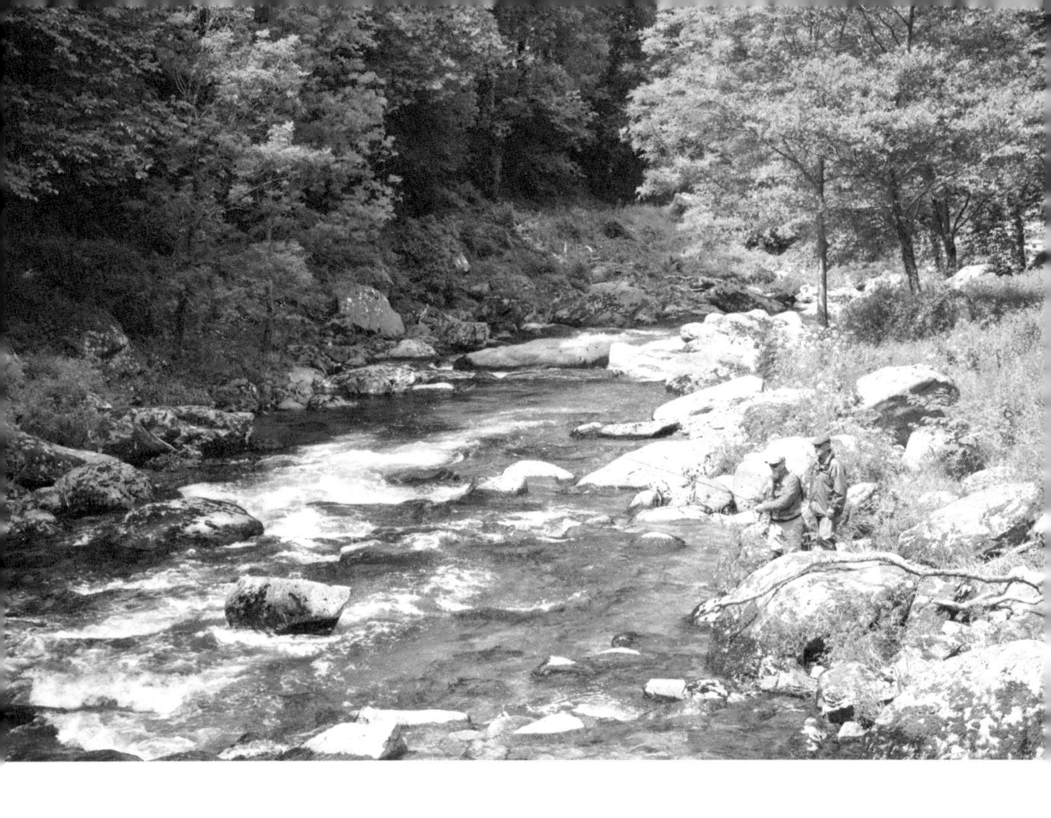

유튜브에는 숲의 소리를 녹음한 파일이 많이 올라와 있다. 나도 지금 새소리, 물소리, 나뭇잎 소리를 듣고 있다. 당신이 올림픽 국립공원에 있는 호 우림의 고요함을 동경한다면, 1평방인치 프로젝트(www.onesquareinch.org)가 녹음해서 올려놓은 그곳 자연의 침묵이 있다. 사무실에서 그 파일을 재생해두면 짜증나는 소음을 막고 일에 집중하는 데 도움을 받을 수 있다. 아마도 언젠가는 모든 사무실에서 이와 같은 소리를 듣게 될 것이다.

## 잠깐의 녹색 휴식

당신도 나처럼 업무 공간의 창문 너머로 자연을 볼 수 있다면 그게 얼마나 좋은 일인지, 얼마나 복된 일인지 알게 될 것이다. 나는 매일 창문 너머로 삼림욕을 즐긴다. 창밖의 나무를 바라보고, 새들이 무엇을 하는지 눈여겨보며, 계절의 변화를 지켜본다. 그러면 일에 집중하는 데 도움이 되고, 하루 종일 집중력을 유지시켜준다. 몇몇 연구들은 창문 너머로 자연을 볼 수 있으면 자기 직업에 만족감을 더 느끼며 일에 관한 스트레스가 줄어든다는 것을 밝혀냈다.

멜버른대학교의 연구진은 정신적 피로로부터 회복하기 위해 해야 할 일은 '잠깐의 녹색 휴식(green micro-break)' 이라고 주장하고 있다. 창밖의 자연경관을 40초만 봐도 집중에 도움이 된다는 것이다. 뉴욕주의 로체스터대학교의 연구진은 창의적인 업무를 하기 전 잠깐의 녹색 휴식을 가지면 창의력이 고조된다는 연구 결과를 발표했다. 미시간대학교 심리학과에서는 자연 풍경을 찍은 사진을 10분만 봐도 인지적 수행이 충분히 개선된다는 것을 밝혀주었다.

밖을 내다볼 창문이 없다면 자연경관이나 녹색 식물을 찍은 사진도 도움이 될 것이다. 컴퓨터 화면보호기나 휴대폰 바탕화면에 자연 풍경을 찍은 사진을 띄워라. 책상 가까운 벽에 전원 풍경의 사진을 붙여둬라. 그리고 휴식할 때 상체를 젖히고 앉아 그 사진들을 즐겨라.

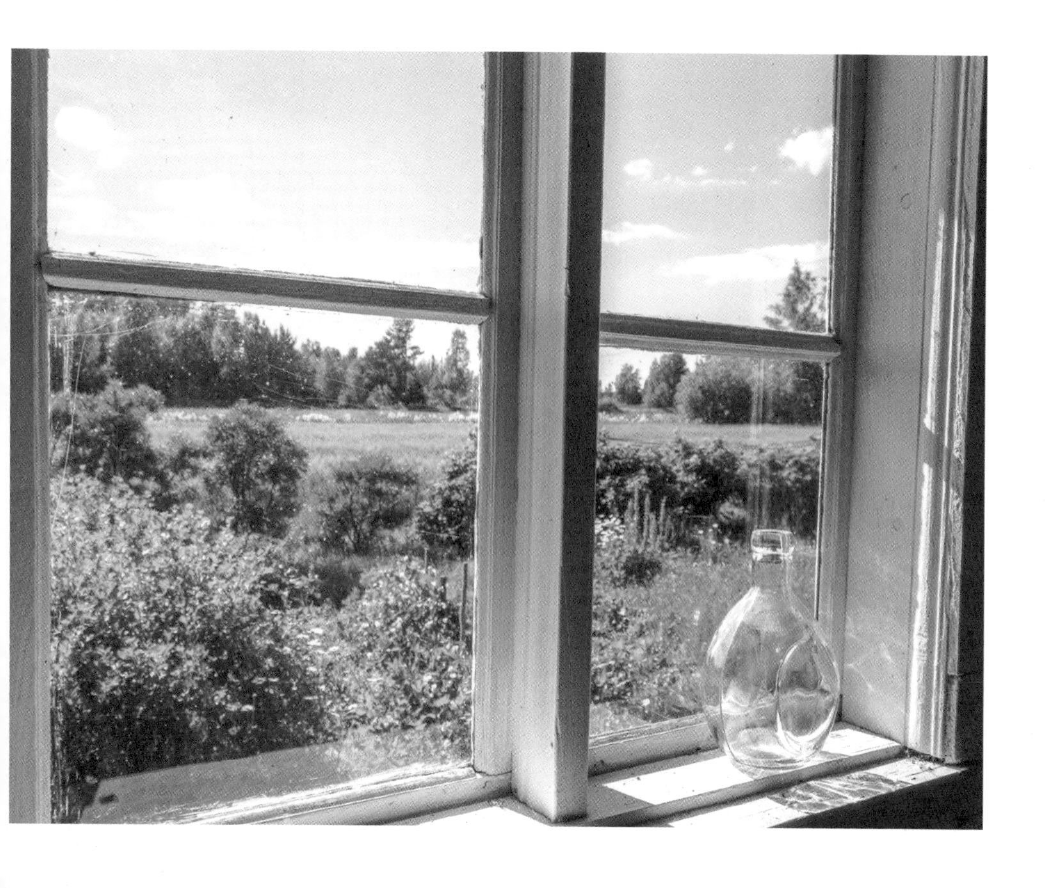

## 맨발로 걸어라

농담이다! 그러나 이 책의 2장에서 말했다시피 신발을 신고 실내에서도 땅의 전하(電荷)에 재접속할 수 있다. 일하면서도 땅에 연결시켜주는 제품들이 다양하게 나와 있다. 사무실이 아무리 높은 고층에 있다 해도, 바닥에 까는 매트, 밴드, 시트 같은 것들이 땅으로부터 당신의 몸 속으로 전자를 유도해준다. 예를 들면 플러그를 꽂아 컴퓨터 아래 깔아두고 마우스패드로도 사용할 수 있는 책상 매트 같은 것.

신발을 벗고 있으려면 책상 밑에 매트를 깔 수 있다. 플러그를 꽂고 신발과 양말을 벗은 맨발을 매트에 올려놓아라. 숲속에서 맨발로 걸을 때 얻어지는 모든 이점을 누릴 수 있다.

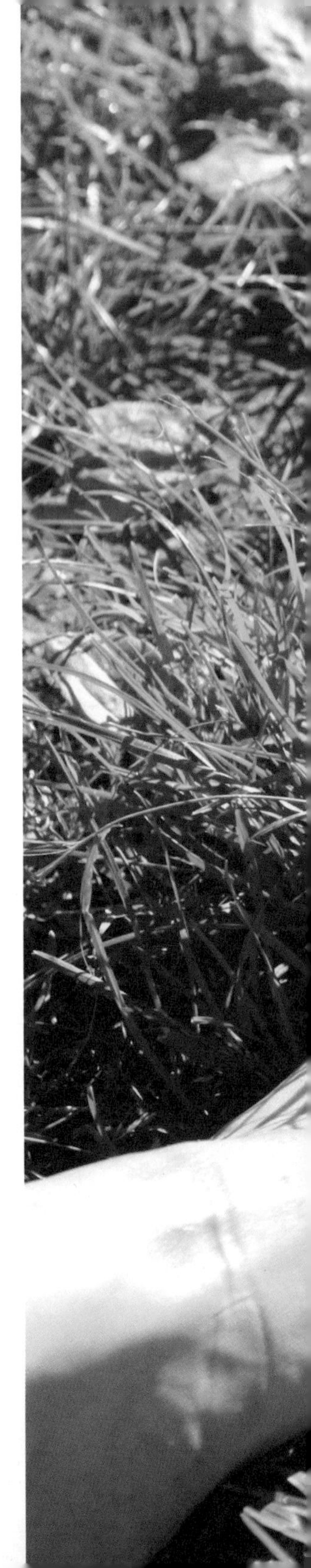

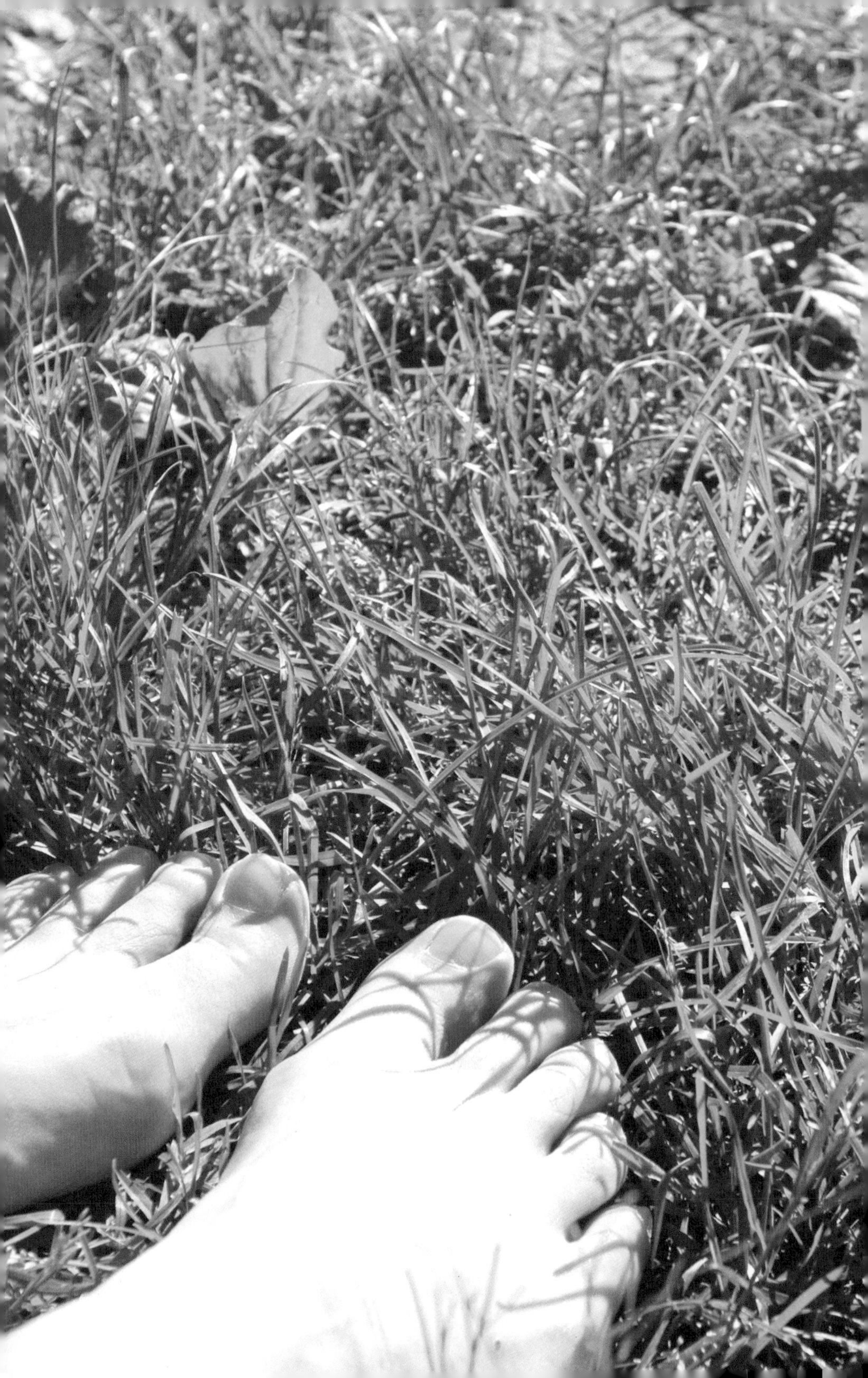

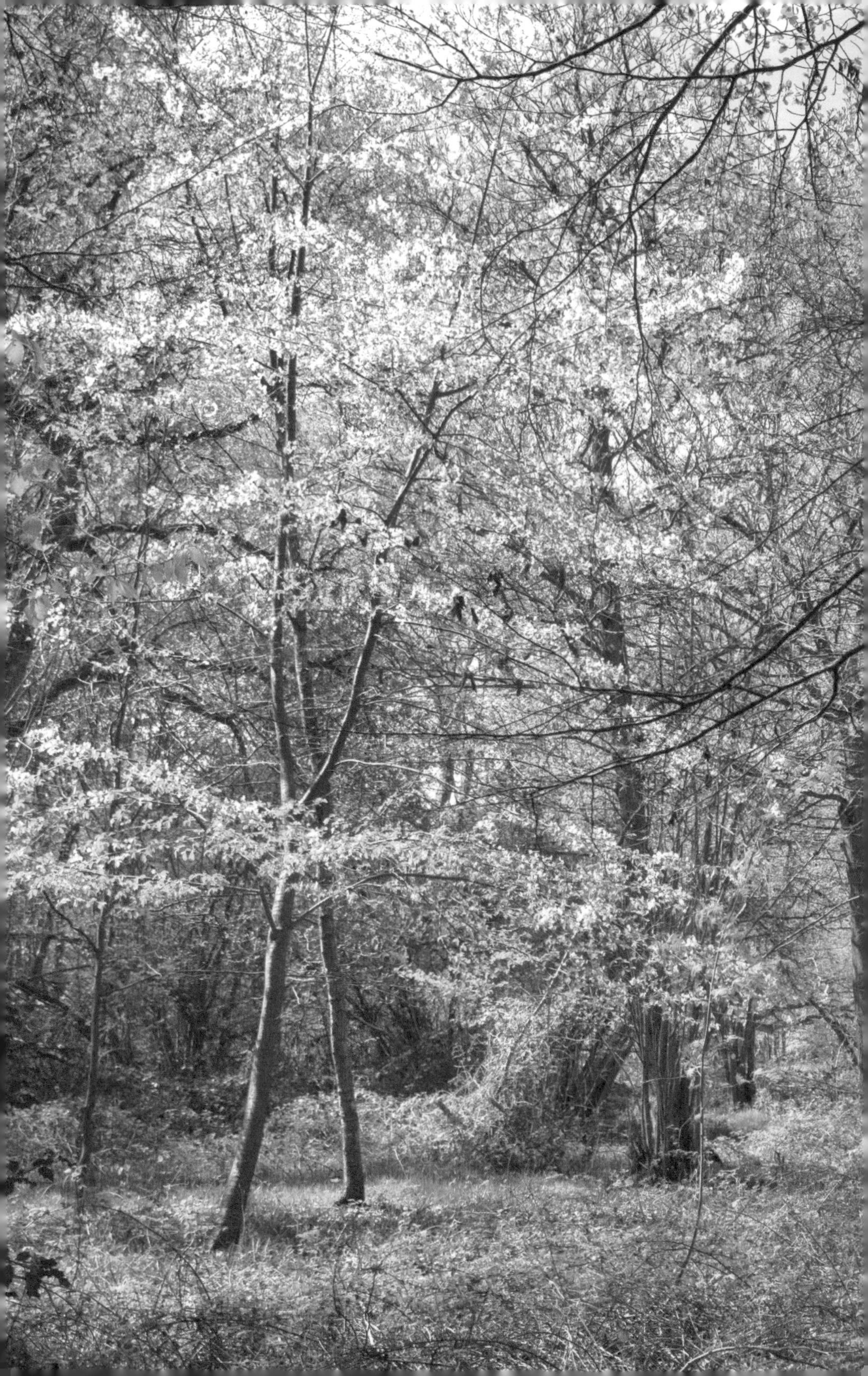

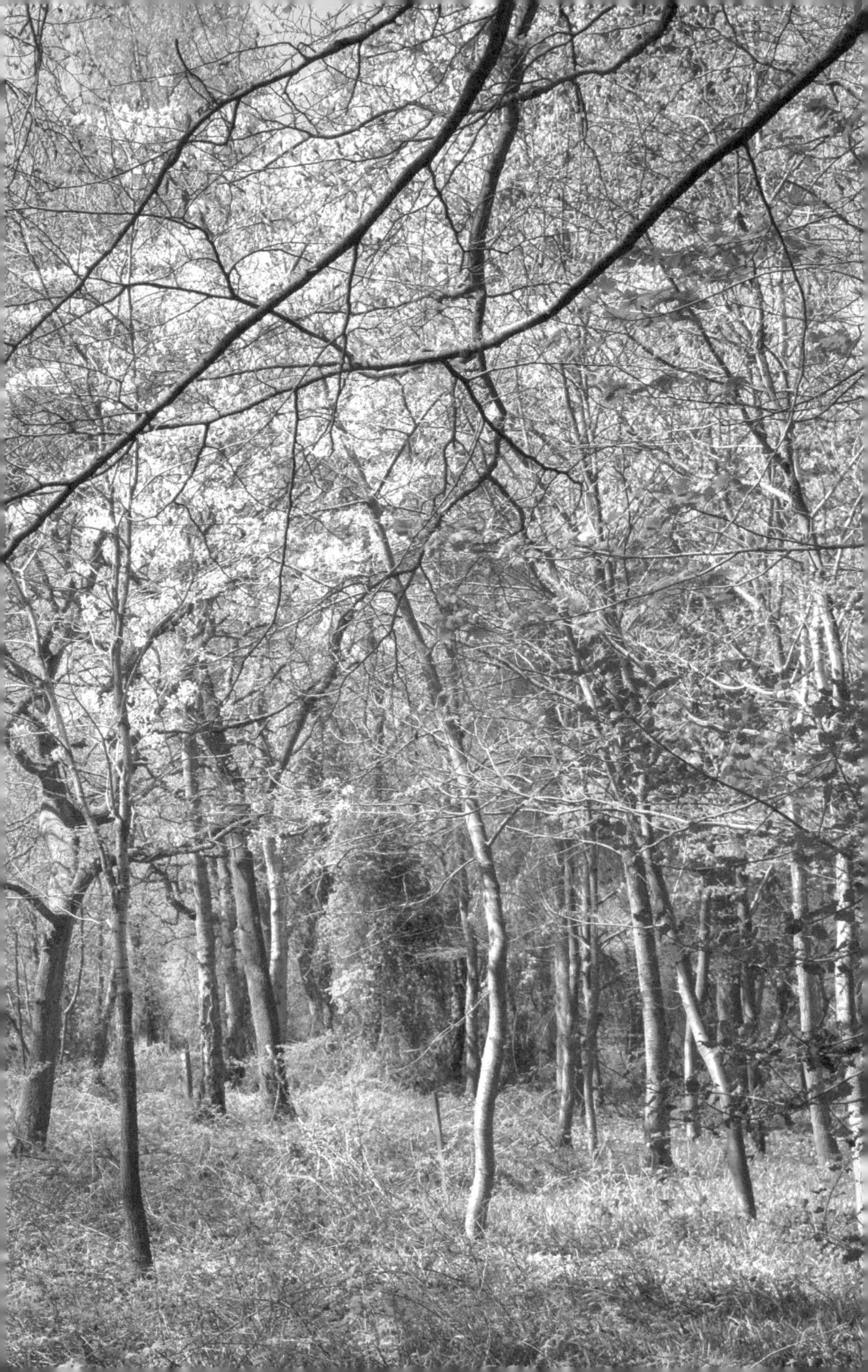

### 향기가 있는 업무 공간

1장에서 우리는 두 간호사가 직원들의 스트레스를 관리하기 위해 응급실에 정유를 뿌렸다는 이야기를 접했다. 대만의 연구진은 정유를 뿌리는 것이 지친 초등학교 교사들에게 얼마나 도움이 되는지 연구했다. 어디서 일을 하든 정유는 도움이 될 수 있다.

사무실에서 숲의 향기가 나기를 원한다면 모든 종류의 상록침엽수 정유가 도움이 된다. 정유는 피로를 물리치고 긴장과 분노를 완화시키며 집중력을 높여줄 것이다. 면역력이 더 필요한 겨울에 특히 효과적이다. 내 사무실에서는 겨울 내내 편백나무 냄새가 난다.

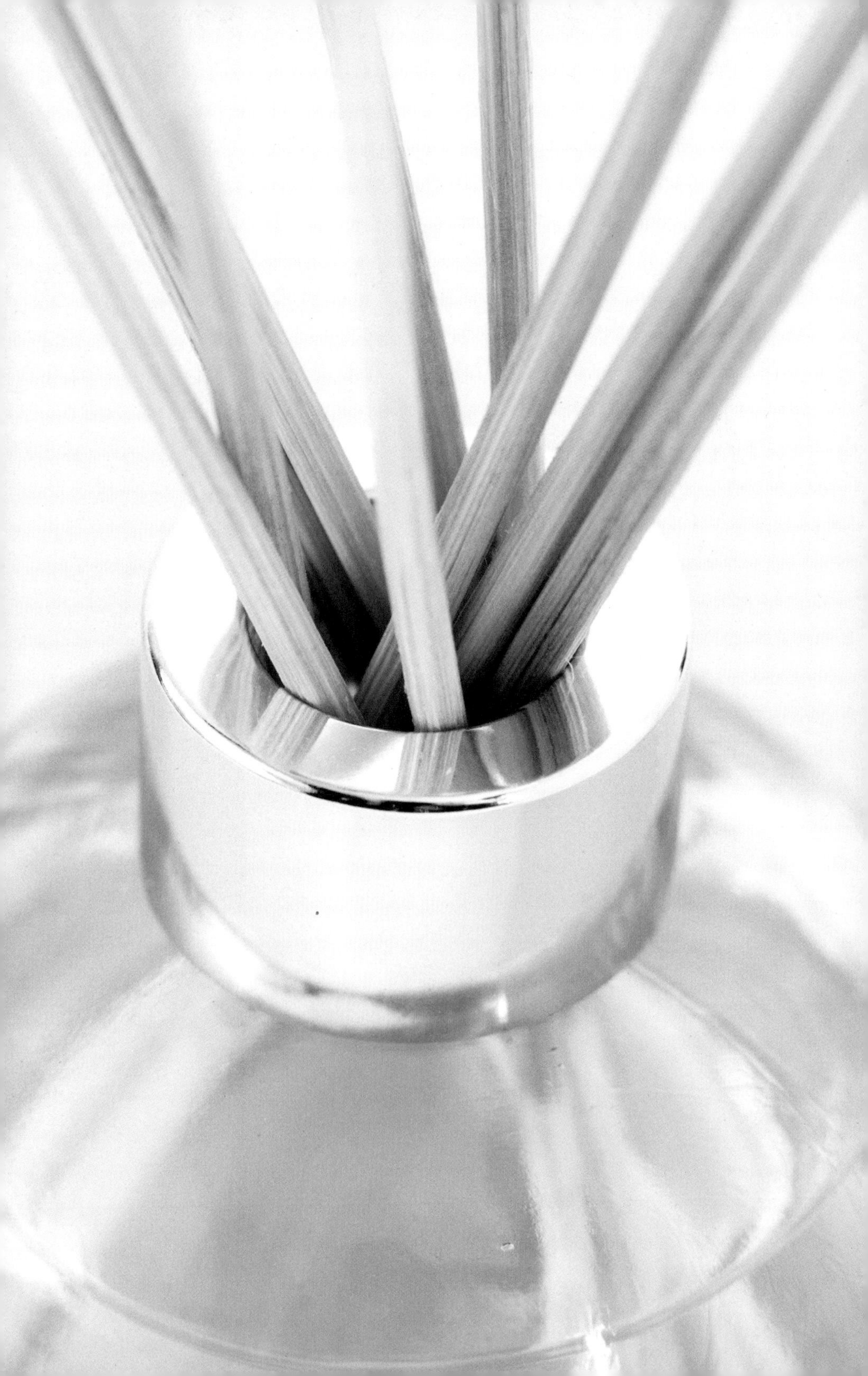

## 근처 공원에서 삼림욕하기

일하면서 스트레스를 잘 관리하는 최상의 방법은 삼림욕이다. 나는 점심시간마다 삼림욕을 한다. 숲에 갈 필요까지는 없고 조그만 녹지만 있어도 충분하다. 커피잔과 휴대폰을 내려놓고 그저 천천히 걸어라. 운동할 필요는 없다. 감각을 자연을 향해 열어라. 기분이 좋아질 것이고 긴장과 분노가 사그러들 것이며, 나머지 오후 시간의 집중력이 높아질 것이다.

마드리드에서 가장 멋진 녹지 공간인 레티로 공원

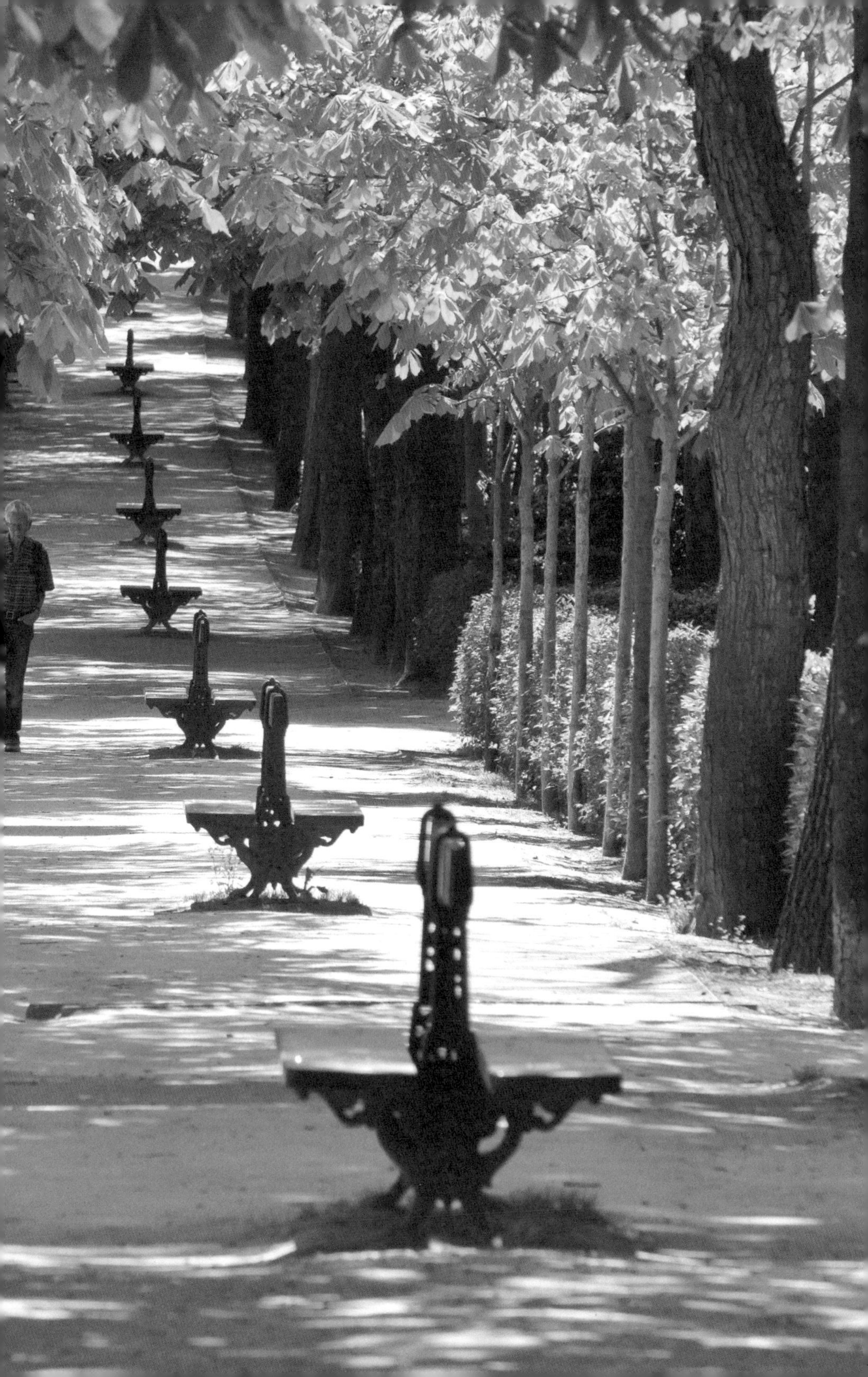

## 카미야의 체험 사례

나는 삼림욕을 하기 위해 도쿄의 많은 공원에 가봤다. 가장 좋아하는 공원은 아리스가와노미야 기념공원이다. 이곳에는 강도 있고 숲도 있다. 공원은 작아도 모든 자연이 이곳에 있다.

의학을 공부하기 이전에는 삼림욕에 대해 들어보지 못했다. 숲속을 걷는 것이 건강에 얼마나 좋은지, 피톤치드가 우리를 얼마나 편안하게 해주고 스트레스를 풀어주는지를 알고 나는 매우 놀랐다.

학교 친구들과 함께 삼림욕을 처음 시작했을 때는 스트레스가 심했지만 곧 편안해지는 효과를 느낄 수 있었고, 산책 후에는 POMS 점수가 늘 향상되었다.

스트레스가 사라지니 가족이나 친구들과의 대화도 편해졌다. 삼림욕이 대인관계에 도움이 된다고 생각한다.

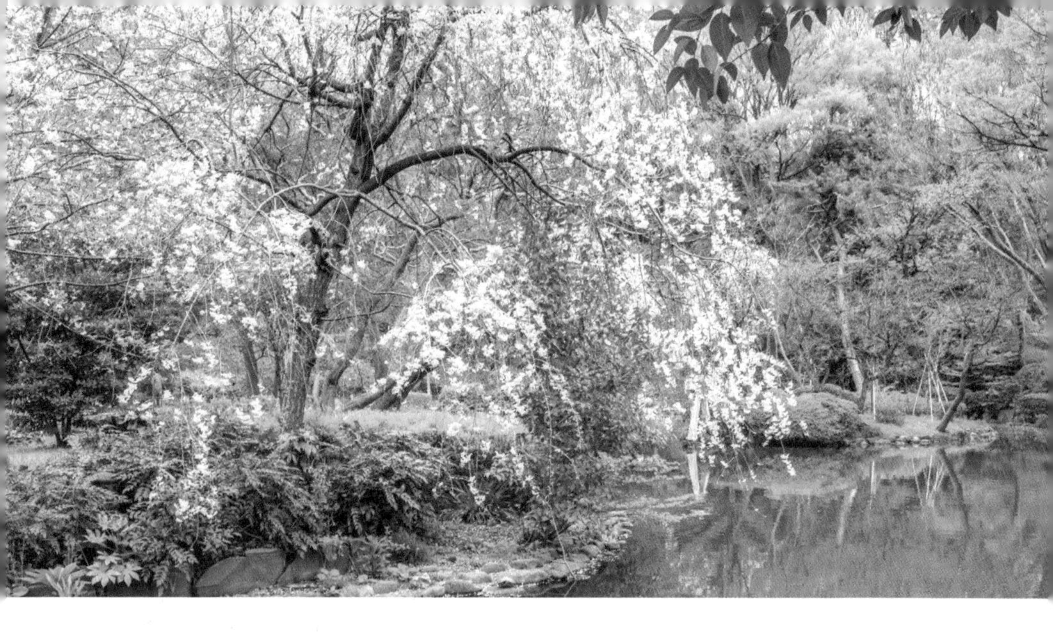

아리스가와노미야 기념공원은
도쿄에서 삼림욕을 할 수 있는
많은 아름다운 공원 중 한 곳이다.

## 하루카의 체험 사례

나는 공원에서 한낮의 햇빛을 쬐는 걸 좋아한다.
이렇게 하면 매우 편안해진다.

자주 가는 공원들이 많지만 그중에서도 나는
쇼와기념공원을 가장 좋아한다. 도쿄 외곽에 있는
공원인데 고층 빌딩이나 사람들, 자동차 대신 큰
나무와 풀밭으로 가득 차 있다. 쇼와기념공원을 걸을
때면 매우 자유로운 기분이다. 나는 의과대학생이기
때문에 매일 공부를 열심히 해야 했고 쉴 시간이
충분하지 못했다. 공원에 가서 삼림욕을 경험하는
것은 나에게 매우 소중한 일이다.

# 4
# 미래를 위하여

## 미래의 숲을 보존하자

다음 몇 가지 사실을 염두에 두자.

- 숲은 지구 표면의 31%를 덮고 있다.
- 16억 명의 생존이 숲에 달려 있고 3억 명이 숲에서 살고 있다.
- 숲은 전 세계 육지의 생물다양성의 80%를 품고 있고, 6만 종의 나무가 숲에서 살고 있다.
- 숲은 1조 톤 이상의 탄소를 저장하고 있다. 이는 대기에서 발견된 양의 두 배다.

유엔이 2011년을 국제 숲의 해로 선포한 것은 우리에게 무엇인가를 상기시켰다. 이것은 인간의 삶에서 숲이 담당하는 여러 가지 역할을 조명해 보는 캠페인이었다. 숲 2011의 주제는 '인간을 위한 숲'이었다. 지구 방방곡곡에서 숲과의 관계를 강화시키기 위한 숲과 관련된 모든 행사가 범세계적으로 열렸다. 이는 숲이 인간의 건강과 안녕에 얼마나 중요한지를 상기시켜주었다.

그 다음해에 유엔은 3월 21일을 세계 숲의 날로 선포했다. 그 후로 매년 3월 21일은 전 세계가 동참하는 세계 숲의 날이 되었고, 현재뿐만 아니라 미래 세대를 위해서 숲과 나무가 우리들 삶에 얼마나 중요한지를 알려주고 축하하는 행사가 열리고 있다.

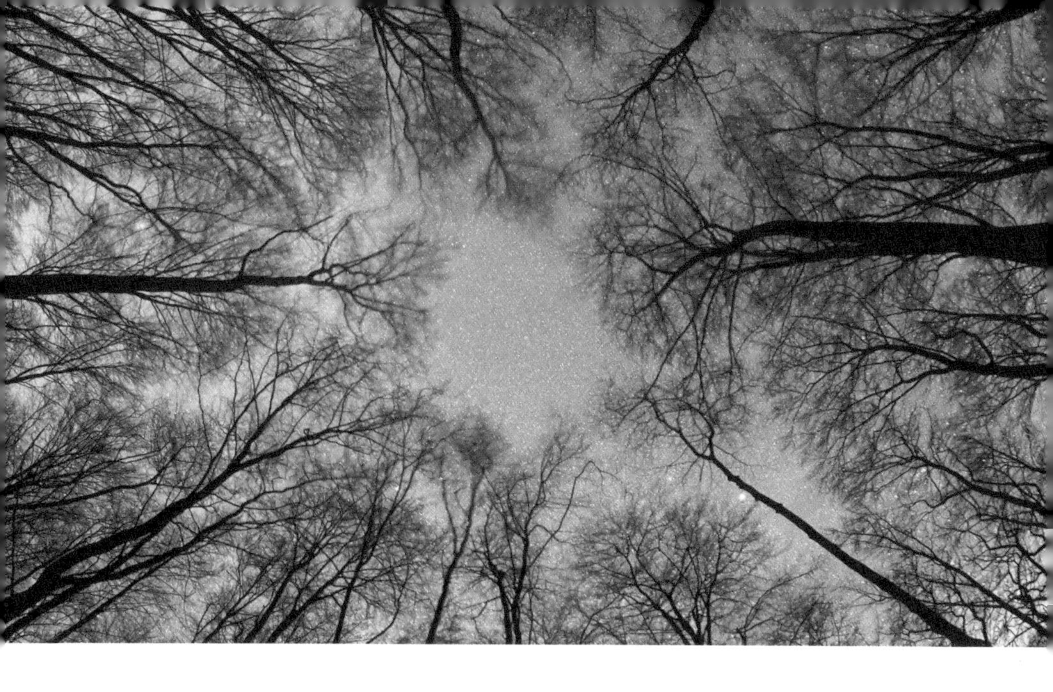

숲과의 관계를 유지하고 강화하는 것과 숲이 우리들을 돕는다는 사실을 상기시키는 것보다 중요한 일은 없다. 매년 지구상의 숲 3,200만 에이커가 사라지고 있다. 영국만 한 면적의 숲이 사라진다는 얘기다. 내가 이 문장을 쓰고 있는 동안에도 7.5에이커의 숲이 사라질 것이고, 하루가 끝날 때쯤에는 8만 8천 에이커가 사라질 것이다.

다른 방법으로 얘기해보자. 어느 연구에 따르면 지구상에는 3조 400억 그루의 나무가 있다. 이 숫자는 지구의 인구 1인당 400그루에 해당된다. 그리고 매년 15억 그루의 나무가 사라지는데 이건 1인당 두 그루 정도로, 엄청난 숫자다. 사실 인간은 지구상 나무 총수를 거의 반으로 줄이고 있다.

그리고 우리가 나무를 잃어버리는 것은 나무가 우리의 건강에 주는 유익함을 잃어버리는 것이다. 이 책에서 내가 보여준 바와 같이 숲은 스트레스를 줄여주고 면역계를 증진시키며, 오래 살게 하고, 보다 행복한 삶을 준다. 인간의 건강과 숲의 건강은 함께한다. 나무가 죽으면 인간도 죽는다. 숲이 건강하지 못하면 인간도 마찬가지다. 건강한 숲이 없으면 건강한 사람도 없다.

어쨌든, 숲을 보전하는 열쇠는 인간과 숲의 관계를 유지하는 것이다. 그리고 이러한 일에서 가장 중요한 요소 중 하나는 사람들에게 인간과 사회의 건강이 숲에 달려 있다는 사실을 상기시키는 것이다. 우리가 자연에 연결되어 있다고 느낀다면 숲을 돌보려고 할 것이다. 그렇게 되면 우리 건강에도 도움이 된다. 숲이 주는 깨끗한 공기와 물, 숲이 저장하는 탄소, 숲이 유지시키는 생물다양성, 이러한 것만이 이득이 아니다. 평화로움과 고요함, 아름다움과 절대적으로 중요한 영성, 숲은 이렇게 헤아릴 수 없이 많은 이로움을 우리의 안녕을 위해 제공한다.

인간의 건강과
숲의 건강은
함께한다.

나는 삼림욕을 가는 것 이상으로 숲과 우리를 연계시키고 숲이 우리의 건강에 중요하다는 것을 느끼기에 좋은 방법은 생각할 수 없다. 오감을 통해 친밀하게 숲과 연계되었을 때, 즉 피부에 따스한 미풍을 느낄 때, 나뭇잎이 흔들리는 소리를 들을 때, 나무의 향기를 맡을 때, 신선한 공기를 맛볼 때, 자연계의 모든 아름다움에 마음이 사로잡힐 때, 당신은 회복되고 새로 태어난다. 숲은 당신의 건강과 당신의 삶을 회복시킬 것이고, 당신은 그 대가로 숲을 보전하고 보호하게 될 것이다.

자연을 사랑하면 자연을 돌보게 되는 것 같다. 자연계와 더욱 밀착될수록 우리들은 미래를 위해 더욱 자연을 보존하게 된다.

오감을 통해
친밀하게
숲과
연계되었을 때,
당신은
회복되고
새로 태어난다.

## 삼림의학의 미래

### 삼림욕의 미래

삼림욕은 현재 일본에서는 표준 관행이다. 전국에 62개소의 삼림기지와 산책길이 있고 그 모든 곳이 치유 숲으로 지정되었으며 각각 특수한 치유력을 지니고 있다. 오키나와 북부 구니가미의 얀바루노모리는 피부 건강에 좋은 아열대 숲이다. 돗토리현 지즈에 흐르는 개울은 일본에서 가장 아름다운 개울 중 한 곳이다. 아카사와에는 편백나무의 진하고 특별한 향기가 있다. 삼림기지에는 당신이 오감을 통해 자연과 연계될 수 있도록 직접 도와주는 숲 전문가나 건강 관리사들이 있다. 그들은 숲의 회복력을 가장 잘 활용하도록 해준다. 몇몇 삼림기지에서는 의사가 상주해 있어 길을 따라 배치된 오두막에서 혈압을 체크해준다.

이런 것이 있는 나라가 일본만은 아니다. 연구를 수행하고 정보를 공유하며 정부, 대학, 국영기업체, 기업을 대상으로 숲이 건강에 미치는 영향을 설명하고, 인간과 숲에 이익이 될 수 있는 실천 전략을 수립하는 단체들이 전 세계에 흩어져 있다.

지즈 마을의
자랑거리인 이시타미
저택의 아름다운 정원

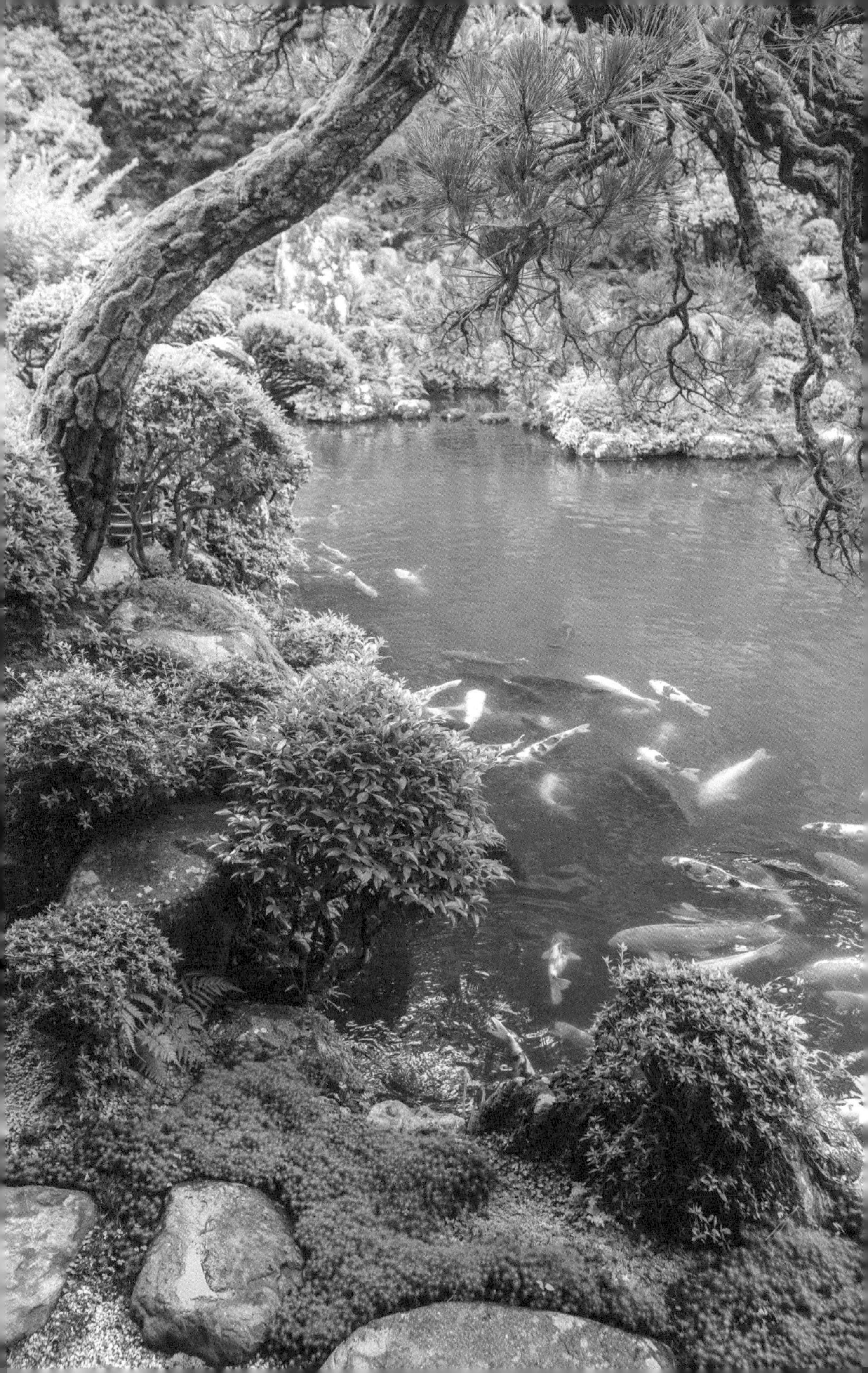

대충 훑어보기만 해도, 인간과 사회의 건강뿐만 아니라 지구의 건강을 위해서 인간과 자연계 사이의 연계를 발전시키고 강화하고자 조직된 많은 기관들을 발견하게 될 것이다.

세상의 의사들은 각종 중독, 우울증, 고혈압, 비만, 당뇨에 이르는 다양한 질병을 앓는 이들에게 약보다는 자연에서 시간을 보내는 습관을 가지라는 처방을 내리곤 한다. 뉴질랜드는 오래전부터 '녹색 처방전(green prescription)' 제도를 실시하고 있고, 그 외에도 적절한 방안을 강구 중인 나라들이 많다. 미국의 '국립공원 처방전' 계획은 건강 개선을 위해 2009년부터 시민들에게, 공원, 산책로를 이용하라고 계도하고 있다. 앨라배마주부터 위스콘신주까지, 자연 속에 머물 때 건강상의 이익을 얻을 수 있음을 보여주는 150가지 공원 처방 프로그램이 진행되고 있다.

2015년에는 영국의 자연기구들이 국민건강을 목표로 녹지나 해안가 접근성을 쉽게 하기 위해 국가보건 예산의 1%를 요청했다.

한국에는 세계에서 가장 야심만만한 삼림의학 프로그램 중 하나가 있다. 한국은 국립산림치유원에 1,400만 달러의 예산을 편성하여 37개소의 국립휴양림을 발전시키고 500명의 숲 치유사들을 훈련시키고 있다.

국가산림계획은 삶의 모든 단계에서 숲이 모든 사람들에게 행복을 가져다주는 '녹색 복지국가'라는 개념을 만들어냈다. 한국에서 숲은 태교부터 유아교육, 장례식까지 삶의 모든 과정을 함께한다. 숲은 요람에서 무덤까지 살아가고 일하고 노는 장소이다.

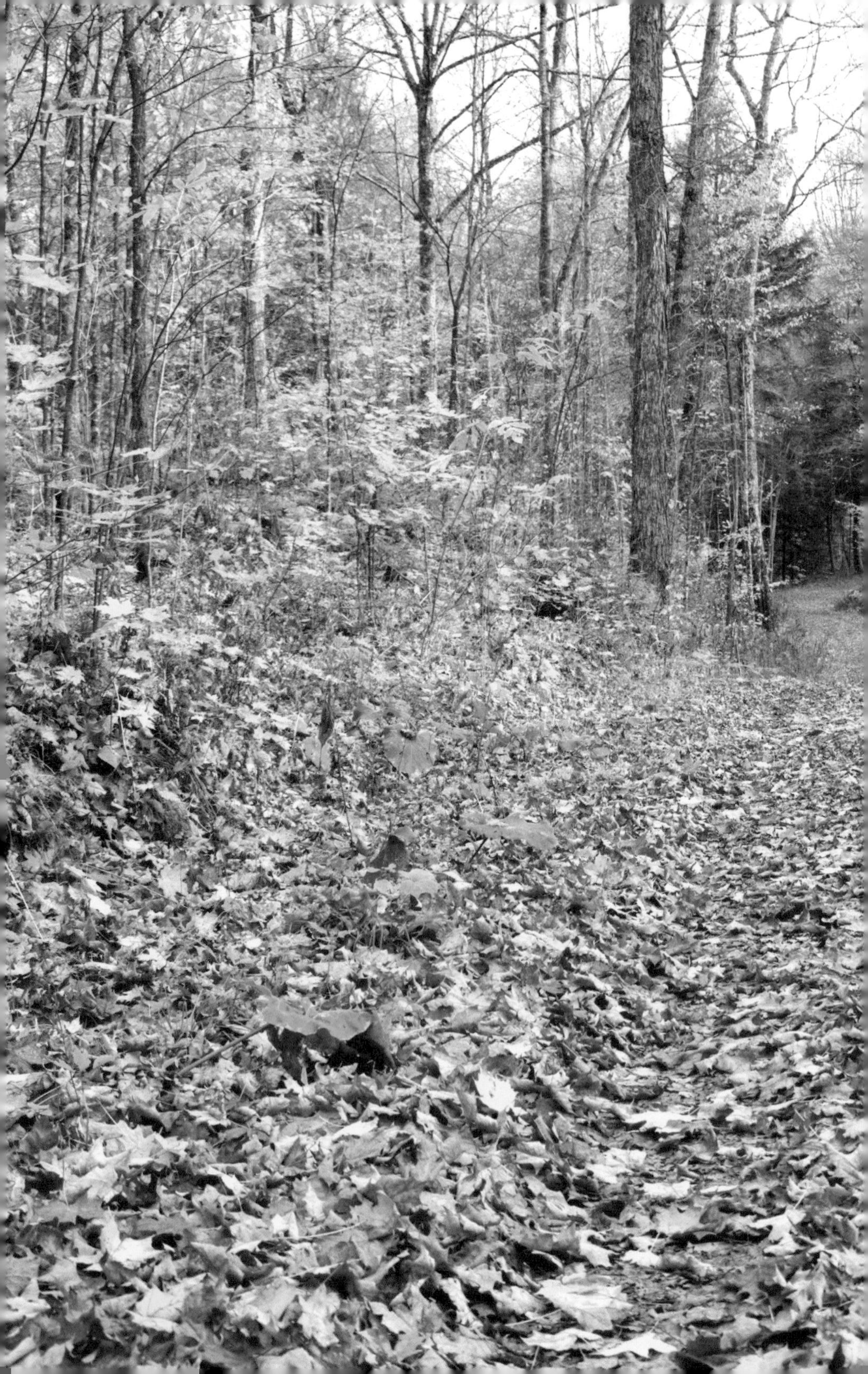

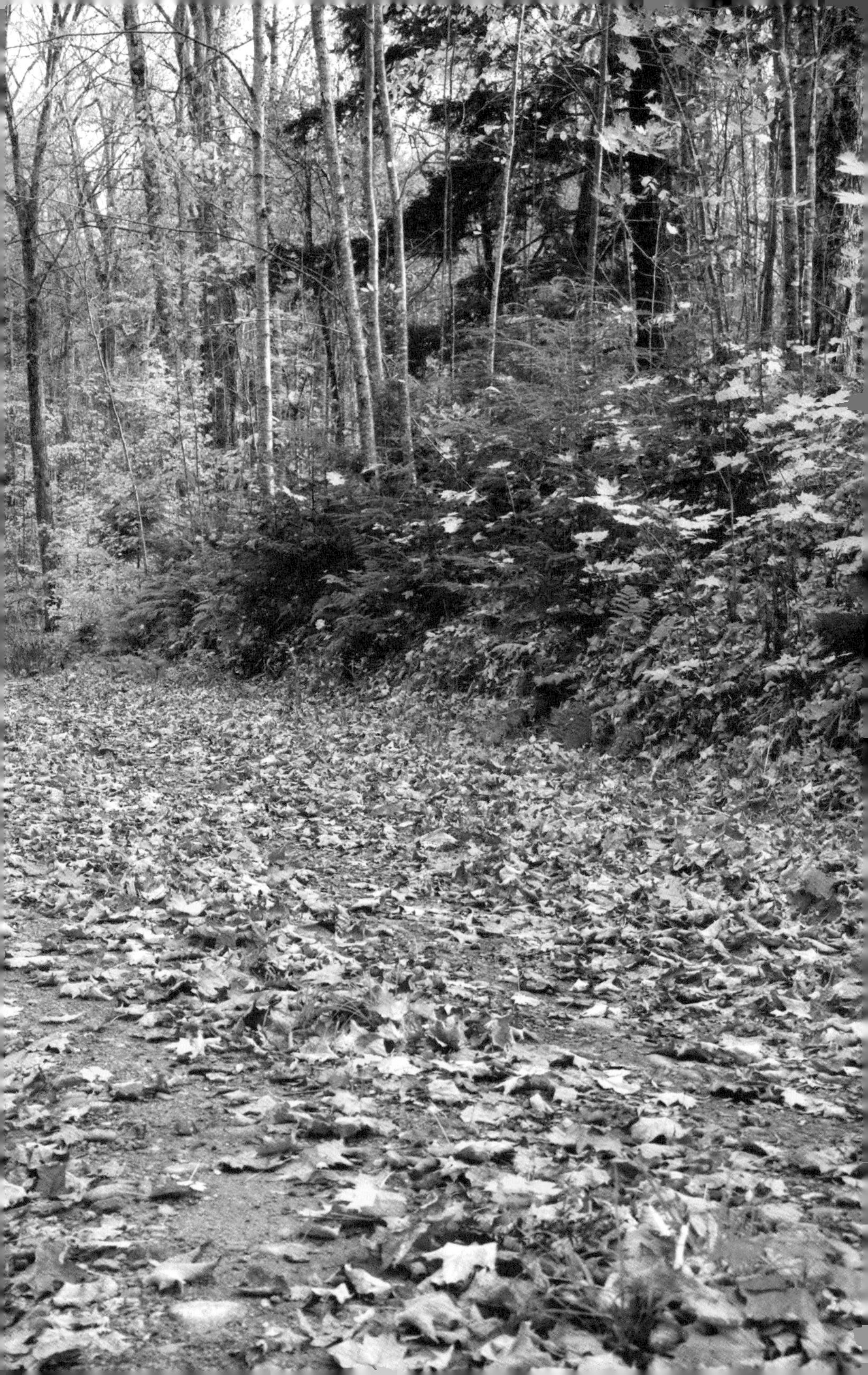

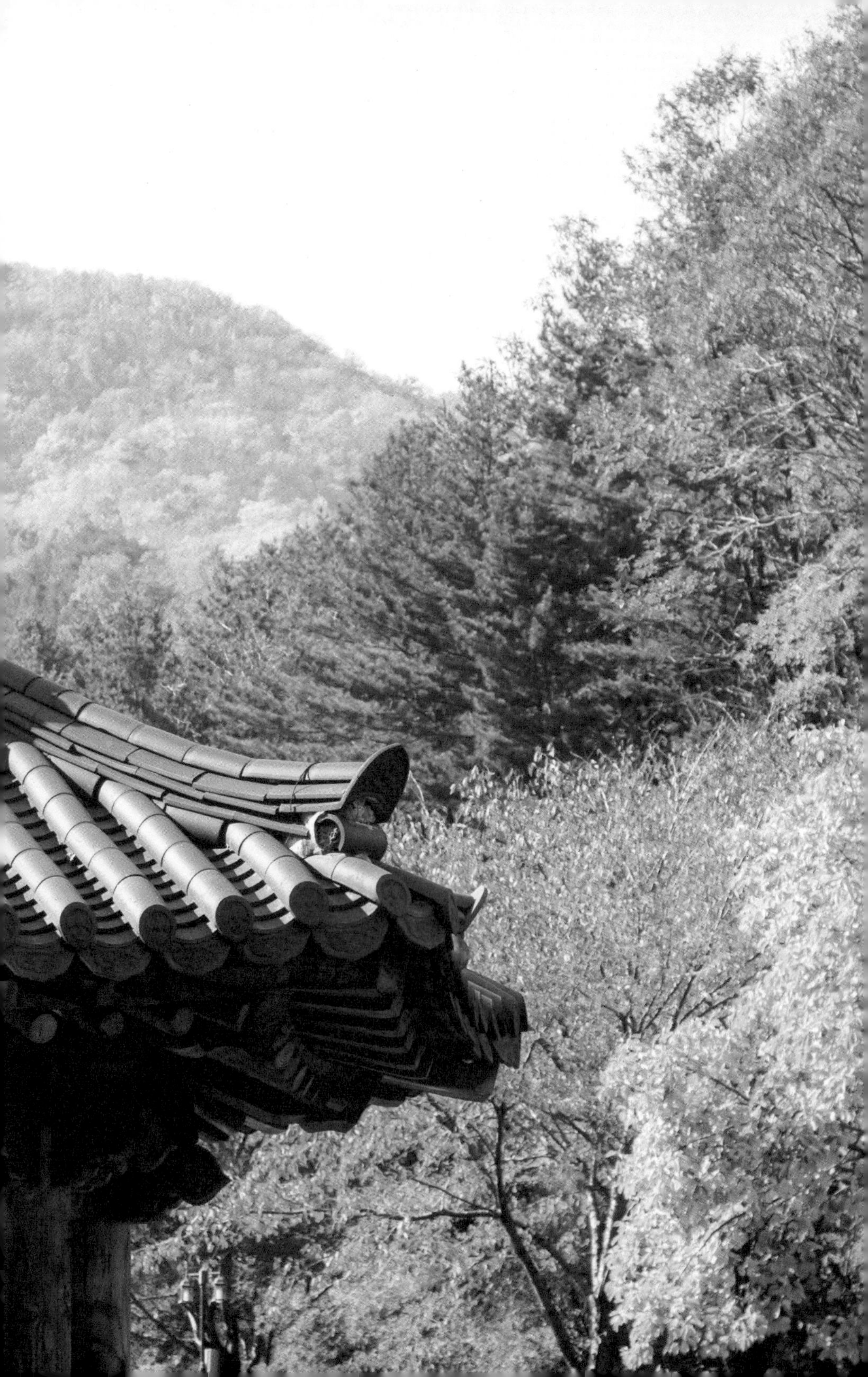

## 도시 숲의 미래

도시의 숲을 보전하는 일은 열대우림을 돌보는 일만큼 중요하다. 도로나 광역통신망 같은 기반시설이 중요한 만큼 나무 역시 도시 생활에 절대적으로 중요한 요소이다. 게다가 다른 기반시설보다 훨씬 아름답다. 도시의 숲은 엄청난 공해를 제거하고 수천 톤의 탄소를 저장하며 극단을 오가는 기후를 개선하는 데 도움이 된다. 나무의 뿌리는 물을 흡수하여 폭우에 대비한다. 도시의 숲은 소음과 오염으로부터 우리를 보호해주고, 면역계를 진작시키고 스트레스를 줄여준다.

개발, 빌딩, 도로, 해충, 질병, 폭풍으로 인해 나무가 사라져가는 이때, 도시 숲이 우리에게 줄 수 있는 모든 것을 기억하게 하는 지속적 조치가 필요해졌다. 2015년 세계경제포럼이 10대 도시 문제 해결책 중 하나로 도시 녹지 확충을 제안하면서, 도시에 나무를 더 심어 녹지 공간을 늘리자는 운동이 일어나고 있다.

## 도쿄의 가로수

지난 세기에 도쿄의 숲을 강타한 첫 번째 재난은 이 도시의 나무 절반이 사라진 1917년의 태풍이었다. 1923년의 간토대지진 때는 더 심각해서 나무의 60%가 감소했다.

도쿄의 숲은 2차 세계대전 중 미군의 폭격을 받아 초토화되어버렸다. 160평방킬로미터가량이 불에 탔고 이때 사라진 나무는 105,000~42,000그루 정도다. 전쟁이 끝나자마자 그나마 남아 있는 나무의 10%가 손실되었다. 병에 걸려 죽기도 하고 땔감으로 베어져나가기도 했다.

그때 살아남은 약간의 나무들이 이제 도쿄에서 가장 특별한 나무가 되어, 2차 세계대전 동안 이 도시에서 일어난 사건을 조용히 증언하고 있다.

1946년에 새로운 나무들이 식재되기 시작했다. 황폐해졌던 도시가 새로운 녹지로 바뀌어갔다. 1964년에 도쿄올림픽 개최 결정이 녹색도시를 다시 만드는 데 결정적 효과로 작용했다. 가로수가 줄지어 선 길이 만들어지고 나무를 심을 수 있도록 많은 도로가 확장되었다. 1980년까지 도쿄 거리에는 235,000그루의 나무가 식재되었다.
녹색 도쿄 프로젝트는 2006년에 개시되었다. 100만 그루 이상의 가로수가 심어지고 '바다의 숲(Sea Forest)' 이라는 이름으로 알려진 도쿄만의 섬에 있는 매립지나 삼림공원을 포함하여 1,000헥타르의 녹지가 조성되었다. 오늘날 '바다의 숲' 의 표면은 이미 잔디와 나무로 푸르게 덮여 있다. 2020년에 개최될 다음 도쿄올림픽 때 개장될 것이다.

놀랍게도 대도시 수목 밀도 조사에서 도쿄는 뭄바이, 런던, 모스크바, 멕시코시티, 베이징, 부에노스에이레스보다 인구당 나무로 덮인 면적의 비율이 높은 것으로 나타났다.

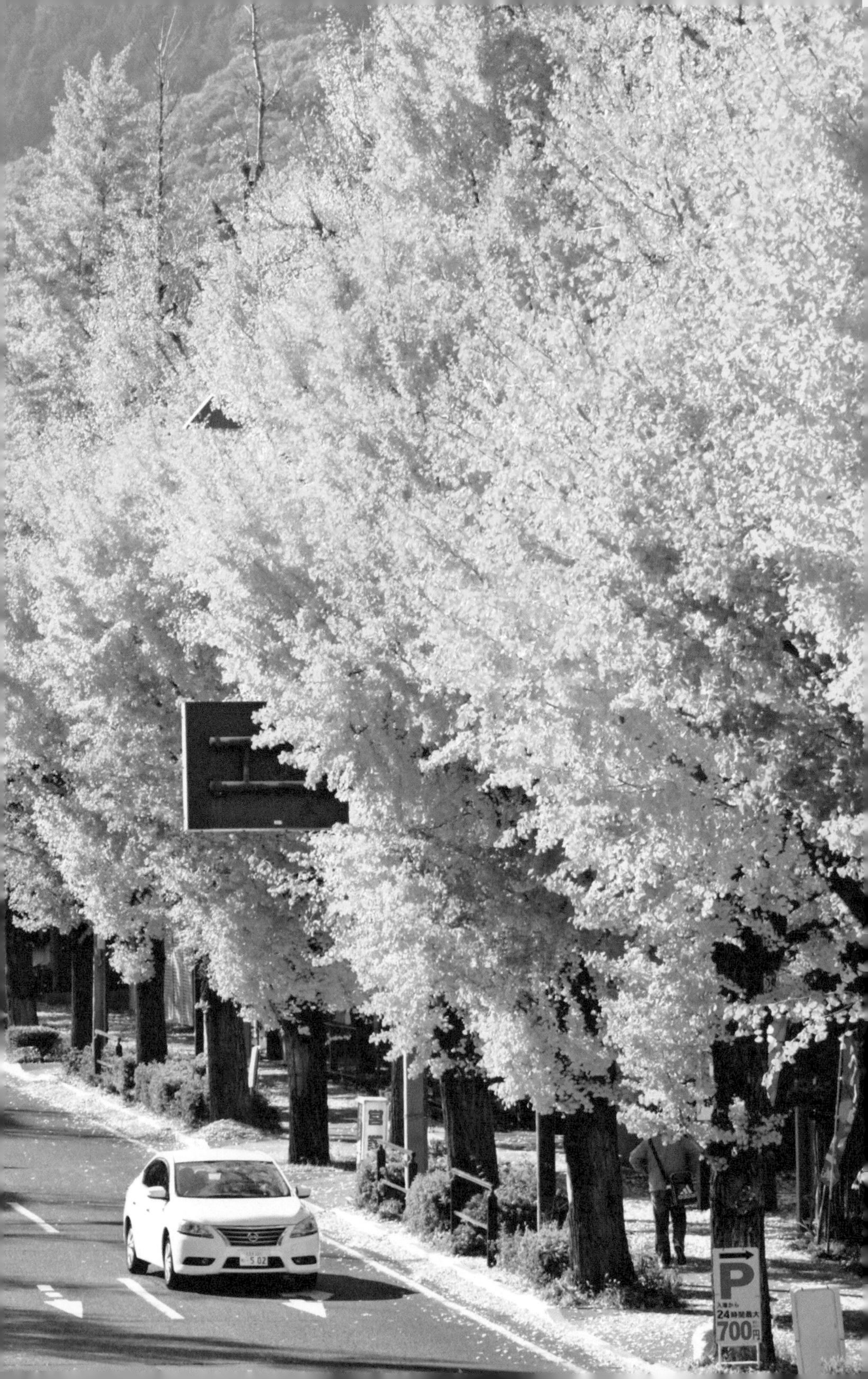
P
700円

## 세계에서 가장 녹지가 넓은 도시

10. 로스앤젤레스(미국) 15.2%

9. 텔아비브(이스라엘)–17.5%

8. 보스턴(미국)–18.2%

7. 마이애미(미국)–19.4%

6. 토론토(캐나다)–19.5%

5. 시애틀(미국)–20%

4. 프랑크푸르트(독일)– 21.5%

3. 샌프란시스코(미국)–23.6%

2. 밴쿠버(캐나다)–25.9%

1. 싱가포르(싱가포르)–29.3%

위의 순위표는 세계 모든 시의 수목의 밀도를 보여주는 지도를 모아둔 트리피디아(Treepedia)라는 웹사이트에서 가져온 것이다. 이 웹사이트의 설계자들은 개인이나 국가로 하여금 그들의 도시가 얼마나 푸른지를 알게 하고, 도시가 푸르지 않으면 나무를 더 심어 녹지화하게끔 격려하는 데 이 웹사이트가 도움이 되기를 바라고 있다.

최근의 조사에 따르면
현재 도쿄는 1인당 나무로 덮인
면적의 비율이
가장 높은 도시 중 한 곳이다.

개발자들은 위성 사진보다 구글 거리뷰를 사용했다. 지도를 클릭하면 도시가 얼마나 녹색인지 볼 수 있기 때문이다. 그러나 또 다른 수목 지도 제작 도구인 아이트리(iTree)에 의하면, 대부분의 도시 숲은 실제로 개인의 정원, 골프장, 철도 제방과 묘지이다. 런던을 대상으로 한 아이트리 도시 숲 조사에 의하면 런던에 사는 수목의 60%가 시민들의 개인 정원에서 발견되었다. 그리고 이 도시에서 가장 보편적인 수종은 거리를 거닐 때 자주 보는 나무가 아니라 사과나무였다.

이것은 개인의 역할이 도시의 숲에 얼마나 중요한지를 보여준다. 모든 나무가 계산에 들어가며, 당신의 집 뒤뜰에서 자라는 사과나무 한 그루까지 경제 용어로 매목조사된다. 아이트리는 탄소의 저장, 오염물질 제거, 유출수 감소량 등 나무의 생태 기여도를 금전적 가치로 환산하여 지도로 만든다. 앞서 말한 바와 같이 런던의 8,400만 그루 나무들은 매년 1억 3,300만 파운드의 가치를 제공하고 있다.

미국 산림청은 미국 도시의 나무들이 매년 380억 달러 가치만큼 대기오염을 제거하고, 67만 명의 호흡기 질환을 예방하며, 850명의 생명을 구한다고 평가하고 있다. 워싱턴 D.C.의 수치는 나무가 도시에서 제거하는 오염물질이 27만 4천 대의 자동차 주행이 중단되었을 때 줄어드는 오염물질의 양과 맞먹는다는 것을 보여준다. 이는 해 관련 건강 관리 비용에서 매년 5,100만 달러를 절약하는 셈이다.

많은 도시들이 숲을 확장하려는 전략을 가지고 있다. 2003년, 오스트레일리아 남부의 애들레이드는 2014년까지 300만 그루의 교목과 관목을 심겠다는 계획을 세웠다. 멜버른은 2040년까지 수관 면적 비율을 22%에서 40%까지 높일 계획을 세우고 있다. 샌프란시스코는 37곳의 근린생활권에 124,847그루의 나무가 있다는 것을 밝혀내고 39,688그루를 더 심을 장소를 찾았으며, 도시의 나무들이 이미 제공한 연간 생태적 이익에 2,333,400달러의 가치가 더해질 거라고 계산했다. '도시를 위한 나무(Trees for Cities)'에서는 이미 전 세계에 75,000그루의 나무를 심었고 2020년까지 100만 그루를 식재할 목표를 잡고 있다. 북아일랜드에서는 1998년 내전이 끝난 이후부터 200만 그루를 심고 있으며, '하루 100만 그루 운동'을 벌여 2013년 이후 아일랜드와 북아일랜드의 3,000곳에 73만 그루 이상의 자생 수목을 식재하고 있다.

세계에서 가장 녹지가 많은 도시인 싱가포르는 도시 자체를 더 푸르게 하려고 한다. 목표는 85%의 도시 주민들이 400미터의 녹지공간 안에서 사는 것이다. 모든 도시가 스스로 녹지를 조성한다면 우리가 얼마나 더욱 건강하고 더욱 행복한 삶을 누릴 수 있을지 생각해보자.

도시가 번잡해질수록 더 많은 녹지를 조성하려는 혁신적인 방안이 나오기도 한다. 뉴욕의 하이라인 철로 재생 사업이나, 오래된 뱅센 철로를 도로 위 10미터 상공에 띄워 약 5킬로미터의 푸른 산책길로 만든 파리의 아름다운 프롬나드 플랑테의 영향을 받아 세계 각지의 도시들은 오래된 자동차도로와 철로를 공원과 녹지로 변화시키고 있다.

필라델피아는 도시 한복판을 가로지르는 5킬로미터의 폐철로를 녹지로 가꾸기 시작했다. 워싱턴 D.C.는 한때 11번가의 교량을 받쳤던 네 개의 기둥 위에 나무와 풀밭을 가꾸고 폭포를 만들었다. 시카고의 606공원은 약 4.5킬로미터에 뻗어 있는 철도선을 화려한 정원으로 개조하려 하고 있다. 싱가포르도 말레이시아로 연결되는 녹색 회랑으로 이용했던 케레타피 타나 메라유 철도선을 개조하려는 계획을 세우고 있다.

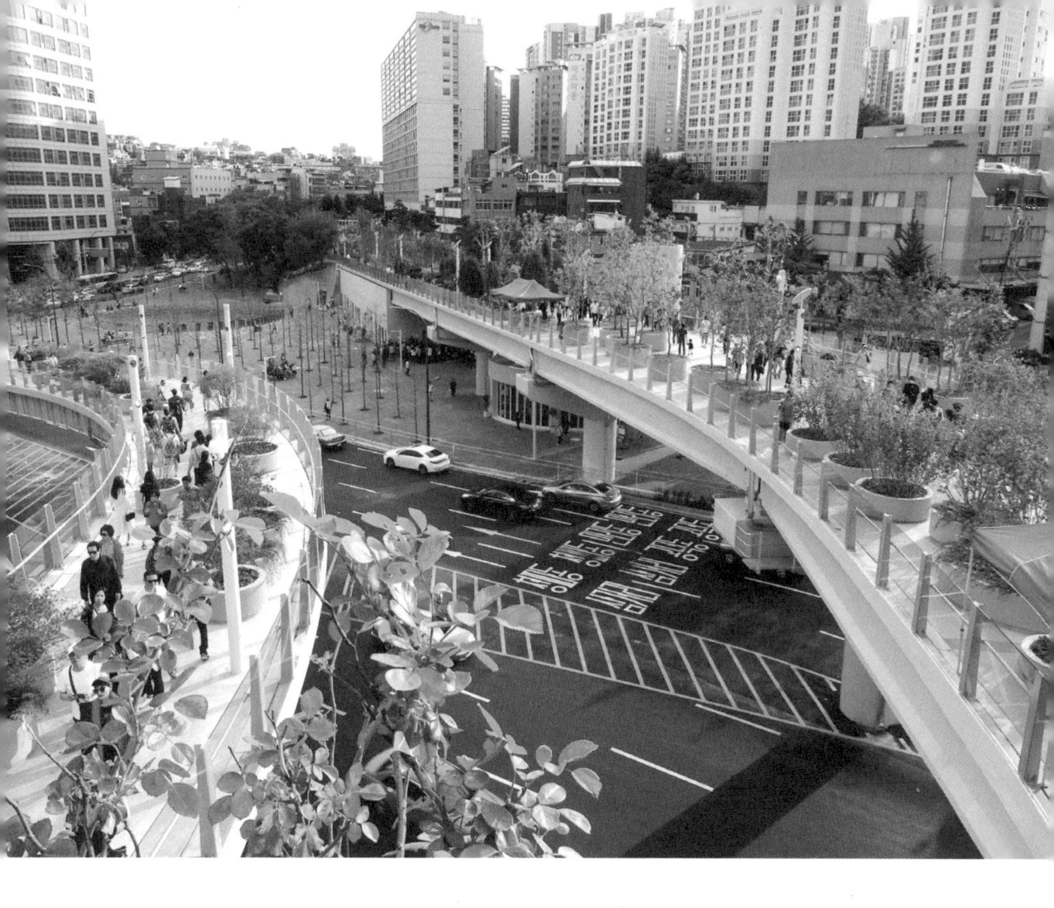

한국은 '서울로 7017' 은 방치된 자동차 전용 고가도로에 조성되었다. 콘크리트 고가도로에 건축가가 '도서관' 이라 부르는 2만 4천 그루의 관목과 교목을 심었는데 모든 식물은 한글 가나다 순서로, 색채가 조화되도록 식재되었다. '서울로 7017' 은 진짜 자연같이 하루 24시간 개방하고 있다. 밤에는 푸른 조명이 식물을 비추어 '마치 우주에서 걷는 듯한' 기분이 든다.

'서울로 7017' 은 전에 서울역 고가도로 위에 조성됐다.

## 미래의 아이들

사람들이 점점 더 도시로 이주함에 따라 아이들은 우리의 아버지나 할아버지들이 가던 자연에 가까이 갈 일이 갈수록 줄어들고 있다. 몇 년 전까지만 해도 일반적이었으나 지금은 급속히 사라지고 있는 식물의 다양성을 아이들은 모른다. 그 아이들도 우리가 어렸을 때 알았던 것처럼 느릅나무 잎의 어느 부분을 먹어야 좋은지 말할 수 있을까? 살구꽃이 활짝 피었을 때를 보았을까?

『자연에서 멀어진 아이들(Last Child in the Woods)』에서 리처드 루브는 아이들과 자연 사이의 간극을 서술한다. 그는 그것을 '자연결핍장애'라 부른다. 젊은 사람들의 삶에 자연이 부족하기 때문에 행동장애, 우울, 비만, 비타민 D 결핍 등의 증상이 일어난다고, 아이들이 밖에서 충분한 시간을 보내지 못하기 때문에 보통 근시안적 행동이라고 부르는 행동이 많아지고 있다고 말한다.

루브는 아이들이 자연 속에 있을 때 그들에게 일어나는 일을 잘 아는 것만큼 중요한 것은 없다고 말하고 있다! 아이들은 집 밖에서 더 많은 것을 배우고, 더 잘 행동하게 된다. 주의력결핍장애(ADHD)를 앓는 아이들을 자연에 풀어놓으면 그 증상이 사라진다. 자연은 아이들의 정신적, 육체적 발달에 좋다. 밖에서 시간을 보내면 덜 아프고 스트레스도 덜 받는다. 그리고 전자제품 장난감을 가지고 노는 것보다 밖에서 노는 것이 더욱 기쁨과 행복을 준다는 연구 결과도 보고되었다.

물론 아이들은 자연에 관해 공부도 해야 하지만, 그저 즐기기 위해 밖으로 나갈 필요도 있다. 신발이 흙이 묻고 손이 더러워져도, 아이들은 그저 즐거워야 한다.

자연은
아이들의
정신적,
육체적 발달에
좋다.

2005년에 미국의학협회에서 보고했듯이, "어린이들은 밖에서 자유롭고 꾸밈 없이 뛰놀 기회를 많이 가질 때 더욱 영리해지고 타인과 잘 지내며 더욱 건강해지고 행복해진다."

가장 중요한 건, 아이들이 밖에서 놀면 그것을 닮아가며 성장한다는 사실이다. 어렸을 때 자연과 함께했다는 것을 보여주는 많은 증거가 성장하면서 지속되는 자연과의 연계감을 만들어준다. 자연에서 즐거워했던 아이들은 자연을 보호하고 자연의 중요성을 이해하는 어른이 될 것이다. 지금 밖에서 뛰노는 아이들은 미래의 녹색 건축가, 녹색 도시계획 전문가, 나무 지도 제작자, 정원사, 자연치유사와 삼림의학 의사가 될 것이다.

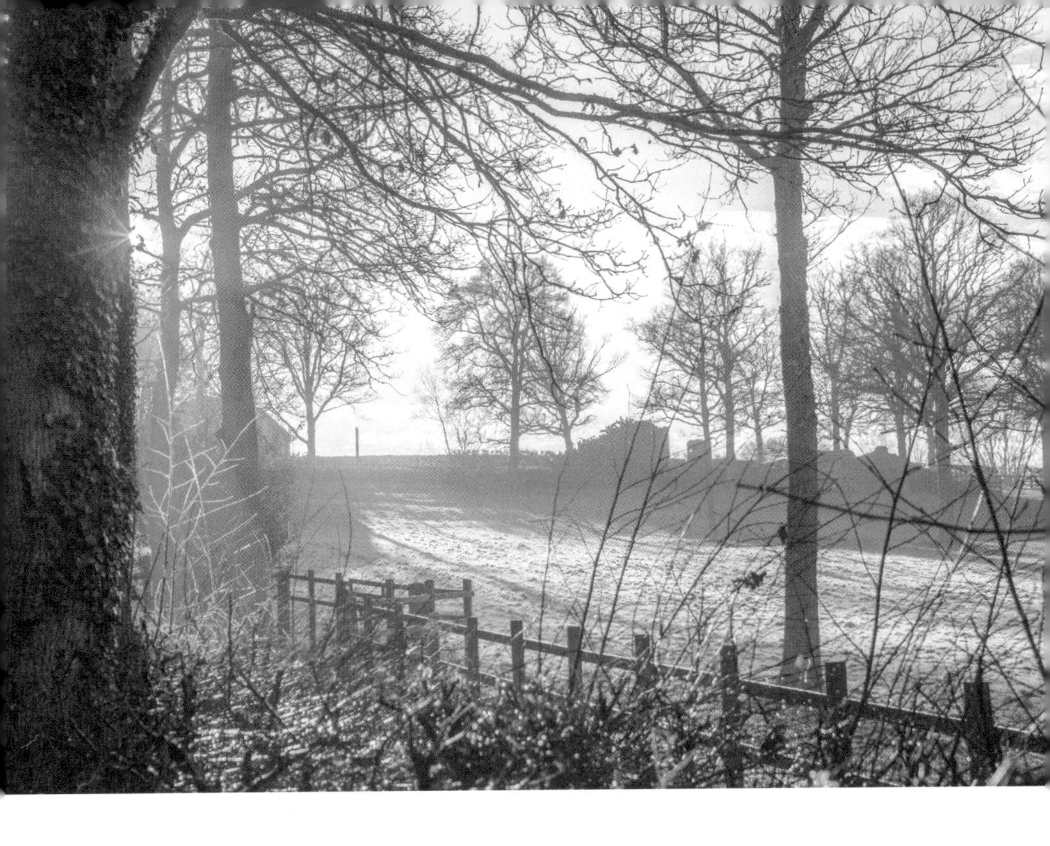

많은 사람들은 어린이들을 자연과 연결시켜주는 것이 인지 발달과 심신의 건강과 활기찬 미래를 위한 아이들 교육의 바탕이 되어야 한다고 믿는다. 많은 곳에서 이런 일들이 이미 일어나고 있다. 학교에서는 교실을 공원과 녹지 속으로 확장시키고 있다. 자연 속에서 공부할 수 있도록 아이들을 밖으로 데려가는 것뿐만 아니라, 아이들이 자연 속에 있을 때 가르치는 것이다. 런던, 뉴욕, 베를린 같은 대도시에서도 그렇다.

교육에 대한 압박이 심하고 규칙이 엄격한 일본에서도 날씨가 어떻든 아이들을 밖에서 교육시키는 숲속 유치원 혹은 '숲속의 집' 숫자가 늘어나고 있다.

이것은 전혀 놀랄 일이 아니다. 자연과의 연결은 일본 문화에서 매우 중요한 부분이다. 숲속 유치원에서 아이들은 모험놀이(숲속의 탐험)를 하고, 산에 오르고, 나무를 타고, 손을 더럽히고 발에 진흙을 묻히며 일주일 중 5일을 보낸다. 매일 밖에서 놀면서 아이들은 자신감과 창의성을 개발하며 회복력과 독립심을 배운다. 그러나 가장 중요한 것은 자연의 아름다움을 사랑하는 법을 배우게 된다는 것이다. 그들의 시골 사랑은 가장 중요한 환경 분야의 역량이 될 것이다.

모든 연구 결과가 인간은 사랑하는 것을 보살피게 된다는 것을 보여주고 있다. 아이들에게 이러한 경험을 제공한다면, 아이들이 뛰놀며 배웠던 숲은 그들이 사랑하는 장소가 될 것이다. 우리의 젊은이들이 자연의 아름다움에 빠져들게 된다면, 그들은 자연의 영성을 사랑하고 이해하는 법을 배우게 될 것이다. 이것이 결국 아이들의 미래를 결정하게 될, 자연과 아이들의 관계이다. 우리 아이들을 숲으로 보내면, 그들은 숲을 보호하는 어른으로 자랄 것이다.

**우리 아이들을 숲으로 보내면, 그들은 숲을 보호하는 어른으로 자랄 것이다.**

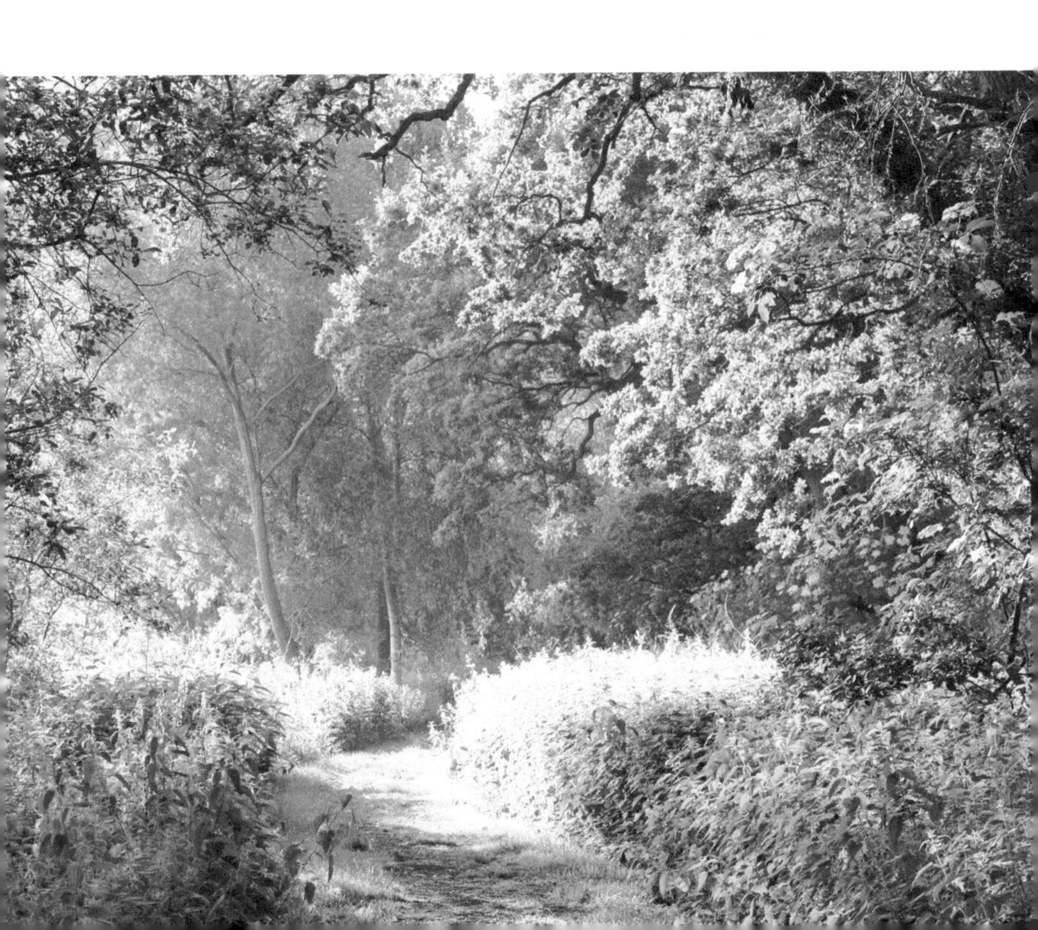

# 세계의 아름다운 숲 40선

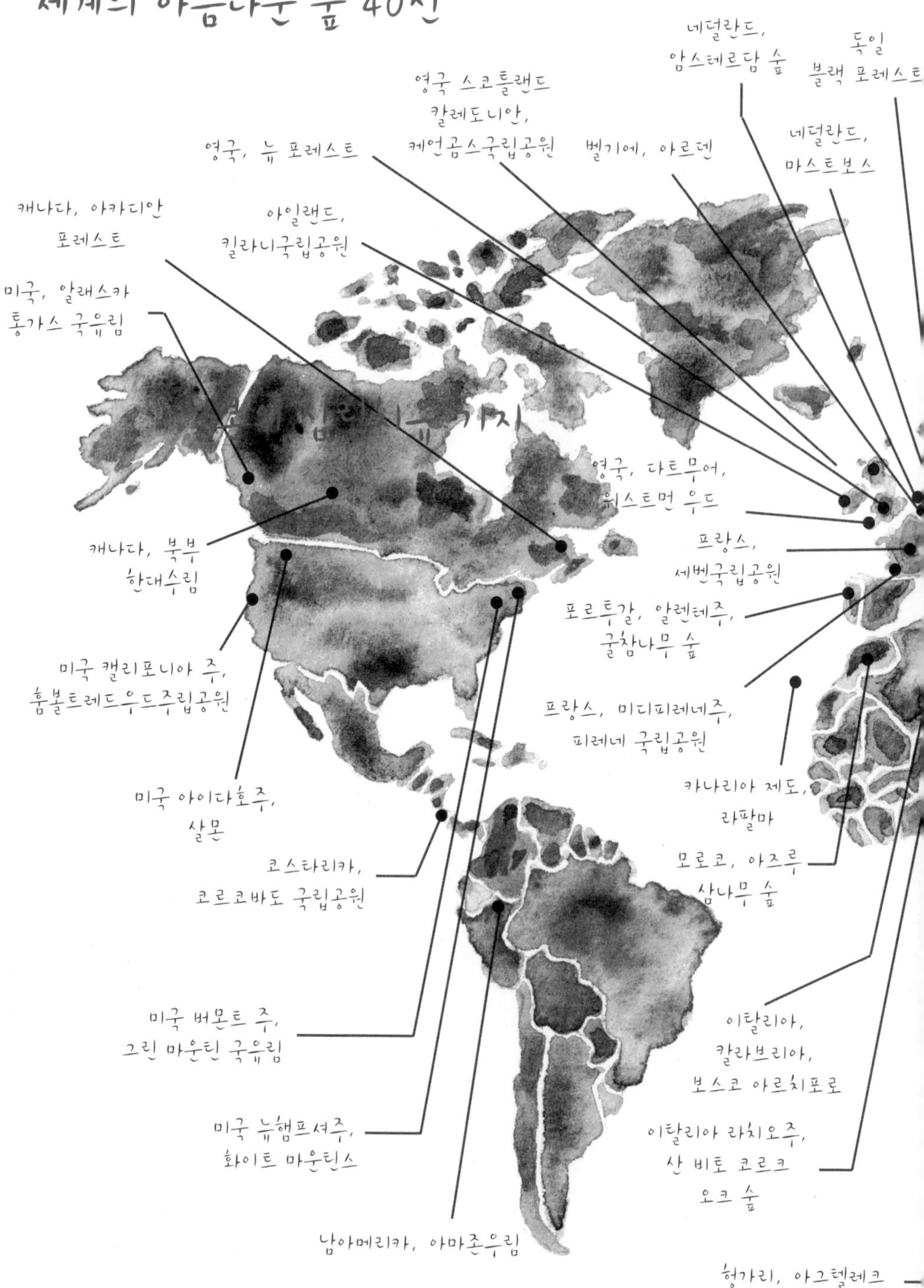

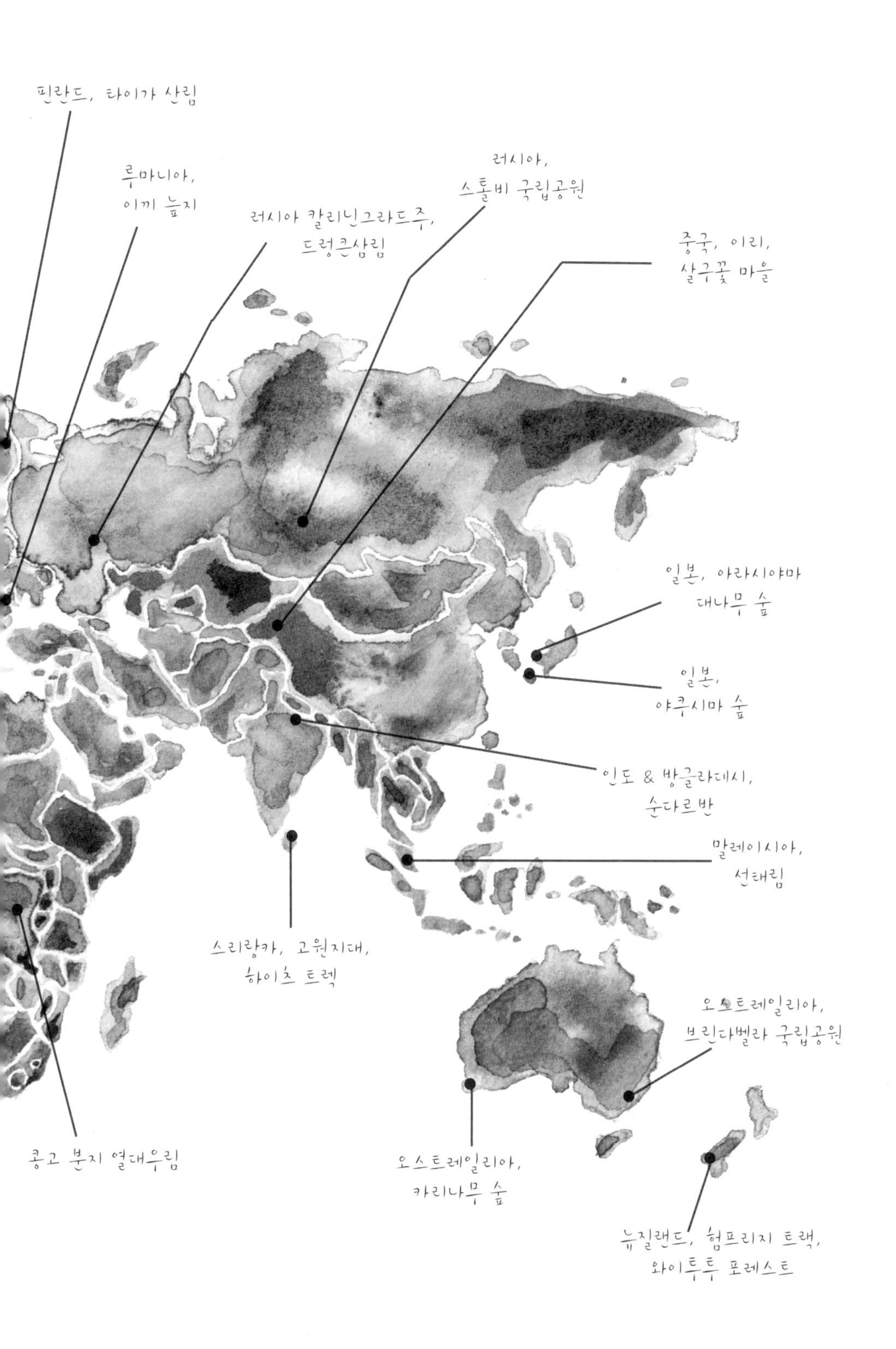
핀란드, 타이가 산림
루마니아,
이끼 늪지
러시아 칼리닌그라드주,
드렁큰삼림
러시아,
스톨비 국립공원
중국, 이리,
살구꽃 마을
일본, 아라시야마
대나무 숲
일본,
야쿠시마 숲
인도 & 방글라데시,
순다르반
말레이시아,
선태림
스리랑카, 고원지대,
하이츠 트렉
오스트레일리아,
브린다벨라 국립공원
콩고 분지 열대우림
오스트레일리아,
카리나무 숲
뉴질랜드, 험프리지 트랙,
와이투투 포레스트

# POMS 테스트

POMS(Profile of Mood States) 질문지는 심리적 안녕을 측정하기 위해 널리 사용되는 도구이다. 이것은 1971년에 맥나이르(Douglas M. McNair), 로르(Maurice Lorr), 드로플만(Leo F. Droppleman)과 함께 개발되었다. 몇 가지의 질문지가 있다. 가장 일반적으로 이용되는 것이 POMS2다. 65항목의 원본 질문지와 34항목의 요약본 질문지를 이용할 수 있다.

내가 사용한 것은 웨스턴오스레일리아대학교의 글로브 박사(Dr. J.R. Grove)가 설계한 버전이다. 당신은 삼림욕을 하기 전과 한 후 두 번 이 질문지에 답을 작성해서 점수를 비교해야 한다.(주의: 같은 감정으로 착각하는 것들이 많다. 신중하게 생각해야 한다. 제각각 다른 여섯 가지 기분의 등급이 미묘한 차이에 의해 구별된다. 당신은 점수를 매길 때 그 사실을 알게 될 것이다.)

| | 전혀 아님 | 약간 아님 | 보통 | 조금 그러함 | 매우 그러함 | 등급 |
|---|---|---|---|---|---|---|
| 긴박감 | 0 | 1 | 2 | 3 | 4 | ANX |
| 분노 | 0 | 1 | 2 | 3 | 4 | ANG |
| 기진맥진 | 0 | 1 | 2 | 3 | 4 | FAT |
| 불행 | 0 | 1 | 2 | 3 | 4 | DEP |
| 활발 | 0 | 1 | 2 | 3 | 4 | VIG |
| 혼란스러움 | 0 | 1 | 2 | 3 | 4 | CON |
| 슬픔 | 0 | 1 | 2 | 3 | 4 | DEP |
| 활동적 | 0 | 1 | 2 | 3 | 4 | VIG |
| 안절부절못함 | 0 | 1 | 2 | 3 | 4 | ANX |
| 심술 | 0 | 1 | 2 | 3 | 4 | ANG |
| 정력적 | 0 | 1 | 2 | 3 | 4 | VIG |
| 희망이 없음 | 0 | 1 | 2 | 3 | 4 | DEP |
| 불안 | 0 | 1 | 2 | 3 | 4 | ANX |
| 가만히 있지 못함 | 0 | 1 | 2 | 3 | 4 | ANX |
| 집중하지 못함 | 0 | 1 | 2 | 3 | 4 | CON |
| 피로 | 0 | 1 | 2 | 3 | 4 | FAT |
| 짜증 | 0 | 1 | 2 | 3 | 4 | ANG |
| 낙심 | 0 | 1 | 2 | 3 | 4 | DEP |
| 억울함 | 0 | 1 | 2 | 3 | 4 | ANG |
| 초조 | 0 | 1 | 2 | 3 | 4 | ANX |
| 비참 | 0 | 1 | 2 | 3 | 4 | DEP |
| 씁쓸함 | 0 | 1 | 2 | 3 | 4 | ANG |
| 탈진 | 0 | 1 | 2 | 3 | 4 | FAT |
| 염려 | 0 | 1 | 2 | 3 | 4 | ANX |
| 무력함 | 0 | 1 | 2 | 3 | 4 | DEP |
| 싫증 | 0 | 1 | 2 | 3 | 4 | FAT |
| 열정 | 0 | 1 | 2 | 3 | 4 | VIG |

| 당혹 | 0 | 1 | 2 | 3 | 4 | CON |
|---|---|---|---|---|---|---|
| 화가 나서 날뜀 | 0 | 1 | 2 | 3 | 4 | VIG |
| 무가치함 | 0 | 1 | 2 | 3 | 4 | DEP |
| 건망증 | 0 | 1 | 2 | 3 | 4 | CON |
| 혈기왕성 | 0 | 1 | 2 | 3 | 4 | VIG |
| 확신이 없음 | 0 | 1 | 2 | 3 | 4 | CON |
| 메마름 | 0 | 1 | 2 | 3 | 4 | FAT |

이러한 감정들은 제각각 특별한 기분 등급으로 나뉜다. 삼림욕 전후에 작성한 질문지의 결과를 얻으려면 당신의 점수에 각각의 등급 점수를 더하라.

| ANX=anxiety(불안) | 24 |
|---|---|
| DEP=depression(우울) | 28 |
| ANG=anger(분노) | 20 |
| VIG=vigour(활력) | 24 |
| FAT=fatigue(피로감) | 20 |
| CON=confusion(혼란) | 20 |

# 감사의 말

이 연구는 일본의 농업, 산림, 어업에서 발전된 기술들을 이용한 연구 프로젝트로부터 일부 도움을 받았고 일본의 교육, 문화, 체육, 과학 및 기술부의 과학연구기금에 의해 수행되었다.

일본의과대학 위생및국민건강과 직원들의 지원에 감사한다.

이 책을 만들어준 펭귄라이프 팀원들에게, 그리고 이 연구를 책으로 옮기도록 도와준 애너 보에게도 감사드린다.

## 옮긴이의 말

기록적인 더위라는 지난여름 동안 이 책을 옮기느라 더위도 잊은 채 지냈다. 1981년부터 대학 강단에서 학생들을 가르치다 지난 1학기 강의를 끝으로 대학을 떠나면서 여생 동안 좋은 책을 저술해 사회에 재능기부를 하겠다고 다짐하고 지난 9월 첫 단독저서 『식물, 새 천년의 주인공』을 발간하며 표지 상단에 〈오봉강좌(五峯講座) I〉이라고 썼다. 앞으로 5년 동안 10여 권의 책을 써보자는 다짐의 표시였다. 강단에 선 이래 11권의 책을 내고 300여 편의 논문을 썼지만 대부분 공저로 출간했다. 이제나마 나만의 책을 저술하려고 마음먹었는데 우수한 외국서적을 옮기는 것도 재능기부일 것 같다.

이 책은 일본의과대학 교수가 오랫동안 직접 연구한 숲의 치유 효과를 쉽게 정리한 책으로 원서의 제목은 『삼림욕(Forest Bathing)』이지만 내용은 숲의 역할을 종합적으로 다루고 있다. 우리나라에서는 Forest Bathing를 '산림욕'으로 번역하여 산에 가야 효과를 보는 것처럼 산림청에서 홍보하고 있는데 이 책의 저자는 꼭 산에 안 가고 도심의 공원이라도 숲에서 두 시간 정도 산책하면 일주일 동안 효과가 지속된다는 연구 결과를 밝히고 있어 국내 산림욕에 대한 새로운 해석이 요구된다 하겠다.

뿐만 아니라 숲속 산책을 통한 육체적 건강 회복뿐만 아니라 여러 종류의 소리들(물, 새, 벌레 등), 햇볕, 향기, 야생 식재료, 원예치유 등 오감을 통하여 자연치유가 됨을 의학적으로 밝히고 있으며, 일본 내 삼림욕장 위치, 시설, 프로그램을 자세히 소개하고 있어 유용한 정보를 얻을 수 있다.

화학약품에 의존하여 부작용이 큰 현대의료와는 달리 자연치유는 약을 복용하지 않고도 부작용이 없이 치유되며, 예방의학으로서의 중요성이 강조되고 있다. 자연치유는 인간과 자연이 다시 하나가 됨으로써 각종 질병이 예방이 되는 과정이며 인간이 자연의 구성원임을 재인식시켜주고 있다. 특히 현대인들이 가장 시달리고 있는 스트레스를 줄여주는 방안이 숲속의 산책임을 강조하고 있고, 지진, 태풍, 화산 등 자연재해에 심하게 시달리고 있는 일본인들의 건강 유지, 특히 불면증 치유를 위하여 일본 정부가 삼림욕 연구에 막대한 예산을 투자하여 그 결과를 신용을 앞세워 적극적으로 정부 차원에서 권장하고 있다고 한다.

'삼림욕' 이라는 용어는 1982년에 처음 쓰이기 시작했다. 이후 많은 연구자들이 숲속 산책이 만병의 근본 치유 대책임을 의학적으로 소상하게 밝히고 있으며, 자연의학(nature medicine), 원예치유(horticultural therapy), 삼림치유(forest therapy), 동물치유(pet therapy), 향기치유(aroma therapy) 등 다양한 용어들을 사용하고 있는데 통틀어 자연치유로 불리는 것이 합당하다 하겠다. 본인도 1998년 한국식물 · 인간 · 환경학회를 설립하여 식물의 종합적 역할을 연구하며 원예치료를 도입했지만 일반인들에게는 용어가 혼란스러우니 자연치유로 통합됐으면 하는 바람이다.

또한 우리 사회가 간과해서는 안 되는 점이 있다. 일본에서의 연구 결과 편백나무로부터 피톤치드(phytoncides)가 가장 많이 발생하니 삼림욕장은 편백나무 숲이 최고라고 산림청이 권장하여 남부지방에 대대적으로 조림하고 있는데, 편백나무는 일본 원산 수목이고 일본에서 일본산 수목을 대상으로 피톤치드 발생량을 측정한 결과 편백나무로부터 가장 많이 발생한다고 보고했지만 우리나라에서는 소나무가 편백나무보다 4~5배 더 발생한다는 것을 대학 연구소에서 발표했다. 편백나무는 일본산이기 때문에 한국의 기후와 풍토에서는 일본에서처럼 4, 50미터의 대교목으로 자랄 수 없으며, 근래 일본에서는 편백나무 꽃의 알레르기 때문에 민원이 폭주해 오히려 제거되고 있는 실정이다. 우리 풍토에 맞는 수목을 선택하여 우리 숲을 잘 가꾸기를 간절히 바라는 마음이다.

이 책을 옮기는 동안 개인적으로 큰 시련을 겪었다. 하나밖에 없는

딸이 자궁암 3기를 판정받고 항암치료를 받고 있었는데, 이 책 번역에 매달리면서 병원에도 자주 가지 못하던 차, 1년 만인 지난 9월 세상을 떠나고 말았다. 병인은 여러 가지가 복합적이었겠지만 40년을 방황하면서 겪은 스트레스가 주요인 같다.

세상을 떠나기 2, 3년 전에야 비로소 적성에 맞는 분야(꽃예술) 분야를 찾게 되어 기쁘다며 재미 붙여 공부하던 중 암이 발병되어 불행을 당하였다. 딸의 유언이 제주도 동백나무 밑에 묻어달라는 것이어서 화장한 유골을 들고 제주도에서 큰 농장을 하고 있는 제자에게 부탁하여 농장 뒷산 기슭에 안치하고 돌아왔다. 못난 애비 때문에 일찍 세상을 떠난 딸에게 사죄하며 이 책을 딸 瑞允에게 바친다. 독자 제위께서는 이러한 불행을 겪지 말고 자연치유를 통해 건강 관리를 잘 하시고 예방도 하시기를 바라 마지않는다.

이 책에 관심을 가지고 출판사도 소개해주신 고려대 서종택 교수님과 어려운 여건에도 불구하고 출간을 허락해주신 푸른사상사 한봉숙 대표님께 감사드리며, 꼼꼼하게 편집해준 편집부원들에게도 고마움을 전한다.

2019년 3월

곡성 칠봉(七峯) 아래 죽로재(竹爐齋)에서

오봉(五峯) 심우경(沈愚京) 謹書

# 이 책에 참고한 연구들

## 이 책을 시작하며

p.22 The Biophilia Hypothesis, S. R. Kellert and E. O. Wilson (eds.), 1993

p.43 The Total Audience Report: QI 2016, The Nielsen Company

p.43 Communications Market Report, Ofcom, 2014

## 1

p.76 Study group led by Y. Miyazaki, Chiba University

p.78 'A Before-and-after Comparison of the Effects of Forest Walking on the Sleep of a Community-based Sample of People with Sleep Complaints', E. Morita et al, 2011

pp.100~104 'Effect of Hinoki and Meniki Essential Oils on Human Autonomic Nervous System Activity and Mood States', C. J. Chen et al, 2015; 'Physiological Effect of Olfactory Stimulation by Hinoki Cypress (Chamaecyparis obtusa) Leaf Oil', Harumi Ikei et al, 2015

p.105 'Effects of Citrus Fragrance on Immune Function and Depressive states', T. Komori et al, 1995

pp.105~107 Tonya McBride and Teresa Sturges, Living Magazine, autumn 2012

p.108 'SRL172 (Killed Mycobacterium vaccae) in Addition to Standard Chemotherapy Improves Quality of Life without Affecting Survival, in Patients with Advanced Non-small-cell Lung Cancer: Phase 3 Results', M. E. O'Brien et al, 2004

pp.108~109 'Identification of an Immune-responsive Mesolimbocortical Serotonergic System: Potential Role in Regulation of Emotional Behaviour', C. A. Lowry et al, 2007 p.111 'The Cognitive Benefits of Interacting with Nature', Marc G. Berman, John Jonides and Stephen Kaplan, 2008

p.111 'Nature Experience Reduces Rumination and Subgenus Prefrontal Cortex Activation', Gregory N. Bratman et al, 2015

p.112 'Creativity in the Wild: Improving Creative Reasoning Through Immersion in Natural Settings', Ruth Ann Atchley, David L. Strayer and Paul Atchley, 2012

p.114 'An Occasion for Unselfing: Beautiful Nature Leads to Prosociality', Jia Wei Zhang et al, 2013; 'Awe, the Small Self and Prosocial Behaviour', Paul K. Piff et al, 2015; 'Can Nature Make Us More Caring? Effects of Immersion in Nature on Intrinsic Aspirations and Generosity', Netta Weinstein, Andrew K. Przybylski and Richard R. Ryan, 2009

p.115 'Positive Affect and Markers of Inflammation: Discrete Positive Emotions Predict Lower Levels of Inflammatory Cytokines', Jennifer E. Stellar et al, 2015

p.117 'View through a Window May Influence Recovery from Surgery', Roger S. Ulrich, 1984

p.121 'The Relationship between Trees and Human Health: Evidence from the Spread of the Emerald Ash Borer', G. H. Donovan et al, 2013

p.121 'Would You be Happier Living in a Greener Urban Area? A Fixed-effects Analysis of Panel Data', Mathew P. White et al, 2013

p.121 'Urban Street Tree Density and Antidepressant Prescription Rates: A Cross-sectional Study in London, UK', Mark S. Taylor et al, 2015

p.122 'Neighborhood Greenspace and Health in a Large Urban Center', Omid Kardan et al, 2015

p.122 'Urban Residential Environments and Senior Citizens' Longevity in Megacity Areas: The Importance of Walkable Green Spaces', T. Takano, K. Nakamura Takano and M. Watanabe, 2002

## 2

p.169 'Mind-wandering and Alternations to Default Mode Network Connectivity when Listening to Naturalistic versus Artificial Sounds', Cassandra D. Gould van Praag et al, 2017

p.171 'Inducing Physiological Stress Recovery with Sounds of Nature in a Virtual Reality Forest: Results from a Pilot Study', Matilda Annerstedt et al, 2013

p.182 'Fractal Patterns in Nature and Art are Aesthetically Pleasing and Stress-reducing', Richard Taylor, The Conversation, 2017

p.226 'Happiness and Feeling Connected: The Distinct Role of Nature Relatedness', John M. Zelenski and Elizabeth K. Nisbet, 2012

**3**

p.246 Draxe.com

p.247 Drericz.com

p.254 'What is the Best Dose of Nature and Green Exercise for Improving Mental Health? A Multi-study Analysis', Jo Barton and Jules Pretty, 2010

p.262 'Natural Sounds Improve Mood and Productivity', Acoustical Society of America, 2015

p.264 'The Influence of Forest View through a Window on Job Satisfaction and Job Stress', Won Sop Shin, 2007; 'The Role of Nature in the Context of the Workplace', Rachel Kaplan, 1993

p.264 '40-second Green Roof Views Sustain Attention: The Role of Micro-breaks in Attention Restoration', Kate E. Lee et al, 2015

p.264 'Fertile Green: Green Facilitates Creative Performance', Stephanie Lichtenfeld, Andrew J. Elliot and Markus A. Maier, 2012

p.264 'The Cognitive Benefits of Interacting with Nature', Marc G. Berman, John Jonides and Stephen Kaplan, 2008

p.270 'Aromatherapy Benefits Autonomic Nervous System Regulation for Elementary School Faculty in Taiwan', Kang-Ming Chang and Chuh-Wei Shen, 2011

**4**

p.298 Last Child in the Woods, Richard Louv, 2005

## 추천 웹사이트

www.childrenandnature.org: Richard Louv's organization 'to fuel the worldwide grassroots movement to reconnect children with nature'

www.fo-society.jp: Forest Medicine Therapy Society in Japan

www.forest-medicine.com: The Society for Forest Medicine in Japan

www.greenexercise.org: the home of green exercise research at the University of Essex, UK

www.hphpcentral.com: the Healthy Parks Healthy People organization in the United States, which aims to bring together 'the latest international research, innovations and programs that focus on the health benefits of human contact with the natural world'

www.infom.org: International Society of Nature and Forest Medicine

www.natureandforesttherapy.org: an American-based organization whose mission is 'to mobilize healthcare networks to connect people with nature', offering guide training, workshops and retreats.

www.onesquareinch.org: the research project in the Hoh Rainforest of Olympic National Park, US

www.shinrin-yoku.org: a member of the Association of Nature and Forest Therapy Guides and Programs, offering guide training and with a useful handbook for guides, A Little Handbook of Shinrin-Youku, by M. Amos Clifford

## 추천 도서


Li, Qing, *Forest Medicine*, 2012

Louv, Richard, *The Nature Principle: Reconnecting with Life in a Virtual Age*, 2012, *Last Child in the Woods*, 2005

Selhub, Eva M., and Alan C. Logan, *Your Brain on Nature: The Science of Nature's Influence on Your Health, Happiness and Vitality*, 2014

Williams, Florence, *The Nature Fix: Why Nature Makes Us Happier, Healthier and More Creative*, 2017

## 사진 출처

p.10 Jamie Pham/ Alamy Stock Photo
p.14 Akira Kaede/ Getty Images
p.16 Stephen Fleming/ Alamy Stock Photo
p.18 David L. Moore - JPN/ Alamy Stock Photo
p.20 TongRo Images/ Alamy Stock Photo
p.23 Laurel / Alamy Stock Photo
p.25 I love Photo and Apple./ Getty Images
p.26 Sourcenext/ Alamy Stock Photo
p.28 David Ball/ Alamy Stock Photo
p.32 Marser/ Getty Images
p.34 Westward/ Alamy Stock Photo
p.35 robertharding/ Alamy Stock Photo
p.37 The Washington Post/ Getty Images
p.38 Aflo Co., Ltd./ Alamy Stock Photo
p.44 Roland Nagy/ Alamy Stock Photo
p.46 mikolajn/ Shutterstock
p.48 Mike Hewitt/ Getty Images
p.50 Akira Kaede/ Getty Images
p.53 JTB MEDIA CREATION, Inc./ Alamy Stock Photo
p.54 JTB MEDIA CREATION, Inc./ Alamy Stock Photo
p.58 JTB MEDIA CREATION, Inc./ Alamy Stock Photo
p.60 Amana Images Inc/ Getty Images
p.64 joesayhello/ Shutterstock
p.66 slyellow/ Shutterstock
p.67 wada/ Shutterstock
p.76 Sam Salek/ EyeEm/ Getty Images
p.80 ullstein bild/ Getty Images
p.83 Chris Winsor/ Getty Images
p.85 John S Lander/ Getty Images
p.86 Olaf Protze/ Getty Images
p.90 JTB MEDIA CREATION, Inc./ Alamy Stock Photo
p.96 NurPhoto/ Getty Images
p.98 Franck Fife/ Getty Images
p.101 Dea/M. Giovanoli/ Getty Images
p.102 Dea/C. Dani/I. Jeske/ Getty Images
p.107 Olga Miltsova/ Alamy Stock Photo
p.109 blickwinkel/ Alamy Stock Photo
p.110 tamrongMF/ Shutterstock
p.115 Kevin Eaves/ Shutterstock
p.118 John S Lander/ Getty Images
p.120 UniversalImages Group/ Getty Images
p.124 Andreas Zerndl/ Shutterstock
p.126 Manamana/ Shutterstock
p.129 Konstantin Baidin/ Shutterstock
p.134 ableimages/ Alamy Stock Photo
p.136 Tatsuo Nakamura/ Getty Images
p.138 Sourcenext/ Alamy Stock Photo
p.141 Patrick Hertzog/ Getty Images
p.144 Smith Collection/ Gado/ Getty Images
p.147 Stephane De Sakutin/ Getty Images
p.148 John S Lander/ Getty Images
p.149 John S Lander/ Getty Images
p.152 Mike Kemp/ Getty Images

p.154 the blue loft picture library/ Alamy Stock Photo
p.156 Dmitry Naumov/ Shutterstock
p.160 Roussel Photography/ Alamy Stock Photo
p.163 Steve Bower/ Shutterstock
p.165 mTaira/ Shutterstock
p.166 Janken/ Shutterstock
p.167 Vadim Ozz/ Shutterstock
p.168 Arterra/ Getty Images
p.172 P Maxwell Photography/ Shutterstock
p.176 Sergey Uryadnikov/ Shutterstock
p.179 Allen Paul Photography/ Shutterstock
p.180 Tetra Images/ Alamy Stock Photo
p.182 Tim Gainey/ Alamy Stock Photo
p.186 Kosobu/ Shutterstock
p.188 Frank Hecker/ Alamy Stock Photo
p.189 Israel Hervas Bengochea/ Shutterstock
p.190 Design Pics Inc/ Alamy Stock Photo
p.191 Rovert Crum/ Shutterstock
p.193 Galyna Andrushko/ Shutterstock
p.194 photogal/ Shutterstock
p.196 blickwinkel/ Alamy Stock Photo
p.197 Martin Hughes-Jones/ Alamy Stock Photo
p.198 JTB Photo/ Getty Images
p.199 A La Musubi/ Shutterstock
p.200 eedology/ Shutterstock
p.202 Matauw/ Shutterstock
p.208 Zheng Hui Ng/ Alamy Stock Photo
p.210 JTB Photo/ Getty Images
p.213 Panther Media GmbH/ Alamy Stock Photo
p.217 Siegi/ Shutterstock
p.231 Sigurd Sundberg/ Alamy Stock Photo
p.233 narrative22/ Stockimo/ Alamy Stock Photo
p.238 vastnatalia/ Alamy Stock Photo
p.240 dani3315/ Shutterstock
p.244 Robert Foster/ Alamy Stock Photo
p.247 Flower Photos/ Getty Images
p.248 Marvin Recinos/ Getty Images
p.251 Nancy G Photography, Nancy Greifenhagen/ Alamy Stock Photo
p.254 Aflo Co. Ltd./ Alamy Stock Photo
p.256 Thomas Koehler/ Getty Images
p.260 blickwinkel/ Alamy Stock Photo
p.263 Loop Images/ Getty Images
p.265 Tiina Tuomaala/ Alamy Stock Photo
p.266 Ted Pink/ Alamy Stock Photo
p.268 Tim Graham/ Getty Images
p.271 Tanya C Smith/ Alamy Stock Photo
p.272 Peter Eastland/ Alamy Stock Photo
p.275 John Lander/ Alamy Stock Photo
p.279 Patrick Pleul/ Stringer/ Getty Images
p.283 John S Lander/ Getty Images
p.286 Henryk Sadura/Alamy Stock Photo
p.288 Joshua Davenport/ Alamy Stock Photo
p.292 Hideo Kurihara/ Alamy Stock Photo
p.297 Sagase48/ Shutterstock
p.301 Innovation Works UK Ltd/ Alamy Stock Photo
p.303 Kumar Sriskandan/ Alamy Stock Photo